内分泌

1. 内分泌の全体像
2. 視床下部-下垂体系
3. 甲状腺・副甲状腺
4. 副腎
5. 性腺
6. その他の内分泌器官
7. 理解を深める疾患編（内分泌疾患）

代謝

1. 代謝
2. 理解を深める疾患編（代謝・栄養疾患）

《注　意》

- 本書および付録の一部あるいは全部を無断で転載，インターネットなどへ掲載することは，著作者および出版社の権利の侵害となります．予め小社に許諾をお求めください．
- 本書を無断で複写・複製する行為（コピー，スキャン，デジタルデータ化などを含む）は，「私的使用のための複製」など著作権法上の限られた例外を除き，禁じられています．代行業者などの第三者に依頼して上記の複製行為を行うことや，自らが複製を行った場合でも，その複写物やデータを他者へ譲渡・販売することは違法となります．また大学，病院，企業などにおいて業務上使用する目的（教育活動，研究活動，診療などを含む）で上記の複製行為やイントラネット上での掲載を行うことも違法となります．
- これらの違法行為を行った場合は，著作権法に則り，損害賠償請求などの対応をとらせていただく場合がございますことを予めご了承ください．
- 前各項に関わらず，個人が営利目的ではなく「本書を活用した学習法の推奨」を目的として本書の一部を撮影し，動画投稿サイトや，SNSなどに収録・掲載する場合に限り，事前の申請なく，これを許可いたします．詳細については随時更新しますので，掲載前には必ず小社ホームページでご確認ください．

イメカラ

イメージするカラダのしくみ
Visualizing Human Body

内分泌・代謝

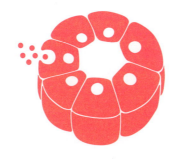

はじめに

　医学の勉強の入り口は，解剖生理です．
　解剖生理は，**人体の正常構造とその機能**について勉強する分野です．
　臓器や筋・骨格，血管や神経の名前を記憶して**人体の地図を頭の中に構成**していき，各臓器の細胞のはたらきや，蛋白質などのはたらきについて勉強していきます．
　ドクターにもナースにも，解剖生理を勉強しなかった人はいません．
　けれど，解剖生理に苦手意識を持っている先輩が少なくないのも事実です．
　解剖生理は医学の基礎事項とはいえ，人体に関する膨大な情報を，それぞれがきちんとリンクしあった状態で保持することはとても大変なのです．
　ではどのように勉強すれば，解剖生理の知識を正しく効率よく身につけることができるのでしょうか？
　私たちはその答えが，**「情報の整理整頓」**と**「イメージの活用」**の2点にあると考えます．
　本書はページをパラパラとめくればわかるように，どこを開けても「見開き完結」，つまり左右のページが文章とイラストで1つのセットになっていて，必要な情報はすべて見開きの中に整理整頓されています．
　そしてこの見開きの中で，**「かみくだいたレクチャーのような文章」**と**「正確で自由なイメージイラスト」**が，人体の正常構造と機能について，ストレスなく鮮明に理解・記憶させてくれるはずです．
　リラックスして，どこからでも自由に読み進めてください．
　『イメカラ』を読むことで，みなさんが，最初から解剖生理を好きになれること，国家試験を丸暗記ではなくきちんと理解して解けること，そして臨床の根拠を知ったうえで医療従事者として働くことができることを，切に願ってやみません．

2017年12月　制作者一同

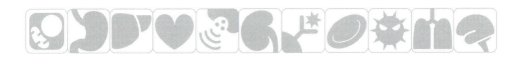

内分泌・代謝 はじめに

　『イメカラ内分泌・代謝』の目次を見てください．この本の全体像を把握しましょう．

　内分泌・代謝とは体内の物質を変換して体内の恒常性を保つための仕組みです．

　「内分泌の全体像」では，内分泌細胞がホルモンを介して標的細胞へと作用するまでの流れを概観します．また，この流れを調節する役割をもつフィードバックという概念についても説明します．

　「視床下部-下垂体系」では，ホルモン分泌を調節する能力をもつ中枢器官である視床下部と下垂体の役割について見ていきます．

　「甲状腺・副甲状腺」では，代謝について大きな役割を果たしている甲状腺と，カルシウムの代謝に関わる副甲状腺の役割を学びましょう．

　「副腎」では，この臓器が担う生命維持に欠かせない機能を学んでいきます．皮質と髄質で異なる役割を果たしていることに着目しましょう．

　「性腺」では，性分化の仕組みや女性の性周期について学んでゆきます．男女の性差をしっかり学びましょう．

　「その他の内分泌器官」では，体内の他の内分泌器官について触れていきます．特に，血圧を調節するホルモンは様々な系統のしくみが関わってくるので重要であり，ここでまとめて解説します．

　「理解を深める疾患編（内分泌疾患）」では，内分泌の異常で生じる主な症状や疾患について見ていきます．ここまでに学んだ正常の内分泌のしくみとどのように異なっているか意識しながら読んでいくことで，より進んだ理解を得られるはずです．

　「代謝」では，様々な物質の代謝について見ていきます．臓器別ではなく，代謝される物質の方から見た生体の役割を学びます．

　「理解を深める疾患編（代謝・栄養疾患）」では，代謝の異常で生じる主な症状や疾患について見ていきます．糖尿病やメタボリックシンドロームなど生活習慣病とよばれる疾患には，特に多くのページを割きました．

　これらの章によって，みなさんに，内分泌・代謝についての鮮やかなイメージをもっていただけることを願っています．

2017年12月　制作者一同

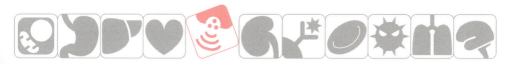

HOW TO USE 1

グレーの見出し＝スタンダードな内容　⟷　色付きの見出し＝少しハイレベルな内容 advanced!

本文の内容には2つのレベルがあります。

イメカラ内分泌

下垂体前葉ホルモン2～GH～
▶ GHは全身の成長と代謝に影響する

前ページで扱った前葉ホルモンにはそれぞれ対応する標的器官がありましたが，成長ホルモン(GH)は特定の標的をもたず，全身の組織に作用します．まず，GHの作用について説明します．

これはスタンダードな内容．

GHの作用
GHは身体の成長に大きく影響します．細胞レベルで見ると
- 細胞増殖の促進
- 蛋白合成の促進

の2つの作用があります．
最もわかりやすいのは，成長期に
①軟骨細胞の増殖を促進
したり骨の材料となる蛋白の合成を促進したりすることによって
- 骨を長軸方向に伸長させる

作用です．また，成人でも全身のあらゆる臓器，組織を
- 肥大させ，機能を亢進させる

はたらきがあります(⇒120).

このページと一緒にチェックしておきたいページを示しています．

一方でGHは，ほかの栄養素の代謝にも影響します．骨格筋や脂肪組織など全身の細胞で
②グルコースの取りこみを抑制
るとともに，肝臓では
③グリコーゲン分解の促進によって
- グルコースの放出を促進

します．また，GHは脂肪細胞からの
④遊離脂肪酸の放出を促進

するため，骨格筋などがグルコースではなく脂肪酸をエネルギー源にするようになります．これらの結果
- 血糖値を上昇させます(抗インスリン作用⇒172).

さらに，GHは腎臓や消化管に作用して，体内の電解質(ナトリウム，カリウム，クロライド，カルシウム，リンなど)の吸収を増加させる機能ももちます．

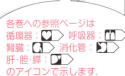

各巻への参照ページは
循環器：♡　呼吸器：🫁
腎臓：🫘　消化管：
肝・胆・膵：
のアイコンで示します．

暗記すべき内容は赤字になっていて，チェックシートをかぶせると消えます．

GHの作用は，GHによって産生が促進されるIGF-Iという物質によって増強されます．

GHとIGF-I
GHは，肝臓や軟骨などの組織で
⑤インスリン様成長因子I
(IGF-I：insulin-like growth factor-I)
(別名：ソマトメジンC)
という物質の産生を促進します．
肝臓で産生されたIGF-Iは，血中へと分泌されて全身を循環し，様々な組織に作用します．一方，⑥軟骨などの組織で産生されたIGF-Iは，血中には入らずに周囲の細胞や産生細胞自身に作用します(傍分泌, 自己分泌⇒3).

IGF-Iの作用は，GHと協調して
- 細胞増殖と蛋白合成の促進による
- 成長の促進と
- 臓器の肥大および機能の亢進

を行うことです(なかには糖や脂質の代謝のようにGHと相反する作用もある).

GHの分泌はどのように調節されているのでしょうか．

GHの分泌調節
GHが分泌を促進するIGF-Iは，視床下部および下垂体前葉において
- GHRHとGHの分泌を抑制
- ソマトスタチンの分泌を促進

します．また，GH自身も視床下部に作用して
- GHRHの分泌を抑制
- ソマトスタチンの分泌を促進

します．
これらの結果，GH分泌は抑制されます(負のフィードバック制御⇒20).

流れが変わる所には罫線が引いてあります．

イメージするカラダのしくみ Ⅰ

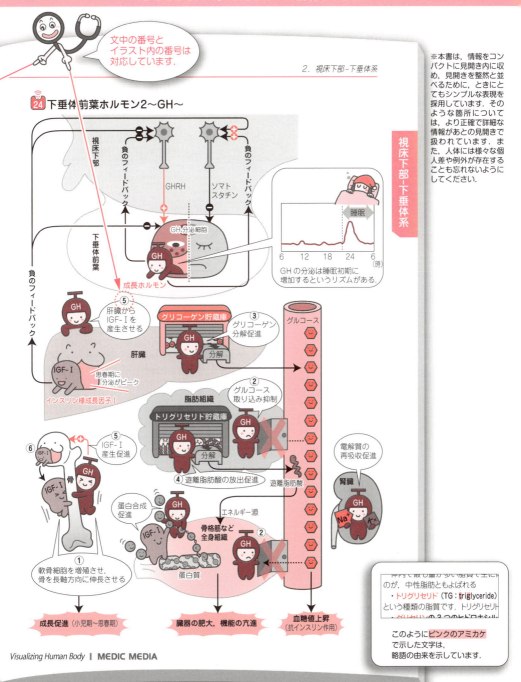

HOW TO USE 2

イメカラ内分泌

国試を読み解こう！
▶ 内分泌疾患に関する問題

各種国試（国家試験）名と問題番号です（CBTはガイドライン番号）．

医師国試 91A47
下垂体前葉ホルモンの欠落によってみられるのはどれか．3つ選べ．
1. 皮膚色素沈着
2. 乳汁漏出
3. 低血圧
4. 全身倦怠感
5. 筋力低下

薬剤師国試 100-188
原発性甲状腺機能低下症の臨床所見はどれか．2つ選べ．
1. うつ状態
2. 体重減少
3. 血中甲状腺刺激ホルモン濃度低下
4. 血清総コレステロール値上昇
5. 動悸

下垂体前葉ホルモン，つまりACTHやTSH，FSH/LH，GH，PRLの分泌低下はそれぞれ副腎皮質，甲状腺，性腺の機能低下や低身長症，乳汁分泌不全などをひき起こします．

× 1. 皮膚色素沈着はACTH過剰による症状です．
× 2. PRLの分泌が低下すると，乳汁分泌も低下します．
○ 3. ACTH分泌低下による副腎皮質機能低下症で，アルドステロンが欠乏することによる症状です．
○ 4. ACTH分泌低下による副腎皮質機能低下症で，コルチゾールが欠乏することによる症状です．コルチゾールの欠乏症状にはほかに，低血糖や体重減少，食欲不振などがあります．
○ 5. ACTH分泌低下による副腎皮質機能低下症で，アルドステロンが欠乏することによる症状です．

以上より正解は3と4と5です．

問題解説では，本文には書かれていないが，問題解答に必要な知識についても，きちんと補足説明しています．

甲状腺ホルモンの作用が低下すると，全身の代謝低下から低体温，寒がり，体重増加や徐脈，食欲低下，便秘などが起こります．精神症状として無気力や動作緩慢，うつ状態，認知機能低下が起こり，うつ病や認知症と診断されてしまうこともあります．甲状腺ホルモン濃度が低下するので，甲状腺刺激ホルモン (TSH) は負のフィードバックがかかり増加します．代謝が低下すると脂質，炭水化物などの栄養素をうまく利用できず，血清総コレステロール値は増加します．

以上より正解は1と4です．

章の終わりの「国試を読み解こう！」は
問題を解くというよりどんどん読み進めよう！

7. 理解を深める疾患編（内分泌疾患）

診療放射線技師国試 64-24
高血圧をきたさないのはどれか．
1．褐色細胞腫
2．インスリノーマ
3．クッシング症候群
4．甲状腺機能亢進症
5．原発性アルドステロン症

それぞれの疾患で増加するホルモンとその作用を考えていきます．
×1．カテコールアミン産生細胞の腫瘍なので血圧はかなり上がります．
○2．インスリノーマはインスリンを産生する細胞の腫瘍です．
×3．クッシング症候群は副腎皮質ホルモンの一つであるコルチゾールの分泌過剰によって起こる疾患です．
×4．その名の通り甲状腺ホルモンの分泌過剰で起こります．
×5．アルドステロンの分泌過剰で起こるので，アルドステロンの作用過剰により血圧は上がります．
以上より正解は2です．

管理栄養士国試 16035
内分泌疾患に関する記述である．
正しいのはどれか．1つ選べ．
1．クッシング症候群では，テタニーを起こす．
2．原発性アルドステロン症では，高カリウム血症を起こす．
3．褐色細...
4．甲状腺...出を起...
5．抗利尿...群（SIA...血症を...

×1．テタニ...収縮の...して...ム血症...機能低...
×2．腎臓で...が促進...となり...
○3．褐色細...作用過...
×4．眼球突...です．
×5．SIADH...ために体内の水分量が増加し，相対的にナトリウム濃度は低下します．
以上より正解は3です．

> 以下の15種類の国試が掲載されています．
> ・医師
> ・看護師
> ・薬剤師
> ・歯科医師
> ・救急救命士
> ・臨床検査技師
> ・診療放射線技師
> ・臨床工学技士
> ・管理栄養士
> ・理学療法士（PT）
> ・作業療法士（OT）
> ・介護福祉士
> ・柔道整復師
> ・はり師きゅう師
> ・あん摩マッサージ指圧師
> ・医学CBT（臨床実習開始前全国共用試験）

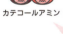
カテコールアミン

コルチゾール

高血圧

甲状腺ホルモン

アルドステロン

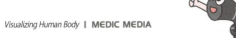
問題と解説の理解を助けるイラストです．

Visualizing Human Body ┃ MEDIC MEDIA

CONTENTS 1

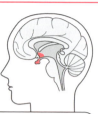

ホルモンがメッセージを伝達

内分泌系の中枢器官

1. 内分泌の全体像

INTRO …… 2
内分泌とは …… 3
細胞間の情報伝達システム …… 4
内分泌系の構成器官と機能の概観 …… 6
ホルモンのたび …… 8
ペプチドホルモン …… 10
ステロイドホルモン …… 12
アミノ酸誘導体ホルモン …… 13
ホルモンの受容体 …… 14
ホルモンの細胞膜受容体1 …… 16
ホルモンの細胞膜受容体2 …… 18
内分泌系の調節 …… 20
国試を読み解こう！ …… 22

2. 視床下部-下垂体系

INTRO …… 24
視床下部-下垂体系の全体像 …… 25
視床下部と下垂体の位置 …… 26
下垂体の解剖と血管 …… 28
視床下部・下垂体の組織構造 …… 30
視床下部と下垂体前葉のホルモン …… 32
下垂体前葉ホルモン1
　〜ACTH,TSH,FSH・LH〜 …… 34
下垂体前葉ホルモン2〜GH〜 …… 36
下垂体前葉ホルモン3〜PRL〜 …… 38
下垂体後葉ホルモン〜OT,AVP〜 …… 40
国試を読み解こう！ …… 42

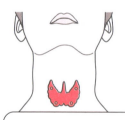

連携

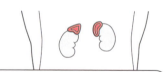

3. 甲状腺・副甲状腺

INTRO …… 44
甲状腺・副甲状腺の全体像 …… 45
甲状腺と副甲状腺の解剖 …… 46
甲状腺と副甲状腺の血管 …… 48
甲状腺と副甲状腺の組織構造 …… 50
甲状腺ホルモンの合成 …… 52
甲状腺ホルモンの分泌 …… 54
甲状腺ホルモンの作用 …… 56
副甲状腺ホルモンの作用 …… 58
国試を読み解こう！ …… 60

4. 副腎

INTRO …… 62
副腎の全体像 …… 63
副腎の解剖 …… 64
副腎の血管 …… 66
副腎の組織構造 …… 68
ステロイドホルモンの分類 …… 70
副腎皮質ホルモン1〜鉱質コルチコイド〜 …… 72
副腎皮質ホルモン2〜糖質コルチコイド〜 …… 74
副腎皮質ホルモン3〜副腎アンドロゲン〜 …… 76
副腎でのステロイド合成過程 …… 78
副腎髄質ホルモンと交感神経 …… 80
国試を読み解こう！ …… 82

内分泌 目次

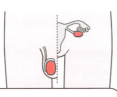

5. 性腺

- INTRO …………………… 84
- 性腺の全体像 ……………… 85
- 性分化 ……………………… 86
- 性腺の血管 ………………… 88
- 精巣とアンドロゲン ……… 90
- 卵巣とエストロゲン ……… 92
- 性周期とホルモン ………… 94
- 性腺でのステロイド合成過程… 96
- 国試を読み解こう！ ……… 98

7. 理解を深める疾患編（内分泌疾患）

- INTRO …………………… 112
- 内分泌疾患とは …………… 113
- 内分泌疾患の全体像 ……… 114
- ホルモン作用の過剰や欠乏のしくみ… 116
- 下垂体腺腫 ………………… 118
- 先端巨大症 ………………… 120
- 高プロラクチン血症 ……… 122
- 下垂体前葉機能低下症 …… 124
- 低身長症 …………………… 125
- 尿崩症 ……………………… 126
- SIADH（ADH不適合分泌症候群）… 128
- 甲状腺機能亢進症と甲状腺中毒症1 … 130
- 甲状腺機能亢進症と甲状腺中毒症2 … 132
- 甲状腺機能低下症と橋本病 … 134
- 甲状腺の悪性腫瘍 ………… 136
- 副甲状腺機能亢進症 ……… 138
- 副甲状腺機能低下症 ……… 140
- アルドステロン症 ………… 142
- クッシング症候群 ………… 144
- 副腎皮質機能低下症 ……… 146
- 先天性副腎皮質過形成 …… 148
- 褐色細胞腫 ………………… 150
- 性分化疾患 ………………… 152
- 思春期発来の異常 ………… 153
- 膵神経内分泌腫瘍 ………… 154
- 多発性内分泌腫瘍症（MEN）… 156
- 内分泌検査クイズコーナー… 158
- 国試を読み解こう！ ……… 160

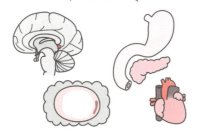

他にもある
様々な内分泌機能

6. その他の内分泌器官

- INTRO …………………… 100
- 松果体と概日リズム ……… 101
- 膵ホルモン・消化管ホルモン… 102
- インスリンの合成・分泌調節・作用機序… 104
- 脂肪細胞の内分泌機能 …… 106
- 内分泌性の循環調節 ……… 108
- 国試を読み解こう！ ……… 110

CONTENTS 2

1. 代謝

全身の細胞で行われるミクロの活動

- INTRO ……………………………………… 164
- 代謝のイメージをつかもう …………………… 165
- いろいろな物質の代謝 ………………………… 166

- 糖質の基礎知識 ……………………………… 168
- 糖代謝1 〜食後のグルコースの動き〜 ……… 170
- 糖代謝2 〜空腹時の血糖維持〜 ……………… 172

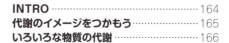

- 脂質の基礎知識 ……………………………… 174
- 脂質代謝1〜全身への脂質の分配〜 ………… 176
- 脂質代謝2〜コレステロールの処理〜 ……… 178

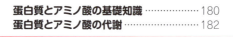

- 蛋白質とアミノ酸の基礎知識 ……………… 180
- 蛋白質とアミノ酸の代謝 …………………… 182

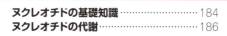

- ヌクレオチドの基礎知識 …………………… 184
- ヌクレオチドの代謝 ………………………… 186

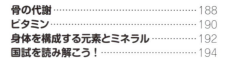

- 骨の代謝 ……………………………………… 188
- ビタミン ……………………………………… 190
- 身体を構成する元素とミネラル ……………… 192
- 国試を読み解こう！ ………………………… 194

エネルギー

CO_2

H_2O

2. 理解を深める疾患編
（代謝・栄養疾患）

INTRO	196
代謝・栄養疾患の全体像	197

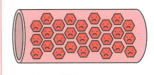
代謝の異常を知ろう！

糖尿病

糖尿病はどんな病気か	198
糖尿病の診断	200
糖尿病の分類	202
１型糖尿病	204
糖尿病ケトアシドーシス	206
２型糖尿病	208
高血糖高浸透圧症候群	209
糖尿病の慢性合併症１〜糖尿病網膜症〜	210
糖尿病の慢性合併症２〜糖尿病腎症〜	211
糖尿病の慢性合併症３〜糖尿病神経障害〜	212
糖尿病のその他の慢性合併症	213
糖尿病の治療方針〜２型糖尿病を例に〜	214
糖尿病の治療１〜食事療法〜	216
糖尿病の治療２〜運動療法〜	218
糖尿病の治療３〜経口血糖降下薬〜	220
糖尿病の治療４〜インスリン療法〜	222
インスリン療法の実践	224

特に糖尿病は詳しく解説

低血糖症	226
脂質異常症	228
肥満	230
メタボリックシンドロームの病態	232
メタボリックシンドロームから動脈硬化へ	234
高尿酸血症と痛風	236
骨粗鬆症	238
ビタミン・微量元素の欠乏症	240
先天性糖代謝異常	242
先天性アミノ酸代謝異常	244
新生児マススクリーニング	245
国試を読み解こう！	246

この本に登場するホルモンキャラクター

いろいろなはたらきをする数々のホルモン，
その目印となるように種類に応じて変身しました！

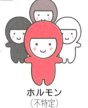

ホルモン
（不特定）

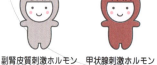

CRH	TRH	GnRH	GHRH	SS	Dop
副腎皮質刺激ホルモン放出ホルモン	甲状腺刺激ホルモン放出ホルモン	ゴナドトロピン放出ホルモン	成長ホルモン放出ホルモン	ソマトスタチン	ドパミン

副腎皮質刺激ホルモン　　甲状腺刺激ホルモン　　成長ホルモン　　　　　　オキシトシン

卵胞刺激ホルモン　　黄体形成ホルモン　　プロラクチン　　　　　　バソプレシン

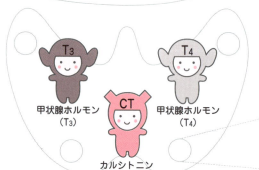

甲状腺ホルモン（T₃）　　甲状腺ホルモン（T₄）　　カルシトニン

副甲状腺ホルモン

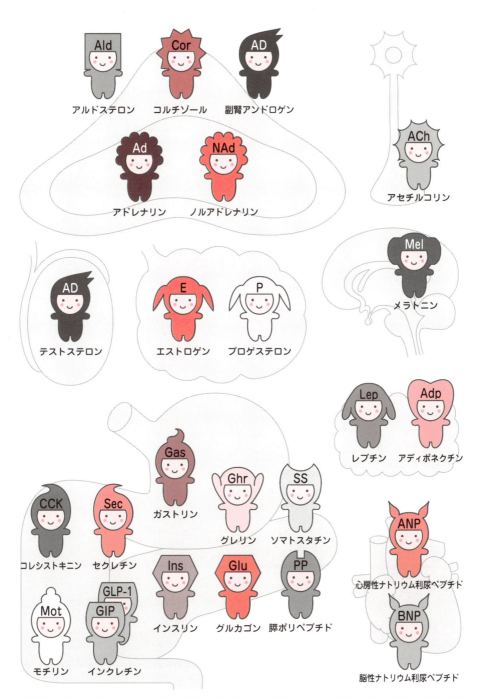

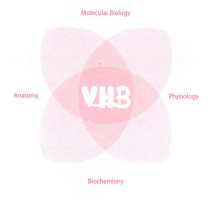

'Visualizing Human Body'

provides

basic anatomical & physiological knowledge

for

all the medical workers and students.

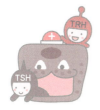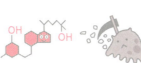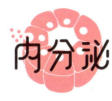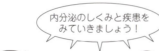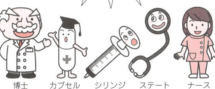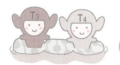

内分泌

内分泌のしくみと疾患を
みていきましょう！

博士　カプセル　シリンジ　ステート　ナース

1. 内分泌の全体像

INTRO

　ヒトが生きていくためには，体内にあるたくさんの器官（臓器）が，互いに協調しあってその役割を果たしていく必要があります．そこで，人体には，器官から器官へ，細胞から細胞へと情報を伝達するシステムが複数備わっています．そのうちの一つが，**ホルモン**とよばれるごく微量の物質にメッセージをこめて相手へと届ける'**内分泌**'というしくみで，このしくみ全体を**内分泌系**といいます．

　この章ではまず，ホルモンが情報を伝達するとはどういうことなのか，また，ホルモンが様々な**内分泌器官**（ホルモンを分泌する側の器官）に存在する**内分泌細胞**から分泌され，人体にとって不可欠な作用をもつことを説明します．

　次に，物質としてのホルモンがどのようにつくられ，運ばれ，**標的器官**（ホルモンによって調節を受ける側の器官）に存在する**標的細胞**へと情報を受け渡して変化を起こすのかを，ミクロの視点で解説していきます．少し発展的な内容も含みますので，難しいと感じたらいったん飛ばして先を読み進めることもできます．

　最後に，内分泌系がどのように調節されているか，なかでも内分泌系が自分自身を制御する**負のフィードバック**という重要な概念について，ここでしっかりと理解しておきましょう．

　この章の目標は，2章以降で具体的なホルモンについて勉強する前に，内分泌系に共通する一般原則をあらかじめ知っておくことです．ですが，逆に2章以降を読んでからこの章を復習すれば，なおいっそう理解が深まることと思います．

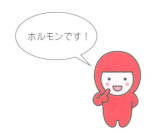

1. 内分泌の全体像

内分泌とは
▶ 体内に向けて物質を放出する

分泌とは，細胞が細胞外へと物質を放出することです．

外分泌と内分泌
分泌された物質が
- **体外に出る場合は，外分泌**
  （消化管の中は'体外とつながる空間'なので，これも体外とみなす）
- **体内で作用する場合は，内分泌**

とよばれます．

内分泌のいろいろ
左で述べた広い意味での内分泌はさらに，分泌された物質が
- 遠隔の細胞に作用する場合は
  狭い意味での内分泌
- 近くの細胞に作用する場合は
  傍分泌
- 自分自身に作用する場合は
  自己分泌

というように区別されます．

01 内分泌とは

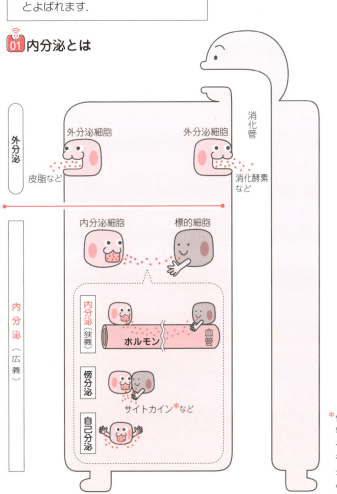

＊傍分泌や自己分泌に関わる物質にサイトカインとよばれる一群があり，炎症や免疫を調節したり▶212，成長因子（IGF-Ⅰ ⓢ36）などとしてはたらいたりする．

細胞間の情報伝達システム
▶ 細胞生物の根幹をなすしくみ

人体は，異なる機能をもった数多くの細胞から構成されています．細胞は自律的に活動することも可能ですが，全体として協調性をもってはたらいて生命を維持していくためには，細胞と細胞との間で様々な情報をやりとりすることが不可欠です．内分泌は，その役割を担います．

細胞間情報伝達の2つの方法

ある細胞から別の細胞へと情報を伝達する手段は，主に
- 神経の電気信号による伝達
- 血中物質を利用した伝達

の2つがあり，後者の代表が
- ホルモンの内分泌

によるものです．

神経性の伝達

電気信号の伝達に特化した細胞が
- 神経細胞

です．神経細胞は，細胞体から長く伸びた特徴的な構造である
- 軸索

をもちます．神経細胞が何らかの刺激を受けると，その信号は軸索を電気信号として伝わり，その末端に隣接する細胞へと伝達されます（隣の細胞との間の狭い隙間においては，神経伝達物質とよばれる化学物質による伝達が利用される）．

神経性の伝達は，例えば，意識するのとほぼ同時に筋肉を収縮させることが可能であるように
- 伝達速度が速く
- 作用の持続時間は短く
- 接続された細胞のみに伝わる

という特徴をもちます．

内分泌とホルモン

一方，血液を介した情報伝達に関わるのが，物質の分泌に特化した
- 腺細胞

とよばれる細胞の一種である
- 内分泌細胞

です（腺細胞にはほかに，体外に向けて物質を分泌する外分泌細胞がある）．そして，内分泌細胞から血中へと分泌されて，遠く離れた細胞まで運搬されてその機能を調節する物質を
- ホルモン

とよびます．

ホルモンによる伝達の特徴は
- 伝達速度は比較的ゆっくりで
- 作用の持続時間は長く
- 複数の対象に同時に作用できる

ことです．

甲状腺や副腎のような器官や，膵臓のランゲルハンス島のような組織は，大部分が内分泌細胞でできていて，ホルモン分泌に特化しています（なかには脂肪細胞のように，別の機能と並行してホルモン分泌を行う細胞もある）．全身に存在するこれらの構造やその機能を総称して
- 内分泌系

とよびます．

ここでは神経性の伝達と内分泌系に分けて説明しましたが，2章で説明するように，中枢神経の一部である視床下部は内分泌系を調節する機能をもちながら，さらに，精神的，情緒的要因や体内，外界からの信号の影響を受けています．つまり，両者は独立したものではなく，人体の機能の調節という目的のために互いに補い合う関係にあるといえるでしょう（循環調節♡96はそのよい例）．

1. 内分泌の全体像

02 細胞間の情報伝達システム

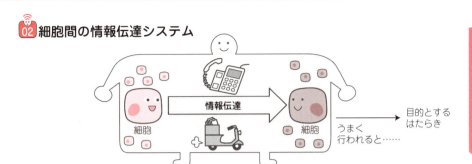

神経の電気信号による伝達

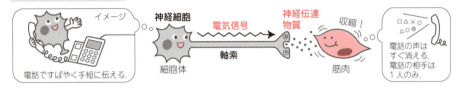

ホルモンを利用した伝達（内分泌）

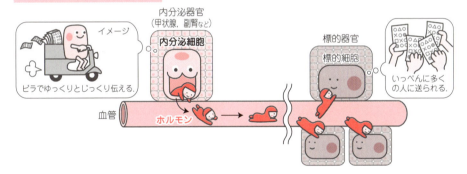

神経内分泌

視床下部〜下垂体後葉には，軸索の末端が次の細胞に接続しておらず，血中へとホルモンを分泌する神経細胞が存在しています📞30．このことからも，神経系と内分泌系の類似性がうかがえます．

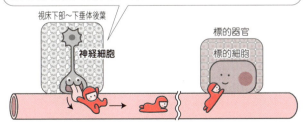

内分泌系の構成器官と機能の概観
▶ まずは構造と機能の要点を知ろう

ホルモンを血中へと分泌する細胞が集まった器官や組織は内分泌器官とよばれ，全身の様々な場所に存在しています．

全身の内分泌器官

内分泌系の特徴は，他の器官系と違ってひとつながりの構造をとらずに全身に分散していることです．

脳の一部である
- 視床下部

は，内分泌系の最高中枢とよばれます．その直下にある
- 下垂体

は，視床下部と連携して主に内分泌系の調節に関わります．

頸部に存在する
- 甲状腺と副甲状腺（上皮小体ともいう）

は，エネルギー代謝やカルシウム代謝に関わります．

腎臓の上面に接する
- 副腎

は，代謝や電解質の調節などを行う皮質と，血圧や血糖値の調節などを行う髄質とが合わさった器官です．

男女で異なる器官へと分化した
- 性腺（男性では精巣，女性では卵巣）

は，配偶子（精子，卵子）をつくるだけでなく，内分泌器官として，男女の性分化や女性の月経周期，妊娠などに関与します．

ほかには
- 松果体

や，血糖値の調節などを行う
- 膵臓のランゲルハンス島

も内分泌器官です．さらには
- 消化管に散在する内分泌細胞
- 脂肪細胞や血管内皮細胞
- 肝臓，腎臓，心臓，胎盤

などもある種のホルモンを分泌する内分泌機能をもっています．

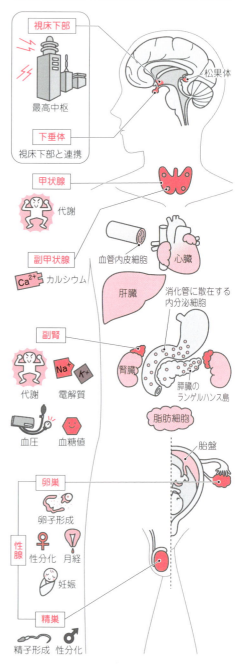

03 内分泌系の構成器官と機能の概観1

1. 内分泌の全体像

04 内分泌系の構成器官と機能の概観2

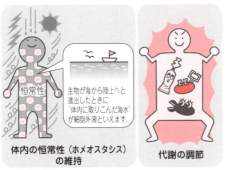
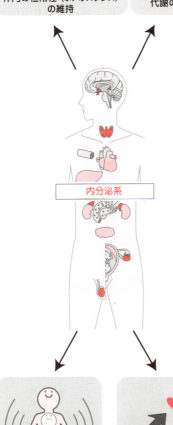
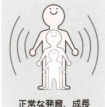
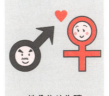

体内の恒常性（ホメオスタシス）の維持

生物が海から陸上へと進出したときに"体内に取りこんだ海水"が細胞外液といえます．

代謝の調節

内分泌系

正常な発育，成長

性分化や生殖

左で簡単に述べたように，内分泌系は身体のいろいろな機能を調節します．その詳細は各章で勉強していきますが，ここではそれらを系統だてて分類してみましょう．

内分泌系の機能の概観

人体は，物理的な境界をもった形のあるシステムでありながら，同時に外界との間で物質やエネルギーのやりとりを行い，そのシステム内の環境は常に変化し続けています．しかし，その変化はある一定の範囲内にコントロールされていて，これを

- 体内の**恒常性**（ホメオスタシス）の維持

といいます．このなかでも細胞レベルの活動にとって特に重要なのは，細胞周囲の環境である細胞外液の組成です．内分泌系は，電解質（ナトリウムなど）や水などの出入りを調節して，細胞外液の組成を狭い範囲に保っています．

体内で常に行われている

- **代謝**の調節

も，内分泌系の重要な役割です．これには，栄養素などの化学反応の方向（異化か同化か）と速度の調節，その過程で生じるエネルギー産生の調節，細胞内外の物質の移動や腎臓からの排泄の調節，身体の構成成分の新陳代謝の調節などが含まれます．

内分泌系の作用はまた，生命の本質的な特徴ともいえる

- 正常な**発育**，**成長**と
- **性分化**や**生殖**

のためにも必須です．

内分泌系の重要性は，それぞれのホルモンについてその作用の過剰や欠乏による疾患が存在することからもわかります（疾患編は 112 より）．

ホルモンのたび
▶ 合成から作用発揮までの道のり

前ページでは,内分泌系の存在意義を説明しました.ここからは,具体的に,ホルモンが人体の機能を調節するしくみを説明しますが,その前にホルモンの体内での流れをまとめておきましょう.

このページを最初に読むときは概要をつかむだけで OK！それぞれの部分に対応するページを読み終わったら,またここに戻ってきて復習しよう.

ホルモンは大まかに,ペプチドホルモン🔟,ステロイドホルモン12,アミノ酸誘導体ホルモン13の3種類に分けられます.

合成
- ホルモンの種類によってつくられ方が違います.
- ペプチドホルモンは遺伝子の**転写,翻訳**でつくられます.
- アミノ酸誘導体ホルモンとステロイドホルモンは**酵素**の作用で合成されます.

分泌
- ペプチドホルモンやアミノ酸誘導体ホルモンは**分泌顆粒**に蓄えられることが多いです.
- ステロイドホルモンはつくられるとすぐに細胞外へ出ていきます.
- 甲状腺ホルモンは特別で,**濾胞**という場所に蓄えられています.

ホルモンの合成と分泌については,3種類のホルモンごとにこのあと詳しく説明します.

05 ホルモンのたび

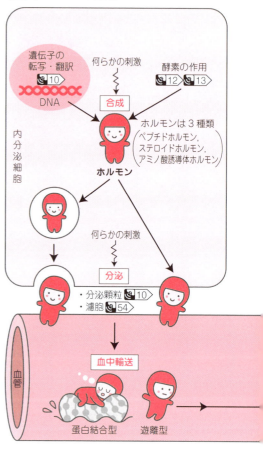

血中輸送
- **脂溶性**の(水に溶けづらい)ホルモンは,血中では大部分が特別な輸送蛋白に結合しています.**蛋白結合型**は不活性で,**遊離型**のみが作用をもちます.
- **水溶性**の(水に溶けやすい)ホルモンの多くはそのまま(遊離型で)血中を流れます.

ホルモンが作用するために不可欠な存在が，ホルモン受容体です．そして，ホルモン受容体をもつ細胞をそのホルモンの標的細胞といいます．ホルモン受容体についても，タイプごとに分類してのちほど説明します．

標的細胞との出会い

- ホルモンは同時に**複数**の器官，つまり別種のいくつもの細胞を標的にできます．
- 細胞がホルモンに反応するのかは，その細胞がホルモンに特異的な(鍵に対する鍵穴のような)**受容体**をもっているかどうかで決まります．ホルモンは，その受容体をもたない細胞には作用できません．

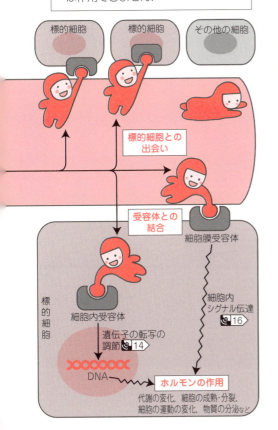

受容体との結合

- 細胞膜を通過できる脂溶性ホルモンの受容体は**細胞内**にあり，そこでホルモンと結合します 14．
- 細胞膜を通れない水溶性ホルモンの受容体は**細胞膜上**にあります 16 18．
- 受容体とホルモンはとても親和性が高いので，非常に**低い**濃度のホルモンにも反応できます．

受容体の細胞内でのはたらき

- **細胞内受容体**にホルモンが結合すると，遺伝子の**転写**を促進したり抑制したりすることが多いです．
- **細胞膜受容体**にはいくつかのタイプがあって，細胞内の特定の物質の量を変化させることによって最終的な作用へと導きます．この過程で，ホルモンからの信号は，何百倍，何千倍にも増幅されます．

ホルモンの作用

- ホルモンが細胞にはたらきかけると，最終的には**代謝の変化，細胞の成熟や細胞分裂，細胞の運動の変化，物質の分泌**など，いろいろな結果が生じます 19．

ペプチドホルモン
▶ アミノ酸同士がペプチド結合したホルモン

ひとくちにホルモンといっても，その化学物質としての構造は様々です．

分子構造によるホルモンの分類
ホルモンは，その分子構造により
- ペプチドホルモン
- ステロイドホルモン 🔖12
- アミノ酸誘導体ホルモン 🔖13

の3つに分類されます．

ここではまず，ペプチドホルモンについて見ていきます．

ペプチドの構造と機能
ペプチドとは
- 複数のアミノ酸が
- ペプチド結合で連結された

分子です．酵素としてはたらいたり，細胞内外の構造維持や物質の運搬，細胞の運動など様々な機能をもつ
- 蛋白質

は，長いペプチド鎖（一般に数百〜数万個ほどの多くのアミノ酸からなる）が立体的に折りたたまれた構造をしています．

その一方で，比較的短いペプチドのなかには，血中に分泌されてホルモンとしてはたらくものがあり，これを
- ペプチドホルモン

といいます．ペプチドホルモンは最も多くの種類をもつホルモンで，例えば
- 視床下部ホルモン
- 下垂体ホルモン
- 膵，消化管ホルモン

などのほとんどがペプチドホルモンです．

ペプチドホルモンはどのように合成，分泌されるのでしょうか．

ペプチドホルモンの合成
ペプチドホルモンの構造，つまりアミノ酸の配列は，遺伝子（物質としてはDNA）に記録されています．特定の内分泌細胞の中では，この遺伝子から転写，翻訳によってペプチドがつくられます 🔖14．

一般に，転写，翻訳されたばかりのペプチドホルモンは
- プレプロホルモン

という，本来のホルモンよりも長いペプチド鎖です．その一部はシグナルペプチドといって，プレプロホルモンを小胞体という細胞内器官へと輸送する信号となります．

小胞体に入ると，シグナルペプチドが切断されて
- プロホルモン

となります．プロホルモンはさらに不要な部分が切断されるなどして構造を変えて活性型のホルモンとなり
- 分泌顆粒

という小胞に蓄えられ，分泌刺激を待ちます．

ペプチドホルモンの分泌
分泌刺激を受けた内分泌細胞は
- エクソサイトーシス（開口分泌）

によって分泌顆粒中のペプチドホルモンを血中へと分泌します．

ペプチドホルモンは
- 水溶性（水によく溶ける性質）

であり，多くはそのままの状態で血中に溶解して運ばれていきます．

1. 内分泌の全体像

06 ホルモンの分類

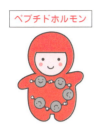
ペプチドホルモン

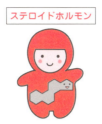
ステロイドホルモン

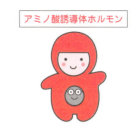
アミノ酸誘導体ホルモン

07 ペプチドホルモン

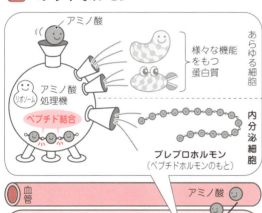

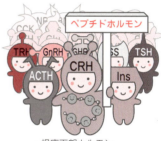

・視床下部ホルモン
・下垂体ホルモン
・膵・消化管ホルモン

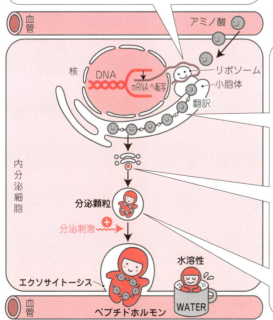

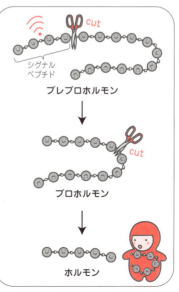

Visualizing Human Body | MEDIC MEDIA

ステロイドホルモン
▶ 脂溶性ホルモンの代表

　ステロイドホルモンは，脂質の一種であるコレステロールを出発点に合成される物質です．

ステロイドホルモン
　ステロイドとは
- **種々の変換酵素によって**
- **コレステロールから合成される**

物質です（ほかには胆汁酸 📖78 などもコレステロールが原料）．コレステロールは血中のLDL 📖175 に含まれていて，LDLをエンドサイトーシス（飲食作用）することで細胞内に取りこまれます．

　ステロイドホルモンは
- **副腎皮質や性腺**

から分泌されます．

ステロイドホルモンの合成
　ステロイドホルモンは，細胞内の
- **ミトコンドリアや小胞体**

を往復しながら，何段階かの酵素の作用によって合成されます 📖78 📖96 ．

ステロイドホルモンの性質
　コレステロールやステロイドには
- **ステロール核**

という共通の構造があり，これがあるためにステロイドホルモンは
- **脂溶性**（水に溶けづらく油っぽい性質）

です．脂溶性の物質は細胞膜を通過できるので，ステロイドホルモンは合成されるとすぐに血中に出ます．したがって，ステロイドホルモンは合成速度が分泌速度とほぼ同じであり，合成が促進されれば分泌も促進されます．

08 ステロイドホルモン

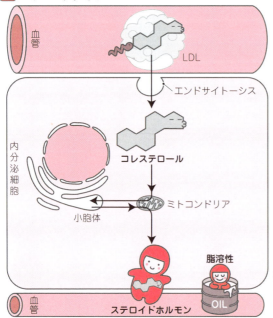

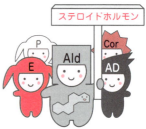
・副腎皮質ホルモン
・性腺ホルモン

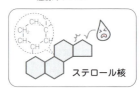
ステロール核

単に"ステロイド"というと，医薬品としてのものを指す場合も多いです．

1. 内分泌の全体像

アミノ酸誘導体ホルモン
▶ 甲状腺ホルモン以外は水溶性

アミノ酸の構造を変化させることによって得られるホルモンが，アミノ酸誘導体ホルモンです．

アミノ酸誘導体ホルモン
アミノ酸誘導体ホルモンは，いずれも，酵素の作用によって
- **チロシン**

というアミノ酸から合成される，分子量の小さなホルモンです．

アミノ酸誘導体ホルモンには
- 副腎髄質の
  アドレナリンとノルアドレナリン
- 甲状腺ホルモン
- 視床下部のドパミン

などがあります．

アミノ酸誘導体ホルモンの合成
多くのアミノ酸誘導体ホルモンは
- **変換酵素の作用**

によって小胞体などで合成されます．その中で，甲状腺ホルモンは一風変わったつくられ方をします52．

アミノ酸誘導体ホルモンの性質
アミノ酸誘導体ホルモンは，一般には親水基を多くもち
- **水溶性**（水によく溶ける性質）

です．例外的に
- **甲状腺ホルモンは脂溶性**

です．

分泌についても，水溶性のものはペプチドホルモンと同様に
- **分泌顆粒**

に蓄えられて刺激を待ちますが，甲状腺ホルモンは濾胞という構造を用いた独特の様式をとります 54．

09 アミノ酸誘導体ホルモン

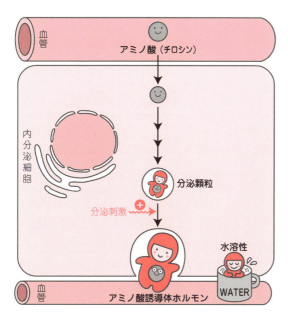

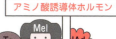
アミノ酸誘導体ホルモン

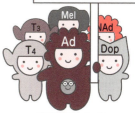
・副腎髄質ホルモン
・甲状腺ホルモン
・ドパミン
・メラトニン

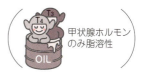
甲状腺ホルモンのみ脂溶性

ホルモンの受容体
▶ ホルモンに応じて存在部位が異なる

ホルモンが細胞のはたらきを変化させるには，そのホルモンに特異的な受容体とよばれる分子と結合する必要があります．特異的とは，'鍵と鍵穴'に例えられるように，対応するもの同士が結合するという意味です．

> **ホルモン受容体の存在部位**
> ホルモン受容体が標的細胞のどこにあるかは，ホルモンの分子構造，もっと具体的には
> - 脂溶性か水溶性か
>
> によって決まります．
>
> 脂溶性ホルモン（ステロイドホルモン🔍12 と甲状腺ホルモン🔍56）は
> - 細胞膜を通過できる
>
> ため，標的細胞内に入ることができます．したがって，その受容体は細胞内にあり
> - 細胞内受容体
>
> とよばれます（細かくは，さらに核内受容体と細胞質受容体とに分けられる）．
>
> 一方で，水溶性ホルモン（ペプチドホルモン🔍10 と，甲状腺ホルモンを除くアミノ酸誘導体ホルモン🔍13）は
> - 細胞膜を通過できない
>
> ため，標的細胞の
> - 細胞膜受容体
>
> に結合することで，細胞内に変化を起こします．

細胞膜受容体の種類やはたらきについては，のちほど少し突っこんだ説明をすることにして，ここでは細胞内受容体について勉強しましょう．

細胞内受容体について理解するには，まず，遺伝子と細胞機能の関係について知る必要があります．

> **遺伝子の転写・翻訳**
> 生物の遺伝情報は，細胞内の核にある DNA の塩基配列として格納されています．これはいわば'設計図'であって，機能を発揮すること，すなわち遺伝子が最終的に作用するためには，蛋白質へと合成される必要があります．
>
> 最初のステップは，核内で DNA をほぐしてその塩基配列を
> - RNA へと転写
>
> することです．この RNA（特にメッセンジャー RNA：mRNA）は，核外の細胞質へと出て，リボソームという装置によって
> - 蛋白質へと翻訳
>
> されます．こうして生じた蛋白質が，酵素や膜蛋白などとして機能を発揮することになります🔍181．

細胞内受容体のはたらきは，遺伝子の発現を調節することです．

> **細胞内受容体の作用**
> 細胞内受容体は
> - DNAからmRNAへの転写を調節
>
> する，一種の
> - 転写調節因子
>
> であり，通常は転写を増幅させます．
> 核内のDNAの特定の部位に結合した，細胞内受容体とホルモンの複合体は，転写を促進し，結果的に
> - 翻訳されて生じる
>   蛋白質の量が増加
>
> します（ホルモンによっては遺伝子の発現を抑制するものもある）．これが，細胞の機能を調節するのです．

ホルモンの受容体

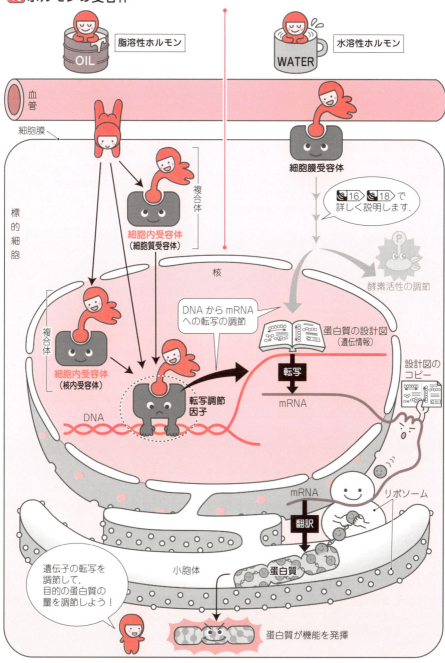

ホルモンの細胞膜受容体1 *advanced!*
▶ 細胞外の信号を細胞内に伝達する

　細胞膜受容体は，その細胞外に突出した部位で水溶性ホルモンと結合します．そこから先，細胞のふるまいを変化させるために，どのような機構が用いられているのでしょうか．その一つが，情報を乗せた信号（シグナル）をリレーするような細胞内の物質を利用することです．

セカンドメッセンジャー
　水溶性ホルモンは細胞内には進入できません．そこで，細胞内の活動に影響を与えるために
- セカンドメッセンジャー

とよばれる物質を利用します（メッセンジャーとは情報を伝達する担い手といった意味．ファーストメッセンジャーはホルモン）．つまり，ホルモンは細胞外シグナルであり，セカンドメッセンジャーは細胞内シグナルである，というわけです．

　細胞膜受容体のうちセカンドメッセンジャーを利用するものの代表が，G蛋白共役型とよばれる受容体です．

G蛋白共役型膜貫通型受容体
　G蛋白共役型膜貫通型受容体は，細胞膜に埋めこまれていて細胞内外に顔を出しています．共通点は
- G蛋白

という物質が細胞内の部分に結合していることで，細胞外の部分は結合するホルモンなどに応じた形をしています．この受容体にはいくつかのタイプがあり，それぞれが
- サイクリックAMP系
- イノシトール三リン酸・ジグリセリド系

などのセカンドメッセンジャーを利用するシグナル伝達系と接続されています．

サイクリックAMP系
　このシステムでは，G蛋白が
- アデニル酸シクラーゼ
  （AC：adenylyl cyclase）

という酵素の作用を促進し，ATPから
- サイクリックAMP（cAMP：cyclic AMP）

というセカンドメッセンジャーを合成させます．cAMPが増加すると
- プロテインキナーゼA
  （PKA：protein kinase A）

というリン酸化酵素が活性化され
- ほかの蛋白（酵素や転写調節因子など細胞ごとに異なる）をリン酸化

してその機能に影響を与えます．

イノシトール三リン酸・ジグリセリド系
　こちらのシステムでは，G蛋白が
- ホスホリパーゼC
  （PLC：phospholipase C）

という酵素を活性化します．PLCは細胞膜のリン脂質を分解して
- イノシトール三リン酸
  （IP_3：inositol trisphosphate）と
- ジグリセリド（DG：diglyceride）

を産生します．このIP_3は，小胞体膜上のCa^{2+}チャネルを開口させて
- 小胞体中のCa^{2+}を細胞質に移動

させます．IP_3，DG，Ca^{2+}はいずれもセカンドメッセンジャーです．

　DGは，Ca^{2+}の助けを借りて
- プロテインキナーゼC
  （PKC：protein kinase C）

という酵素を活性化させ
- ほかの蛋白をリン酸化

してその機能を変化させます．また，Ca^{2+}は単独でも，いろいろな蛋白に結合してその機能を調節します（カルシウム結合性蛋白 19）．

　蛋白の機能が変化することで細胞にどのようなことが生じるかについては，次の見開きの右ページで説明します．

11 サイクリックAMP系

例：ACTH受容体 74 など

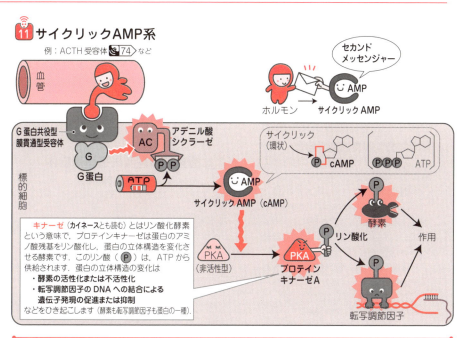

12 イノシトール三リン酸・ジグリセリド系

例：TRH受容体 32 など

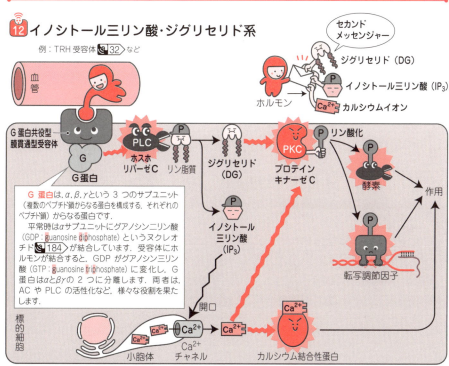

ホルモンの細胞膜受容体2 advanced!
▶ 細胞内の信号は何を起こすのか

前ページで説明したG蛋白共役型受容体以外の細胞膜受容体を，いくつか紹介しましょう．

酵素共役型膜貫通型受容体
このタイプの受容体は，細胞外にホルモン結合部位があって
- 細胞内に**キナーゼ**ドメインが

ある蛋白です（ドメインとは，大きな蛋白分子の中で，構造や機能上1つのまとまりとなる領域のこと）．キナーゼドメインは，平常時には不活性ですが
- 受容体にホルモンが結合すると
- 活性化

されて，細胞内のほかの蛋白を
- **リン酸化**（または脱リン酸化）

できるようになり，最終的な作用を発揮します．

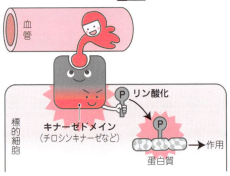

13 酵素共役型膜貫通型受容体
例：インスリン受容体 105

イオンチャネル型受容体
ホルモンではなく神経伝達物質（4）の受容体が，細胞膜を横切るイオンの輸送を司る
- **イオンチャネル**

自体に存在するものもあります．アセチルコリンなどの神経伝達物質を介してイオンの透過性が変化することで，細胞内の物質濃度が変化し，細胞膜の興奮などが起こります．

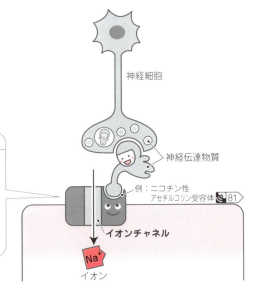

例：ニコチン性アセチルコリン受容体 81

最後に，ホルモンの受容体と最終効果との関係をまとめておきます．

受容体の中間作用とホルモンの最終効果

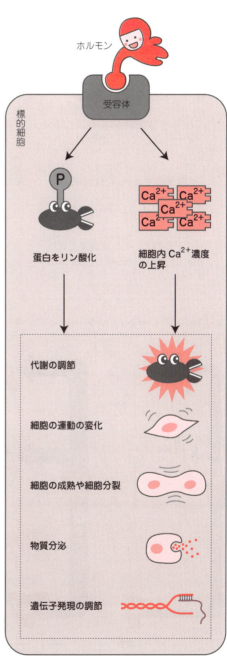

受容体の中間作用

これまで述べたような，水溶性ホルモンが細胞膜受容体に結合したときに起こる中間作用の1つは
- 細胞内の蛋白をリン酸化して
- その立体構造を変化させる

ことでした（一部，脱リン酸化の場合もある）．リン酸化された蛋白は，その機能が活性化されたり不活性化されたりします．

ホルモン刺激が起こすもう1つの中間作用が
- 細胞内Ca^{2+}濃度の上昇

です．細胞内には
- カルシウム結合性蛋白
  （例えば心筋細胞内のトロポニン♡104）

があって，Ca^{2+}が結合することで同じく機能が活性化されたり不活性化されたりします．

ホルモンの最終効果

活性の変化した蛋白が酵素であった場合
- 代謝の調節

がされたり，さらに別の蛋白の活性を変化させるような階層構造によって，信号が大幅に増幅されたりします（シグナルカスケード）．

ほかにも蛋白の機能は様々あり
- 細胞の運動の変化
  （例えば，Ca^{2+}が結合するとトロポニンの作用が抑制され，心筋の収縮力が高まる）
- 細胞の成熟や細胞分裂
  （成長ホルモンなど）
- 物質分泌
  （Ca^{2+}濃度上昇で起こる）
- 遺伝子発現の調節
  （転写調節因子 14 を介する）

などの最終的な効果が生じます．

内分泌系の調節
▶ 負のフィードバックの理解が重要

ここでは，内分泌系がどのように調節されているかを見ていきます．まずは，血中ホルモン濃度の調節機構です．

負のフィードバック制御

一般に，何らかの作用の結果がその作用自体を調節するしくみを，フィードバックといいます．フィードバックには正(作用を促進する)と負(作用を抑制する)の2種類があり，内分泌系の制御で主に利用されるのは
- 負のフィードバック

です(ネガティブ・フィードバックともいう)．

内分泌系においては
- 下位のホルモンの濃度上昇が
- 上位のホルモンの分泌を抑制

するというのが，基本的な負のフィードバック制御です．

負のフィードバックの典型は，視床下部-下垂体系と下位の内分泌器官(甲状腺，副腎，性腺)との間のものです．説明のため，A～Cをホルモンだと思って，視床下部から分泌されるAが，下垂体にBを分泌させ，Bは下位の内分泌器官からのCの分泌を刺激するとしましょう．

負のフィードバックの原理

①Cの濃度が正常なら，②AとBの分泌には適度な負のフィードバックがかかっています．

③Cが増加しすぎると，④負のフィードバックによってAとBの分泌が抑制され，⑤Cの分泌刺激が低下して⑥Cの濃度はもとに戻ります．

⑦逆にCが減少すると，⑧負のフィードバックが弱まることでAとBの分泌が亢進し，⑨Cの分泌が刺激され，やはり⑩Cの濃度は正常に近づいていきます．

15 負のフィードバック

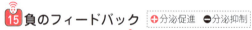
⊕分泌促進 ⊖分泌抑制

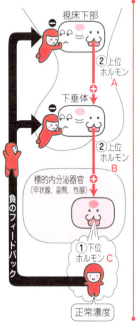
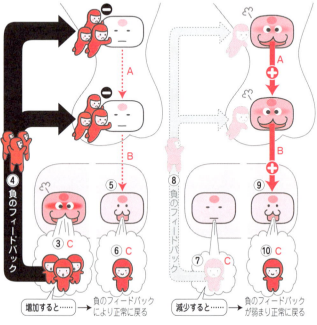

1. 内分泌の全体像

上位のホルモンによる支配を受けない内分泌器官もあります．

神経性の調節と固有の分泌刺激

内分泌器官には神経によって直接調節を受けるものがあり，例えば
- **交感神経**の刺激で
- **副腎髄質** 📖80 からの

カテコールアミン分泌が促進されます．

また，自身で周囲の環境変化をとらえてホルモンを分泌する例として
- **血糖値**の上昇による
- **膵ランゲルハンス島** 📖104 での

インスリン分泌の促進があります．

最後に，たとえ血中のホルモン濃度が同じでも，ホルモン作用の強さは標的細胞側の要因によっても変化することを述べておきます．

ホルモン感受性の調節

ホルモンが作用するために，標的細胞ごとに受容体が多数存在しています．その数を増減させる
- **アップレギュレーション**（増加）
- **ダウンレギュレーション**（減少）

によって，標的細胞は
- **ホルモン感受性**

を調節しています．

また，継続的にホルモン刺激にさらされると，徐々に受容体の反応性が落ちてくる現象があり，これを
- **脱感作**

といいます．

16 神経性の調節と固有の分泌刺激

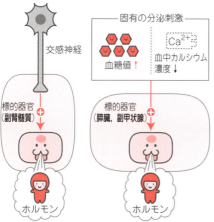

17 ホルモン感受性の調節

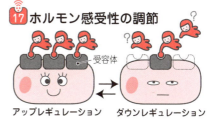

アップレギュレーション　ダウンレギュレーション

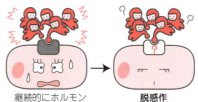

継続的にホルモン刺激にさらされる　　脱感作

生体リズムとホルモン分泌

多くのホルモンは分単位あるいは時間単位で拍動性に分泌されていて，さらにホルモンによっては24時間リズムや睡眠との関連 📖36 📖101 の存在なども明らかになっています．

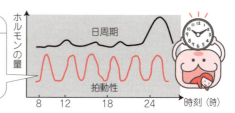

国試を読み解こう！
▶ 内分泌の全体像に関する問題

柔道整復師国試 20午前50
ホルモンで**誤っている**のはどれか．
1. 生体調節機構をもつ．
2. 標的器官をもつ．
3. 消化酵素を含む．
4. 血液中に分泌される．

○1．ホルモンを分泌することで，内分泌系は体内の恒常性（ホメオスタシス）を維持することができます．
○2．ホルモンとは情報伝達を行うための物質ですが，この情報を受け取る側の器官を標的器官とよびます．
×3．消化酵素とは食物に直接働きかけて分解するものであり，ホルモンにはこの役割はありません．膵臓のように，ホルモンと消化酵素の両方を分泌している臓器もあるので注意しましょう．
○4．血液を介することで，遠く離れた細胞へも情報伝達を行うことができます．

以上より正解は3です．

あん摩マッサージ指圧師国試 23-22（改題）
内分泌腺の特徴はどれか．
1. 皮脂や消化酵素を分泌する．
2. ホルモンを分泌する．
3. 分泌腺は標的器官に隣接する．
4. 神経調節より速やかに作用する．

×1．分泌物を体外へ出すことが，外分泌腺の特徴です．消化管の中も体外とつながっているので，消化酵素も外分泌腺から出ます．
○2．その通り，ホルモンを分泌します．
×3．すぐ近くの細胞に作用する傍分泌という形式もありますが，血液を介して遠く離れた細胞（標的器官）にも作用します．
×4．ホルモンによる調節は神経調節より反応が遅いのが特徴です．

以上より正解は2です．

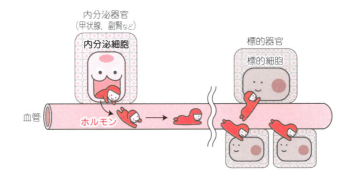

柔道整復師国試 23午前7

体内でステロイドホルモンの原料となるのはどれか.
1. トリグリセリド
2. コレステロール
3. リン脂質
4. 糖脂質

ステロイドホルモンの原料となるのはコレステロールです．内分泌細胞は血中のLDLコレステロールを細胞内に取りこみ，ステロイドホルモンを合成します．ちなみにペプチドホルモンはアミノ酸から，アミノ酸誘導体ホルモンはその名の通りアミノ酸(チロシン)から合成されます．

以上より正解は2です．

看護師国試 101A29

AはBの分泌を刺激するホルモンであると仮定する．ネガティブ・フィードバック機構を表すのはどれか．
1. Bの増加によってAの分泌が増加する．
2. Bの増加によってAの分泌が減少する．
3. Bの減少によってAの分泌が減少する．
4. Bの変化はAの分泌に影響を及ぼさない．

ネガティブ・フィードバックとはつまり負のフィードバックのことです．Bの分泌を常に一定に保とうとするしくみが生体内にあります．そのため，Bの分泌が増えると，Aの分泌は減少します．逆にBが減少すると，Aの分泌はBを増やそうとして増加します．

以上より正解は2です．

2. 視床下部-下垂体系

INTRO

　ここから先の各章では，実際にホルモンを産生する器官（内分泌器官）とその産生ホルモンが登場します．

　内分泌器官は，ほかの内分泌器官・ホルモンとは大きな相互作用なくホルモン産生を行うものと，ほかの内分泌器官と互いに作用しあいながらホルモン産生を行うものとに分けられます．この章で述べる**視床下部**と**下垂体**は，後者であり，特に多くの内分泌器官のホルモン分泌を調節する能力をもつ，内分泌系の中枢器官です．

　'**視床下部-下垂体系**'と題したように，視床下部と下垂体は頭蓋内で隣り合っていて，機能的にも切り離せない関係にあります．章の前半では，その関係に注目して解剖や組織の特徴を説明します．これらを整理しておくことで，機能のつながりも理解しやすくなるはずです．

　章の後半では，ホルモンの名称と作用が多く登場します．各ホルモンは，ほかの内分泌器官やホルモンへとつながるそれぞれの'系'を構成しています（例えば'視床下部-下垂体-副腎系'）．右ページのイラストは，視床下部-下垂体系を起点とする全ての系を示しています．

　視床下部ホルモンの多くは，血中を運ばれて**下垂体前葉**に作用し，**下垂体前葉ホルモン**の分泌を促します．そして，下垂体前葉ホルモンがそれぞれ標的となる器官や組織に作用します．標的器官が再び内分泌器官としてはたらき，そこからさらに別のホルモンが分泌され，最終的な機能調節が行われます（具体的には，副腎皮質，甲状腺，精巣・卵巣）．

　一方，視床下部にて産生されたホルモンの一部は，**下垂体後葉**まで細胞内を運ばれてそこで貯蔵され，刺激に応じて**下垂体後葉ホルモン**として分泌され，血中を移動して標的の臓器や組織に作用します（具体的には，オキシトシン，バソプレシン）．

まずは右の図を眺めて全体像をつかんでからこの章を読み進めよう．読み終わってからまとめとしてもう一度見返せば完璧！

視床下部-下垂体系の全体像
▶ 内分泌系の階層構造を理解しよう

18 視床下部-下垂体系の全体像

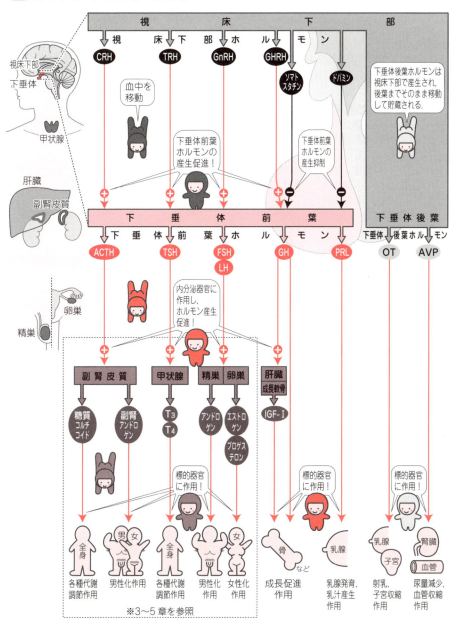

視床下部と下垂体の位置
▶ 頭蓋内での位置関係を理解しよう

　視床下部と下垂体は，脳の正中の奥深くにあって，連続しています．ここでは両者の解剖学的な位置を，周囲との関係を軸に説明します．

　まずは，視床下部の位置を理解しましょう．

間脳の解剖と視床下部の位置

　左右の大脳半球に覆われた脳の深部の，脳幹（延髄・橋・中脳）の上方に
- **間脳**

とよばれる部位があります．水平断では，鼻腔の上端や眼球よりもやや高い位置に存在します．

　間脳は
- **視床**
- **視床上部**
- **視床下部**

から構成されています．視床は間脳の体積の約80％を占めていて，感覚信号の中継や運動，記憶などと関連します．視床上部は視床の後上方にあって，松果体 📖101 などが存在します．

　視床下部は，視床の前下方にあって，視床下溝という溝で視床と区切られています．

　視床下部をさらに前下方にたどると，下垂体につながっています．

下垂体の位置と視床下部との関係

　下垂体は，視床下部の前下方に位置する，重量約0.6 g，直径約1 cmのタマネギ状の小さな器官です．脳の一部が垂れ下がっているような形をしているため，このような名称となっています．

　下垂体の最上部は，視床下部と連続していて明瞭な境界はありませんが，その落ちくぼみ方から
- **漏斗**

といいます（正中隆起ともよばれる．また，より広い範囲を漏斗とよぶこともある 📖28）．

　また，漏斗から下に続く細長い部位を
- **下垂体茎**

といいます．

　下垂体の大部分は，頭蓋底を構成している
- **蝶形骨**

の上面に存在する
- **トルコ鞍**

というくぼみの中にあります．下垂体の手術を行う際は，鼻腔内を経由して蝶形骨に穴を開けてトルコ鞍に到達し，下垂体へとアプローチするのが一般的です 📖118．

視床下部の機能の全貌

　視床下部はこの章で述べるように内分泌系の最高中枢であるだけでなく，身体の恒常性の全てに関わっています．視床下部は血液からの情報（温度，血糖値，浸透圧など）や感覚神経からの信号，さらには情動などのより高次の信号を受けて，それらを統合します．そして，自律神経系や内分泌系に司令を出すだけでなく，本能的な行動（例えば飲水や摂食，生殖，緊急時の闘争や逃走）にまで影響を与え，身体の恒常性を保っています．

2. 視床下部-下垂体系

19 視床下部と下垂体の位置

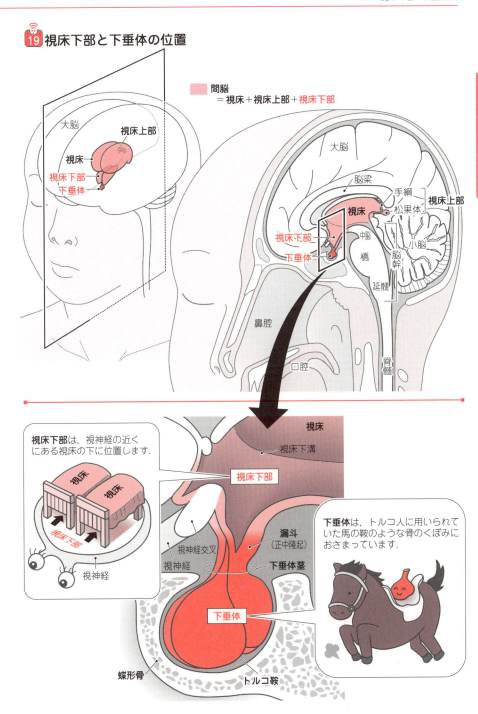

下垂体の解剖と血管
▶ 前葉・後葉は隣同士の別組織

下垂体の大部分は，前葉と後葉とで構成されています．前葉と後葉は隣接する組織ですが，構造や機能が大きく違い，発生の由来も異なります．

前葉と後葉

下垂体はその外形から，トルコ鞍⟨図26⟩におさまっている
- **体部**（鞍内部）

と，体部と視床下部とを連絡する
- **下垂体茎**および**漏斗**（鞍外部）

とに分けられます．体部の表面にはくびれがあって，これを境に体部は
- **前葉**と**後葉**

に分けられます．また，下垂体茎は
- 中心を貫く**漏斗茎**と
- 周辺を取り巻く**隆起部**

の2部に分けられます．

前葉および隆起部は，ホルモンを産生，分泌する腺細胞からなる内分泌器官であり
- **腺性下垂体**

とよばれます．一方，後葉，漏斗茎，漏斗は視床下部からつながる神経組織から構成されていて
- **神経性下垂体**

とよばれます．

下垂体の血管

下垂体への動脈血は全て，脳実質へと血流を送る
- **内頸動脈**

に由来しますが，前葉と後葉へと向かう主な動脈は異なり，毛細血管網も別々に存在します．

前葉には2つの毛細血管網があります．1つ目は，下垂体の上方から
- **上下垂体動脈**

が流入して漏斗で広がったもので
- **一次毛細血管網**

といいます．一次毛細血管網はいったん1～数本の血管に収束して
- **下垂体門脈**

となり，下行して前葉に入ります．そして再び毛細血管となって
- **二次毛細血管網**

を形成します．この全体を下垂体門脈系といいます．

後葉には下垂体の下方から
- **下下垂体動脈**

が流入し，前葉とは独立した毛細血管網が形成されます．

前葉の二次毛細血管網および後葉の毛細血管網は，それぞれ静脈へと収束して，脳の静脈血が集まる
- **硬膜静脈洞から内頸静脈**

を経て心臓へと戻っていきます．

下垂体の発生

前葉が腺組織，後葉が神経組織であることは，その発生の仕方から理解できます．

終脳（大脳半球など）と間脳は，神経外胚葉に属する前脳という部位が発達したものです．神経性下垂体は，前脳床部の
- **視床下部**に続く部分が**下**向きに発育

して形成されます．一方，腺性下垂体は表層外胚葉に属する
- **口腔**の一部が脳に向かって**上**向きに発育

して形成されます（口腔との連絡はやがて退化する）．

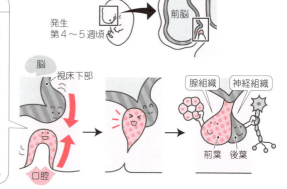

発生 第4～5週頃

脳／視床下部／前脳／腺組織／神経組織／前葉／後葉／口腔

2. 視床下部-下垂体系

下垂体の解剖と血管

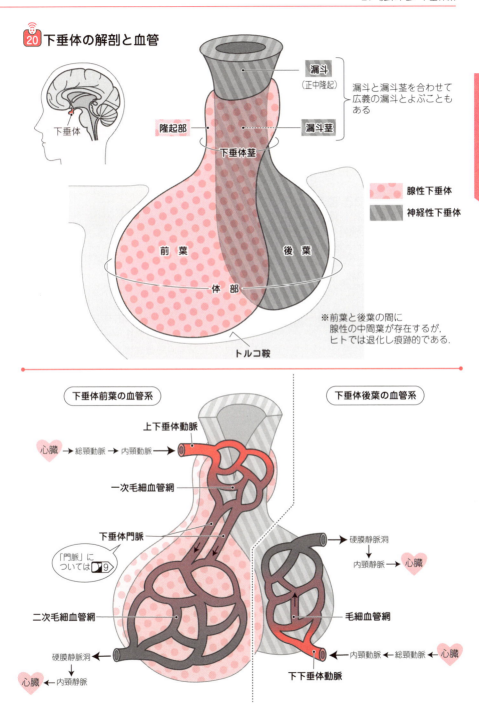

視床下部・下垂体の組織構造
▶ 細胞レベルで見る両者のつながり

視床下部と下垂体を，さらに拡大して観察してみましょう．

視床下部は脳の一部であり，その構成細胞は神経細胞ですが，その中にはホルモンを分泌する機能をもつ特殊な神経細胞が含まれています．

> ### 視床下部のホルモン産生細胞
> 脳組織には，神経細胞の細胞体 ⚡4 が密集した神経核という構造があります．視床下部の神経核のうち，ホルモンを産生・分泌するのは
> - **弓状核，室傍核，視索上核**
>
> などの部位です．これらの神経核に存在するのは，
> - **神経細胞と内分泌細胞の両方の特徴を併せもつ**
>
> 神経細胞です．
> あとで述べるように，この神経細胞は，漏斗にある一次毛細血管網や下垂体後葉の毛細血管網へと軸索を伸ばし，その神経終末からホルモンを分泌します．

下垂体の前葉と後葉の組織構造は全く異なり，前葉は内分泌細胞からなる一般的な腺組織ですが，後葉は神経組織であり内分泌細胞は存在しません．まず前葉について説明します．

> ### 下垂体のホルモン産生細胞
> 下垂体前葉には，二次毛細血管網に取り囲まれて，数種類の内分泌細胞がひしめきあっています．これらは産生するホルモンによって名づけられています．各細胞の名称は右ページの表で列挙しましたが，詳しくは次の見開きで説明していきます．

内分泌系において，視床下部は'最高中枢'とよばれるように，下垂体（およびその下流に位置する内分泌器官）の機能は視床下部によって調節されています．その目的のために存在する両者のつながりをみていきましょう．

> ### 視床下部と下垂体前葉の連絡
> 視床下部から漏斗の一次毛細血管網へ分泌されるホルモンを
> - **視床下部ホルモン**
>
> といいます．神経細胞は，ホルモンを細胞体の中で産生して
> - **軸索輸送**
>
> によって神経終末まで運び，血中へと分泌するのです．
> 視床下部ホルモンは，下垂体門脈を経て下垂体前葉の二次毛細血管網にたどり着き，ホルモン産生細胞を刺激してそれぞれの細胞固有のホルモンを分泌させます ⚡32 （一部の下垂体ホルモンの分泌は抑制する）．下垂体前葉から分泌されるホルモンを総称して
> - **下垂体前葉ホルモン**
>
> といい，二次毛細血管網を出て全身をめぐり，標的細胞に作用します．

視床下部と下垂体後葉との関係は，さらに特徴的です．

> ### 視床下部と下垂体後葉の連絡
> 下垂体後葉から分泌される
> - **下垂体後葉ホルモン**
>
> を産生する細胞は，実は下垂体ではなく，視床下部の神経細胞です．この神経細胞は，細胞体から下垂体茎を貫くように軸索を伸ばして長い軸索輸送を行い，下垂体後葉の毛細血管網へとこれらのホルモンを分泌します．毛細血管内に分泌されたホルモンは，そのまま全身を循環して標的細胞に作用します．

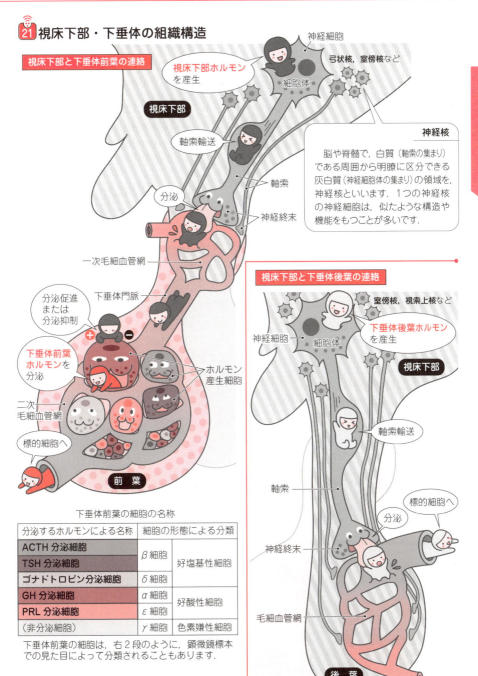

視床下部と下垂体前葉のホルモン
▶ ホルモンの略称と機能を整理しよう

ここでは，視床下部から分泌される6種類の視床下部ホルモンと，それらによって分泌調節を受ける6種類の下垂体前葉ホルモンを紹介します．この調節が効率的に行われるための構造が，下垂体門脈系 28 です．

内分泌の分野，特に視床下部と下垂体に関しては，ホルモンの略称が多く出てきます．本書でも略称を用いることがあるので，このページで正式名称と意味をしっかりと頭に入れ，略称からその機能を思い浮かべられるようにしておきましょう．

CRHとACTH
視床下部からは
- 副腎皮質刺激ホルモン放出ホルモン
  (CRH：corticotropin-releasing hormone)

が分泌されます（corticotropinはACTHの別名）．CRHは，下垂体前葉から
- 副腎皮質刺激ホルモン
  (ACTH：adrenocorticotropic hormone)

を放出させる作用をもちます．

TRHとTSH
視床下部からは
- 甲状腺刺激ホルモン放出ホルモン
  (TRH：thyrotropin-releasing hormone)

が分泌されます（thyrotropinはTSHの別名）．TRHは，下垂体前葉から
- 甲状腺刺激ホルモン
  (TSH：thyroid-stimulating hormone)

を放出させます．

GnRHとFSH・LH
視床下部から分泌される
- ゴナドトロピン放出ホルモン
  (GnRH：gonadotropin-releasing hormone)

は，下垂体前葉から
- ゴナドトロピン（性腺刺激ホルモン）

というグループのホルモンである
- 卵胞刺激ホルモン
  (FSH：follicle-stimulating hormone)
- 黄体形成ホルモン
  (LH：luteinizing hormone)

を分泌させます（性腺とは男性の精巣と女性の卵巣のこと）．1つの細胞がFSHとLHの両方を分泌します．

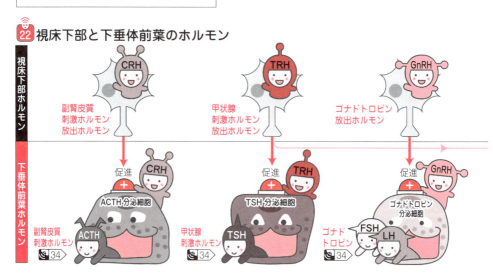

22 視床下部と下垂体前葉のホルモン

GHRHとGH

視床下部から分泌される
- **成長ホルモン放出ホルモン**
  (GHRH：GH-releasing hormone)

は，下垂体前葉から
- **成長ホルモン**(GH：growth hormone)

を放出させます．

ソマトスタチンとGH

視床下部からは
- **ソマトスタチン**

というホルモンが分泌されています（膵臓 102 94 や消化管 60 のD細胞から分泌されるものと同じホルモン）．ソマトスタチンは，成長ホルモン抑制ホルモン(GHIH：GH-inhibiting hormone) という別名からわかるように，下垂体前葉からの成長ホルモンの分泌を抑制します（実験的にはTSH分泌も抑制するが，生体内での意義は少ない）．

ドパミンとPRL

下垂体前葉から分泌される
- **プロラクチン**(PRL：prolactin)

は，ほかの前葉ホルモンと違って抑制性の調節の方がメインです（GHはソマトスタチンよりGHRHからの影響が大きい）．つまり，視床下部ホルモンの中に
- **プロラクチン抑制因子**
  (PIF：prolactin-inhibiting factor)

があって，必要なとき以外はPIFがPRL分泌を抑制しているのです．

PIFは単一ではなく複数の物質であると考えられていますが，主要なものは
- **ドパミン**

です．

一方で，プロラクチン放出因子(PRF：prolactin-releasing factor) も視床下部から分泌されています．具体的物質名は不明ですが，前述のTRHもプロラクチン分泌を増加させることがわかっています．

次のページからは，下垂体前葉から分泌されるそれぞれのホルモンの作用を説明していきます．

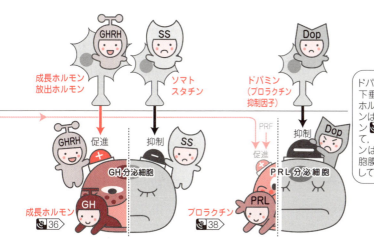

下垂体前葉ホルモン 1
～ACTH, TSH, FSH・LH～
▶ 視床下部～下垂体～標的の内分泌器官

下垂体前葉には5種類の内分泌細胞があって，6種類のホルモンを分泌しています．ここではまず，特定の内分泌器官（副腎皮質，甲状腺，性腺）を標的器官とする4つの前葉ホルモンを紹介します．

ホルモンの一覧については前ページで確認！
正式名称と作用とを結びつけて覚えよう！

ACTH
視床下部から分泌される
- CRHの刺激によって
- 下垂体前葉からACTHの分泌が

起こります．ACTHは
- 副腎皮質を刺激して
- 副腎皮質ホルモンの分泌を促進

します〈74〉〈76〉．分泌される副腎皮質ホルモンのうち，糖質コルチコイドは代謝を調節したりストレスに対抗したりする作用をもち，副腎アンドロゲンは男性化作用などをもちます（もう1つの主な副腎皮質ホルモンであるアルドステロンの分泌は，ACTHによってそれほど刺激されない）．

分泌された副腎皮質ホルモンのうち，糖質コルチコイドは
- CRHおよびACTHの分泌を抑制

します（負のフィードバック制御〈20〉）．

また，ACTHには，皮膚や粘膜などに存在する
- メラニン細胞を刺激して
- 色素産生を促進

するはたらきもあります．

TSH
視床下部から分泌される
- TRHの刺激によって
- 下垂体前葉からTSHの分泌が

起こります．TSHは
- 甲状腺を刺激

して，全身の代謝を高める作用などをもつ
- 甲状腺ホルモンの分泌を促進

します〈54〉．

こうして分泌された甲状腺ホルモンは
- TRHおよびTSHの分泌を抑制

します（負のフィードバック制御）．

FSHとLH
視床下部から分泌される
- GnRHの刺激によって
- 下垂体前葉から
  FSHとLHの分泌が

起こります．
FSHとLHは，男性においては
- 男性の性腺である精巣を刺激して
- アンドロゲン分泌や精子形成を促進

し〈90〉，女性においては
- 女性の性腺である卵巣を刺激して
- エストロゲンやプロゲステロンの分泌促進
- 卵胞の発育や排卵，黄体形成

などの多彩な作用を示します〈92〉．

こうして分泌されたアンドロゲンやエストロゲン，プロゲステロンは
- GnRH，FSH，LHの分泌を抑制

します（負のフィードバック制御．ただしLHについては正のフィードバック制御もある〈94〉）．性腺からはほかにも，FSH分泌を抑制するインヒビンというホルモンが分泌されます．

23 下垂体前葉ホルモン1〜ACTH, TSH, FSH・LH〜

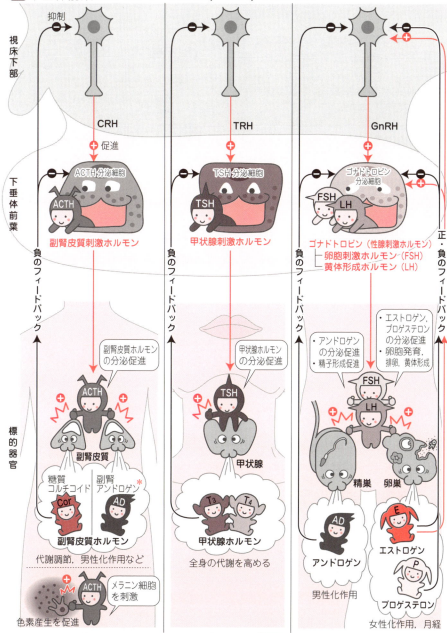

*副腎アンドロゲンはDHEAなどが主体であり、精巣から分泌されるアンドロゲン（テストステロンが主体）とは少し異なる．

下垂体前葉ホルモン2～GH～
▶ GHは全身の成長と代謝に影響する

前ページで扱った前葉ホルモンにはそれぞれ対応する標的器官がありましたが，成長ホルモン(GH)は特定の標的をもたず，全身の組織に作用します．まず，GHの作用について説明します．

GHの作用
GHは身体の成長に大きく影響します．細胞レベルで見ると
- 細胞増殖の促進
- 蛋白合成の促進

の2つの作用があります．
最もわかりやすいのは，成長期に
- ①軟骨細胞の増殖を促進

したり骨の材料となる蛋白の合成を促進したりすることによって
- 骨を長軸方向に伸長させる

作用です．また，成人でも全身のあらゆる臓器，組織を
- 肥大させ，機能を亢進させる

はたらきがあります〈120〉．

一方でGHは，ほかの栄養素の代謝にも影響します．骨格筋や脂肪組織など全身の細胞で
- ②グルコースの取りこみを抑制

するとともに，肝臓では
- ③グリコーゲン分解の促進によって
- グルコースの放出を促進

します．また，GHは脂肪細胞からの
- ④遊離脂肪酸の放出を促進

するため，骨格筋などがグルコースではなく脂肪酸をエネルギー源にするようになります．これらの結果
- 血糖値が上昇

します(抗インスリン作用〈172〉)．

さらに，GHは腎臓や消化管に作用して，体内の電解質(ナトリウム，カリウム，クロライド，カルシウム，リンなど)の吸収を増加させる機能ももちます．

GHの作用は，GHによって産生が促進されるIGF-Ⅰという物質によって増強されます．

GHとIGF-Ⅰ
GHは，肝臓や軟骨などの組織で
- ⑤インスリン様成長因子Ⅰ
  (IGF-Ⅰ：insulin-like growth factor-Ⅰ)
  (別名：ソマトメジンC)

という物質の産生を促進します．
肝臓で産生されたIGF-Ⅰは，血中へと分泌されて全身を循環し，様々な組織に作用します．一方，⑥軟骨などの組織で産生されたIGF-Ⅰは，血中には入らずに周囲の細胞や産生細胞自身に作用します(傍分泌，自己分泌〈3〉)．

IGF-Ⅰの作用は，GHと協調して
- 細胞増殖と蛋白合成の促進による
- 成長の促進と
- 臓器の肥大および機能の亢進

を行うことです(なかには糖や脂質の代謝のようにGHと相反する作用もある)．

GHの分泌はどのように調節されているのでしょうか．

GHの分泌調節
GHが分泌を促進するIGF-Ⅰは，視床下部および下垂体前葉において
- GHRHとGHの分泌を抑制
- ソマトスタチンの分泌を促進

します．また，GH自身も視床下部に作用して
- GHRHの分泌を抑制
- ソマトスタチンの分泌を促進

します．
これらの結果，GH分泌は抑制されます(負のフィードバック制御〈20〉)．

また，GH分泌には睡眠と同期したリズムがあることや，食事，運動，飢餓，ストレスなどの影響を受けることなどが知られています．

下垂体前葉ホルモン2～GH～

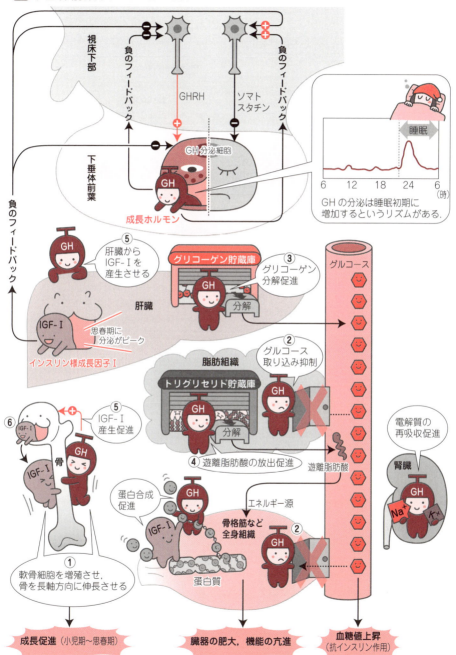

下垂体前葉ホルモン3～PRL～
▶ 妊娠・授乳によって分泌されるPRL

プロラクチン（PRL）は，主に妊娠中および授乳期の女性において乳腺に作用するホルモンです．PRLは，下垂体前葉ホルモンのなかで唯一，視床下部からの調節が分泌抑制を主とします〈33〉．

非妊娠時のPRL
男性および妊娠していない女性においては，視床下部から分泌される
- ドパミン

のはたらきによってPRL分泌細胞の機能は抑制されています．ドパミンのようにPRL分泌を抑制する物質を，プロラクチン抑制因子（PIF：prolactin-inhibiting factor）と総称します．

PRLの分泌は，妊娠によって促進されます．妊娠中，血中PRL値は上昇し，出産直前には非妊娠時の10～20倍になります．

妊娠中のPRL
妊娠中，胎盤からはエストロゲン（E：estrogen）とプロゲステロン（P：progesterone）というホルモンが分泌されます．このうち
- エストロゲンは
- PRL分泌細胞への直接刺激や
- ドパミン分泌の抑制によって
- PRL分泌を促進

します．PRLは，エストロゲンおよびプロゲステロンと協調して
- 乳腺の発育を促進

します．

その一方で，乳汁分泌に関してはPRLに対してエストロゲンとプロゲステロンの作用は逆です．PRLは乳汁分泌を促進しますが，エストロゲンとプロゲステロンがそれ以上に乳汁分泌を抑制するため，妊娠中に乳汁分泌が起こることはまれです．

エストロゲンとプロゲステロンの量は，分娩によって胎盤が娩出されると急激に低下します．続く授乳期には，授乳によって分泌されるPRLが効果を発揮します．

授乳期のPRL
授乳期には
- 乳頭への吸引刺激が
- ドパミン分泌を抑制して
- PRL分泌を促進

します．この時点ではエストロゲンとプロゲステロンによる抑制がないため，実際に
- 腺房内への乳汁分泌

が起こります（乳管へと乳汁を射出するのはオキシトシン〈40〉の作用）．

また，PRLは
- GnRH分泌細胞の機能を抑制し
- FSHとLH〈34〉の分泌を抑制

するため，授乳中の女性は
- 性腺機能の抑制によって
- 無排卵，無月経

が続きます．

妊娠中や授乳期にPRL分泌が促進されている間も，その分泌量はフィードバックによる抑制を受けています．

PRLの分泌調節
分泌されたPRLは
- ドパミン分泌を促進

することによって，PRL分泌を自ら抑制します．これは，PRLの量を適切な範囲に保つための，負のフィードバック制御〈20〉です．

下垂体前葉ホルモン3〜PRL〜

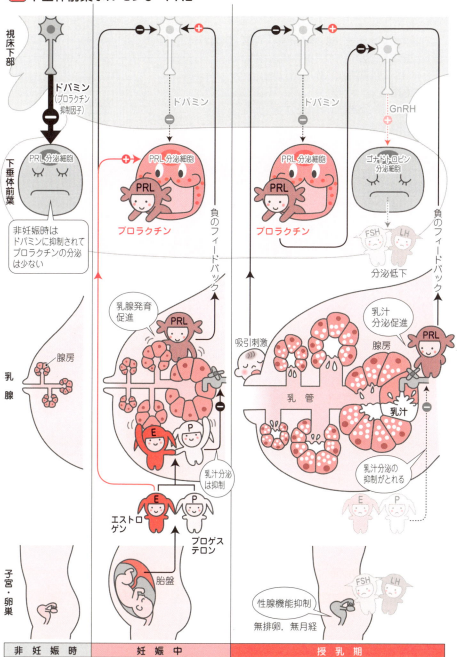

下垂体後葉ホルモン〜OT，AVP〜
▶ 授乳や循環に関わる2つのホルモン

下垂体後葉ホルモンは2種類あり，どちらも視床下部で産生されて軸索輸送され，下垂体後葉で貯蔵され刺激に応じて分泌されます🔊30.

初めに，授乳と出産に関わるオキシトシンを紹介します．

オキシトシン

オキシトシン（OT：oxytocin）はPRL🔊38と同様

- 乳頭への吸引刺激

によって分泌されます．そのほか，児の泣き声や抱きしめによっても分泌が促進され，逆に恐怖などで抑制されるというように，情動の影響を強く受けています．

オキシトシンの主なはたらきは，乳管や腺房を取り巻く

- 乳腺の筋上皮細胞を収縮

させて，PRLによって腺房内に分泌されていた乳汁を乳管へと

- 射乳（乳汁を押し出すこと）

することです．これによって児が乳汁を飲むことが可能になります．

オキシトシンにはほかに

- 子宮平滑筋を収縮

させる作用もあります．出産後のオキシトシン分泌の増加は，子宮復古（子宮が非妊娠時の状態に戻ること）を助けます．

この子宮平滑筋収縮作用は，分娩にも重要な役割を果たしていると考えられています．分娩中のオキシトシン分泌は

- 子宮頸管の伸展

によって起きます．

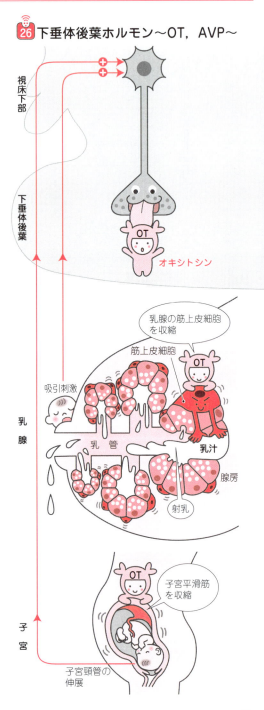

🔊26 下垂体後葉ホルモン〜OT，AVP〜

2. 視床下部-下垂体系

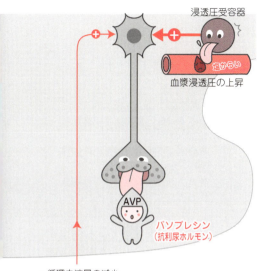

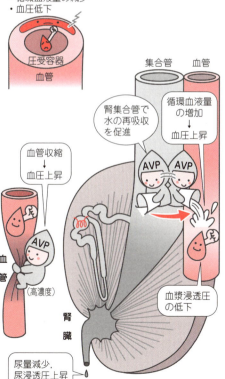

もう1つの下垂体後葉ホルモンは，循環調節に関わるバソプレシンです．

バソプレシン（抗利尿ホルモン）

バソプレシンは
- **抗利尿ホルモン**
（ADH：antidiuretic hormone）

と同義です．ヒトの体内で分泌されているバソプレシンの本体は
- **アルギニンバソプレシン**
（AVP：arginine vasopressin）

という分子です．

AVP分泌を促進するのは
- **血漿浸透圧** 〈17〉**の上昇**
（視床下部の浸透圧受容器が感知する）
- **循環血液量の減少による血圧低下**（大血管や心臓に存在する圧受容器〈94〉からの信号を介する）

などの刺激です．

AVPのはたらきは，これらの変化をもとに戻し，恒常性を保つことであると理解できます．つまり
- **腎臓の集合管における水の再吸収**〈52〉**を促進**

して，尿に失われようとする水分を体内へと取り戻すことによって
- **尿量の減少と尿浸透圧**〈84〉**の上昇**
- **血漿浸透圧の低下**
- **循環血液量の増加**

が起きます（治療で用いるような高濃度のAVPには血管平滑筋に作用して血管を収縮させるはたらきもある）．これらの結果として
- **血圧の上昇**

が起きます．

血圧を上昇させるホルモンはほかにも数多くあります〈108〉．そのなかでも，AVPと同じく腎臓に作用するものの，水ではなくナトリウムイオンを保持するはたらきのあるアルドステロン〈72〉との違いを，よく理解しておきましょう．

国試を読み解こう！
▶ 視床下部-下垂体系に関する問題

あん摩マッサージ指圧師国試 10-37
視床下部が存在する部位はどれか．
1. 大脳
2. 中脳
3. 小脳
4. 間脳

視床下部・下垂体とも脳の奥深くにあるものですが，具体的な場所と名称を覚えておきましょう．脳幹（延髄・橋・中脳）の上方にある間脳とよばれる場所に属します．

以上より正解は 4 です．

はり師きゅう師国試 13-28
下垂体について**誤っている**記述はどれか．
1．トルコ鞍の中に位置する．
2．腺性下垂体と神経性下垂体からなる．
3．前葉には下垂体門脈系の血液が注ぐ．
4．後葉には後葉ホルモン産生細胞がある．

○1．トルコ人に用いられていた馬の鞍のような骨のくぼみにおさまっています．
○2．下垂体の前葉および隆起部は，ホルモンを産生・分泌する腺細胞からなるので腺性下垂体，後葉と漏斗茎・漏斗は視床下部からつながる神経組織から構成されているので神経性下垂体とよばれます．
○3．上下垂体動脈から一次毛細血管網と下垂体門脈を通る血液が前葉へと注ぎます．後葉へは下下垂体動脈の血液が注ぎますが，下垂体門脈は通りません．
×4．下垂体後葉ホルモンを産生する細胞は，下垂体の細胞ではなく視床下部の神経細胞です．

以上より正解は 4 です．

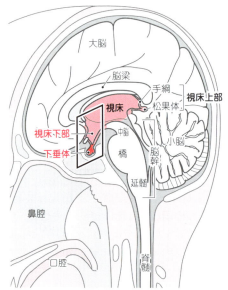

柔道整復師国試 17-51
下垂体前葉ホルモンが直接作用するのはどれか．
1．膵臓
2．松果体
3．甲状腺
4．副腎髄質

下垂体前葉ホルモンには，副腎皮質刺激ホルモン (ACTH)，甲状腺刺激ホルモン (TSH)，性腺刺激ホルモン (FSH・LH) などがあります．これらが直接作用するのは，それぞれ副腎皮質，甲状腺，性腺となります．
　以上より正解は 3 です．

歯科医師国試 108C-102（改題）
神経分泌されるのはどれか．1つ選べ．
1．インスリン
2．エストロゲン
3．カルシトニン
4．GH（成長ホルモン）
5．AVP（バソプレシン）

神経分泌とは，神経細胞がホルモンを合成し，軸索の末端より血管へ放出する現象のことです．下垂体後葉ホルモンのように，視床下部で産生されて神経細胞を伝って下垂体後葉へと移動し，分泌されるホルモンのことで，これにあたるものは，バソプレシンやオキシトシンなどです．
　以上より正解は 5 です．

3. 甲状腺・副甲状腺

INTRO

　頸部には，2つの内分泌臓器が存在します．**甲状腺**と**副甲状腺**です．
　甲状腺は，人体で最も大きな内分泌臓器の一つであり，そのはたらきは視床下部-下垂体系によって調節されています．甲状腺から分泌される**甲状腺ホルモン**には，一般にT_3とT_4と略される2種類の分子があります．甲状腺ホルモンの合成や分泌は，**濾胞**という構造を利用する，ほかのホルモンとは全く違った独自の方法でなされます．甲状腺ホルモンは全身の大部分の細胞に作用して，**代謝**の調節などの様々な作用を発揮します．
　副甲状腺は，甲状腺の裏にひっそりと存在する4つの小さな内分泌臓器です．しかし，その作用は非常に重要です．**副甲状腺ホルモン**には，**骨**や**腎臓**などにはたらきかけて血中の**カルシウム**と**リン**の濃度を適切な範囲に保つ役割があります．

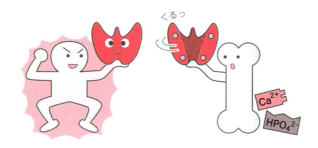

3. 甲状腺・副甲状腺

甲状腺・副甲状腺の全体像
▶ 大きさは違うがどちらも重要な臓器

甲状腺は首の前面にある臓器で，副甲状腺はその背面に付着しています．

甲状腺からは主に，全身の代謝を調節する甲状腺ホルモンが分泌されます．副甲状腺からは副甲状腺ホルモンが分泌されて，カルシウムとリンの血中濃度を調節します．

27 甲状腺・副甲状腺の全体像

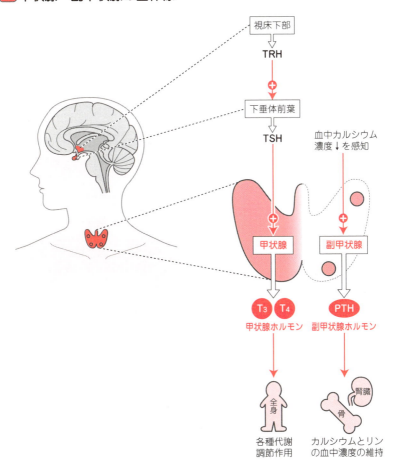

甲状腺刺激ホルモン放出ホルモン（**TRH**：**t**hyrotropin-releasing **h**ormone）
甲状腺刺激ホルモン（**TSH**：**t**hyroid-**s**timulating **h**ormone）
トリヨードサイロニン（**T₃**：**t**riiodo**t**hyronine．3はヨードが 3 つ結合していることから）
サイロキシン（**T₄**：**t**hyroxine．4はヨードが 4 つ結合していることから）
副甲状腺ホルモン（**PTH**：**p**arathyroid **h**ormone）

甲状腺と副甲状腺の解剖
▶ 首の前面の浅い部分にある

甲状腺は、前頸部（首の前面）の皮下に存在する、重量20 gほどの内分泌臓器で、蝶が羽を広げたような形をしています。ここでは、甲状腺の位置と形状を理解するのに必要な前頸部の構造から、説明を始めます。

前頸部の解剖と甲状腺の位置
胸骨と鎖骨から側頭骨の耳介の後方に向かって
- ①胸鎖乳突筋

が頸部を斜めに走行します。左右の胸鎖乳突筋に挟まれた正中の領域の浅い部分に
- ②舌骨と③舌骨下筋群

があります。舌骨下筋群の後ろには
- ④甲状軟骨、⑤輪状軟骨、⑥気管

が上から下につながっています（甲状軟骨の正中の隆起がいわゆる'のど仏'）。気管の後面には
- ⑦食道

が張り付いています。

舌骨下筋群と甲状軟骨〜気管とに挟まれて存在するのが
- 甲状腺

です。甲状腺は
- 側方では後ろに回りこんで
- 気管や食道を取り巻くように

位置しています。

甲状腺の外形と区分
甲状腺の正中の気管前面に位置する部分（蝶の胴体部分）は、幅が狭く厚みもあまりありません。この部位を
- 峡部（狭窄部）

といいます。峡部によってつながれる左右の部位（蝶の羽の部分）は
- 右葉および左葉

とよばれ、外側に行くにつれて幅も厚みも増してきます。
また、峡部から上方に
- 錐体葉

という細い葉が出ますが、これには個人差があり、長く伸びることも欠如することもあります。

次に、米粒程度の小さな黄色い内分泌腺である副甲状腺について述べます。

副甲状腺の位置
気管の側方に回りこんだ
- 甲状腺の後面

に埋もれるように付着するのが
- 上下左右4つの
- 副甲状腺（別名：上皮小体）

です。副甲状腺の位置や個数には個人差があり、甲状腺と離れて縦隔 🔖20 の中などに存在することや、5個以上の副甲状腺が存在することもあります。

甲状腺の触診
被検者は座位とし、首を軽く前屈してもらいます（胸鎖乳突筋を弛緩させるため）。検者は被検者と向かい合って座るか背後に立ち、Ⓐ気管を軽く横に押して、あるいはⒷ胸鎖乳突筋を押しのけるようにして、触診します。

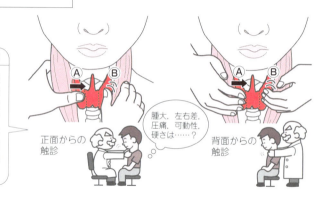

正面からの触診　　背面からの触診

腫大、左右差、圧痛、可動性、硬さは……？

3. 甲状腺・副甲状腺

28 甲状腺と副甲状腺の解剖

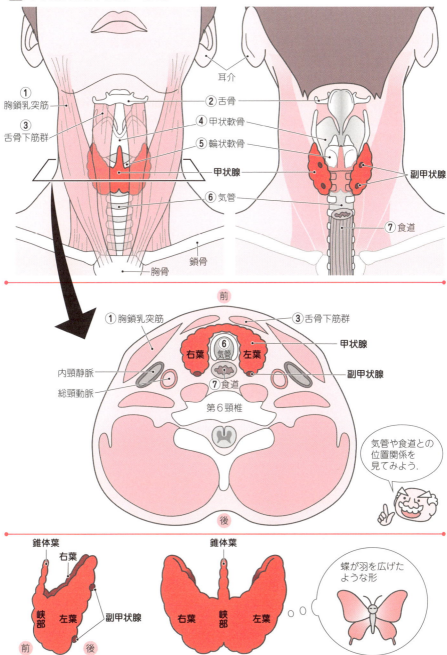

甲状腺と副甲状腺の血管
▶ 大きさの割に多くの血管が分布する

　甲状腺はグラムあたりの血流量が最も多い臓器の一つで，通常4本の動脈と5本の静脈が出入りします．まず，心臓〜頸部の動脈と静脈の走行を勉強しながら，甲状腺の血管を見ていきましょう．

甲状腺の動脈

　心臓の左心室から出る大動脈は，まず上向きに走行して
- **大動脈弓**

をつくり，左〜下方向に大きくカーブしていきます．その途中で
- **腕頭動脈**

が右上向きに分岐し，これはさらに
- **右総頸動脈**
- **右鎖骨下動脈**

の2本に分かれます．

　右鎖骨下動脈からは，右側の
- **甲状頸動脈**

が出て，さらに
- **下甲状腺動脈**

となって甲状腺に入っていきます．

　右総頸動脈は，右内頸動脈と右の
- **外頸動脈**

とに分岐し，外頸動脈から右の
- **上甲状腺動脈**

が出て甲状腺に向かいます．

　大動脈弓を左方へ進むと，まず
- **左総頸動脈**

が分岐し，次に
- **左鎖骨下動脈**

が分岐します（左側には腕頭動脈が存在せず，総頸動脈と鎖骨下動脈が大動脈から直接出ることに注意）．その先は右側と同様で，左鎖骨下動脈から左の
- **甲状頸動脈→下甲状腺動脈**

が分岐し，左総頸動脈から左の
- **外頸動脈→上甲状腺動脈**

が分岐します．

甲状腺の静脈

　甲状腺からの血液は，まずその表面に網目状に分布する
- **甲状腺静脈叢**

に流れこみます．そして
- **1対の**（左右2本の）**上甲状腺静脈**
- **1対の中甲状腺静脈**
- **無対の**（1本の）**下甲状腺静脈**

の合計5本の静脈を通って心臓へと還っていきます．

　上甲状腺静脈と中甲状腺静脈は
- **内頸静脈→腕頭静脈→上大静脈**

と合流して右心房に向かいます．
一方，下甲状腺静脈は
- **左腕頭静脈→上大静脈**

という流れ方をします．

甲状腺の血管の個人差

　冒頭で"通常"と書いたように，血管の走行には個人差がつきものです．例えば，約10%の人では
- **最下甲状腺動脈**

が腕頭動脈や大動脈弓などから出ていて，この場合，下甲状腺動脈の一部あるいは全部が欠けていることもあります．

副甲状腺についてはどうでしょうか．

副甲状腺の動脈と静脈

　副甲状腺は，甲状腺に入る各動脈から血流を受け，静脈血は主に上・中甲状腺静脈へ戻します．

3. 甲状腺・副甲状腺

甲状腺と副甲状腺の血管

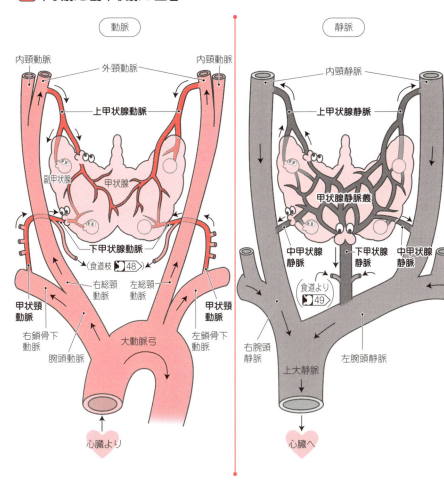

食道との関係
頸部食道の血流は，甲状腺と共通の部分があります．下甲状腺動脈の食道枝が食道に動脈血を供給し，食道からの静脈血が下甲状腺静脈へと流入します．

腕頭静脈は'無名静脈'という別名をもちます．

甲状腺と副甲状腺の組織構造
▶ コロイドが充満した甲状腺の濾胞

甲状腺と副甲状腺は隣接していますが，その組織構造や構成する細胞は異なっています．まず甲状腺について説明しましょう．

甲状腺の小葉と濾胞，濾胞細胞

甲状腺の組織を顕微鏡で拡大して見ると，甲状腺全体を覆う線維性の
- 被膜

が内部に入りこんで中隔となり，実質を多くの
- 小葉

に分けています．小葉が
- 濾胞

とよばれる構造に埋め尽くされているのが，甲状腺の最大の特徴です．

濾胞とは
- 単層の濾胞細胞に取り囲まれた

球状の構造で，その内部（濾胞腔）は
- コロイド

という粘度の高い液体で満たされています．濾胞細胞は濾胞腔へと
- サイログロブリン 52

という糖蛋白（蛋白質が糖で修飾された物質）を分泌し，これがコロイドの主成分となります．このサイログロブリンの上で
- 甲状腺ホルモン 52

が合成，貯蔵されて，必要に応じて濾胞細胞を通して分泌します．

濾胞を取り囲むように，豊富な
- 毛細血管網

が発達していて，濾胞細胞から分泌された甲状腺ホルモンを全身へと運び出します．

甲状腺の傍濾胞細胞

甲状腺には，濾胞内のコロイドとは接さず，濾胞細胞と血管との間や濾胞同士の隙間に存在する内分泌細胞もあって
- 傍濾胞細胞（C細胞）

とよばれます．傍濾胞細胞の役割は
- カルシトニン 58

というホルモンを分泌することです．

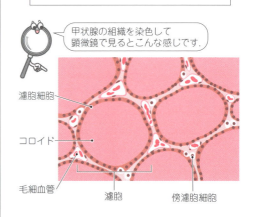

甲状腺の組織を染色して顕微鏡で見るとこんな感じです．

濾胞細胞／コロイド／毛細血管／濾胞／傍濾胞細胞

副甲状腺についてはどうでしょうか．

副甲状腺の組織構造

副甲状腺は薄い線維性の
- 被膜

に包まれ，それに続く中隔が内部を
- 小葉

に分けています．

副甲状腺の大部分は
- 副甲状腺ホルモン
  （PTH：parathyroid hormone）

を分泌する主細胞に占められています（胃などにある主細胞とは別の細胞）．ほかに，酸好性細胞とよばれる細胞が存在しますが，その機能は不明です．

副甲状腺にも多数の毛細血管が入りこんでいます．

3. 甲状腺・副甲状腺

30 甲状腺と副甲状腺の組織構造

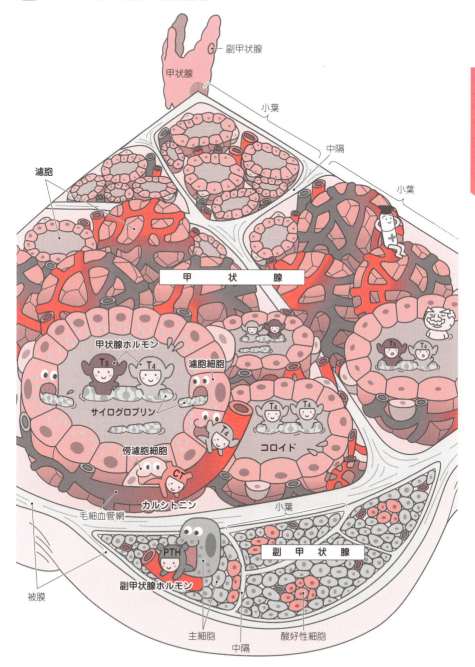

甲状腺ホルモンの合成
▶ 濾胞を利用してヨウ素を結合させる

甲状腺ホルモンの合成について勉強する前に、まずその構造を知っておきましょう。

甲状腺ホルモンの構造
甲状腺ホルモンは
- アミノ酸誘導体ホルモン

に分類されます。具体的には
- チロシン

というアミノ酸が原料となりますが、そこに
- ヨウ素（ヨード：I）

が付加されているのが特徴です。
甲状腺ホルモンには2種類の形態があります。
- トリヨードサイロニン（T_3）
- サイロキシン（T_4）

とよばれ、分子内にそれぞれ3つ、4つのヨウ素原子をもちます。

甲状腺ホルモンの合成と分泌は、濾胞細胞から濾胞腔へとホルモンの材料を輸送し、そこでホルモンの合成と貯蔵を行い、再び濾胞細胞へと取りこんで血中に分泌するという複雑な動きをします。

サイログロブリン
濾胞細胞は
- サイログロブリン

とよばれる糖蛋白を合成します。合成では、核にあるDNAを設計図としてアミノ酸を多数結合し、その後で糖が付加されます。このアミノ酸には、チロシンも含まれています。下垂体前葉から分泌されるTSH〈34〉はサイログロブリンの合成を促進します。
　合成されたサイログロブリンは、エクソサイトーシス（開口分泌）によって濾胞腔へと移動します。

ヨウ素の取りこみと付加
濾胞細胞は、血中から細胞内へと
- ヨウ素イオン（I^-）

を取りこみ（ナトリウムポンプ〈10〉と共役したヨード輸送体による二次能動輸送）。これは濾胞細胞からコロイドへと拡散していきます。TSHはこの取りこみも促進します。
　濾胞細胞のコロイド面には
- 甲状腺ペルオキシダーゼ
    （TPO：thyroid peroxidase）

という酵素があって、これがI^-をI_2に変化させます。
　このI_2は、サイログロブリン上のチロシン残基をヨウ素化することができます。
- モノヨードチロシン
    （MIT：monoiodotyrosine）
- ジヨードチロシン
    （DIT：diiodotyrosine）

は、それぞれヨウ素が1つ、2つ結合したチロシン残基です。

カップリング
MITやDITは、お互いに結合して甲状腺ホルモン（T_3およびT_4）となります。つまり
- DITとMITが結合するとT_3
- DIT同士が結合するとT_4

ができます（縮合またはカップリングという）。

このT$_3$やT$_4$は、まだコロイド内でサイログロブリンに結合した状態であり、次のページで説明する分泌を待っている、貯蔵状態といえます。

31 甲状腺ホルモンの合成

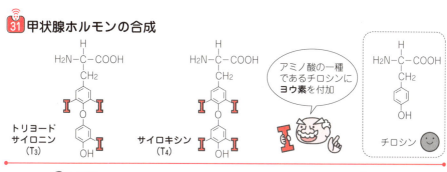
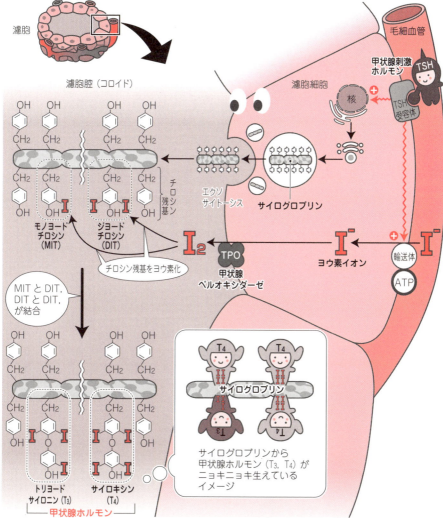

甲状腺ホルモンの分泌
▶ 濾胞から濾胞細胞へと戻って血中に

前ページでは，甲状腺ホルモン（T_3, T_4）を合成して濾胞腔に貯蔵するところまでを説明しました．このページでは，濾胞細胞から血中への分泌を見ていきます．

サイログロブリンの再取りこみ
コロイド内にある，甲状腺ホルモンが結合した
- サイログロブリン

は，エンドサイトーシス（飲食作用）によって濾胞細胞内に取りこまれ，小滴を形成します．下垂体前葉から分泌されるTSH〔34〕はこの取りこみを促進します．

この小滴に，蛋白分解酵素を含むリソソームが融合して，サイログロブリンが分解されるとともにT_3やT_4が遊離します（このときに生じるMITやDITはヨウ素とチロシンとに分解されて再利用され，ほかのアミノ酸も再利用される）．

甲状腺ホルモンの分泌
T_3やT_4は
- 脂溶性のホルモン

であるため，細胞膜を自由に通過して濾胞細胞から血中に出ます（特定の輸送体を通るのが主だという説もある）．

甲状腺ホルモンは脂溶性であるので，血中には専用の輸送蛋白が存在します．

甲状腺ホルモンの運搬
T_3やT_4は血中に出るとすぐに，大部分が
- サイロキシン結合グロブリン

などの輸送蛋白に結合します．

輸送蛋白に結合したホルモンはホルモン作用をもたず，血中に貯蔵されている状態といえます．標的細胞内に移動して作用を発揮したり，血中から除去されたりするのは，輸送蛋白に結合していないわずかな量の遊離型のホルモンです．

T_3とT_4はあわせて甲状腺ホルモンと総称されますが，この2つには少し違いがあります．

標的細胞内でのT_3，T_4
まず，甲状腺から分泌される甲状腺ホルモンの90%以上は
- T_4

です．一方で，甲状腺ホルモン受容体はT_3とT_4の両方に結合することが可能ではあるものの
- T_3の方がT_4より作用が強い

という性質があります．
ここで登場するのが
- T_4をT_3に変換する作用をもつ
- 5'-脱ヨウ素酵素

という酵素です．甲状腺ホルモン受容体をもつ標的細胞は，血中の遊離型のT_4を取りこんだのちにこの酵素によってT_3へと変換することで，ホルモン作用を効率的に受けることができるのです．

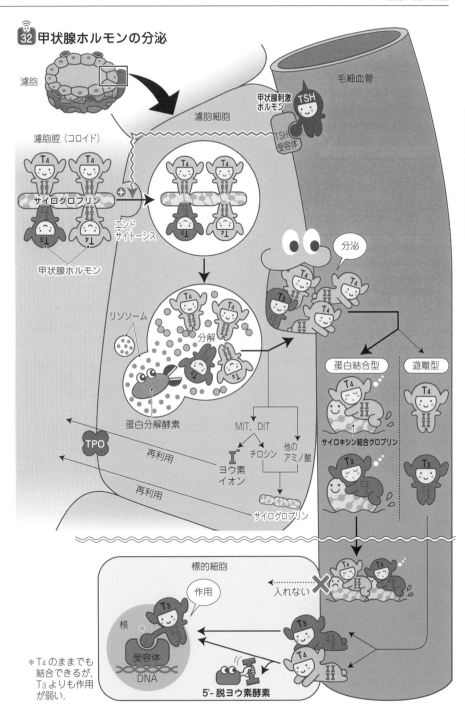

甲状腺ホルモンの作用
▶ 全身の代謝を亢進させるホルモン

甲状腺ホルモンは，全身にはたらきかけるホルモンです．まずはその受容体のはたらきについて見てみましょう．

甲状腺ホルモン受容体
甲状腺ホルモンは
- 脂溶性ホルモン

であり，細胞膜を通過して
- 細胞内受容体（核内受容体）である
- 甲状腺ホルモン受容体に結合

します．受容体とホルモンの複合体は，DNAに結合して転写を調節し，標的細胞の機能を調節します 🔍14．

甲状腺ホルモンは，全身の大部分の細胞を標的とします（逆に言えば，大部分の細胞が甲状腺受容体をもつということ）．その作用は多数あり，そのうち最も重要なのは代謝全体を高めることで，ほかにも様々な作用があります．

代謝亢進作用
甲状腺ホルモンのはたらきで最も大きなものは，全身の
- 基礎代謝率を上昇

させることです．これによって
- 酸素消費，エネルギー消費，熱産生がそれぞれ増大

します．これは，代謝に関わる酵素などが増加するためです．

循環器系への作用
循環器系に対しては，β受容体 ♡96 の感受性増強などにより
- 心拍出量や心拍数の増加
- 全身の血流量の増加

などの作用があります．

呼吸器系への作用
呼吸器系に対しては
- 呼吸数の増加

などの作用があり，これは全身の代謝の亢進に伴うものです．

栄養素利用への作用
栄養素に関しては
- 脂質や炭水化物の利用が促進

されます．肝臓がコレステロール，リン脂質，トリグリセリドを多く取りこむようになり
- 血中コレステロールは低値

となります．炭水化物については，消化管からの糖の吸収が増加して
- 血糖値が上昇

します．

また，代謝を行う酵素の量が増えるため，それらの酵素が必要とする
- ビタミンの必要量の増加

が起きます．

甲状腺ホルモンが増加すると
- 筋肉での蛋白分解の促進
- 体重減少

も起きます．

成長への作用
甲状腺ホルモンは
- 身体の正常な発達

に必須です．なかでも
- 脳神経系の成熟と骨格の形成

に対しては特に重要です．

甲状腺ホルモンは，成人でも中枢神経系の作用を活発にします．甲状腺機能亢進症 🔍132 では，神経過敏や不眠，多弁などの症状が出現します．

3. 甲状腺・副甲状腺

🔊33 甲状腺ホルモンの作用

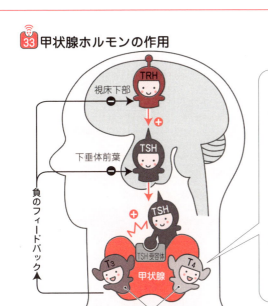

甲状腺ホルモンの分泌調節

甲状腺ホルモンは，3段階の分泌調節を受けています．
- 視床下部から分泌される TRH 🔊32 が
- 下垂体前葉にはたらきかけて
  TSH 🔊34 の血中への分泌を促進
します．甲状腺の濾胞細胞には
- TSH 受容体

があって，血中を流れてきた TSH が結合することによって
- 甲状腺ホルモンの合成と分泌が促進

されます（バセドウ病 🔊130 では TSH 受容体に結合する異常な抗体が産生され，甲状腺機能が亢進する）．
　分泌された甲状腺ホルモンには，TRH や TSH の分泌を抑制する，負のフィードバック制御 🔊20 が存在します．

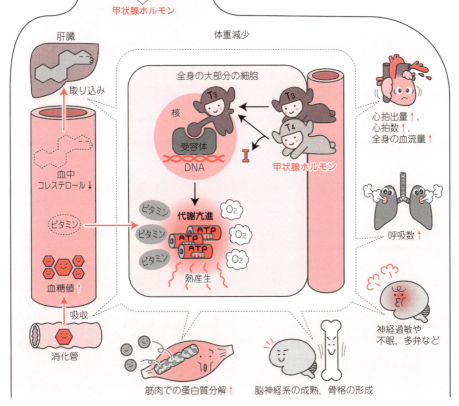

Visualizing Human Body ｜ MEDIC MEDIA

副甲状腺ホルモンの作用
▶ 骨・腎臓・小腸に作用する

副甲状腺ホルモン(PTH : parathyroid hormone)は，カルシウム(Ca)とリン(P)の血中濃度の維持を行うペプチドホルモン〈10〉です．

副甲状腺ホルモンの分泌調節
副甲状腺の主細胞〈50〉では
- 血中Ca濃度が低いときには PTHの分泌が促進され
- 血中Ca濃度が高いときには PTHの分泌が抑制され

ます．これはフィードバック機構〈20〉の一種といえます．

PTHは，直接骨と腎臓に作用し，間接的に消化管に作用します．

骨に対する作用
PTHは
- 骨吸収〈188〉を促進

します．これは，PTHが骨を破壊・吸収する
- 破骨細胞

を活性化するためです．骨の主な成分はハイドロキシアパタイト($Ca_{10}(PO_4)_6(OH)_2$)という物質であり，これが血中へと溶解していくため
- 血中Ca，P濃度上昇

が起きます．

腎臓に対する作用
PTHは
- 腎臓でのCa再吸収を促進〈78〉

します(再吸収とは，尿中に失われようとする物質を体内に取り戻すこと)．この結果
- 血中Ca濃度は上昇

します．また，PTHは
- 腎臓でのPの再吸収を抑制

するため
- 血中P濃度は低下

します．

ビタミンDの活性化
もう1つの腎における作用は
- 活性型ビタミンDの産生促進

で，これは次に述べる小腸への作用と関わります．

ビタミンDの代謝
ビタミンDは，小腸から吸収されたり皮膚で生じたりした不活性型のものが
- 肝臓で代謝されたのちに
- 腎臓でさらに代謝を受けて

活性型となります．PTHはこの腎臓での代謝を促進します．

不活性型　　活性型

小腸に対する作用
活性型ビタミンDは
- 小腸からのCa，P吸収を促進し

ます．この結果として
- 血中Ca，P濃度が上昇

します．これらは骨の材料であるため，活性型ビタミンDは正常な骨形成にも必須です〈188〉．

PTHの作用は，結局のところどのようにまとめられるのでしょうか．

副甲状腺ホルモンの全体的効果
これまで述べたような作用を総合すると，PTHは
- 血中Ca濃度を上昇させる

ホルモンであるといえます(Pに関しては上昇と低下という相反する作用があるが，腎での排泄促進の影響が大きく，血中P濃度は低下する)．

カルシトニン
甲状腺の傍濾胞細胞〈50〉から分泌される
- カルシトニン

というホルモンは
- 骨吸収を抑制して
- 血中Ca濃度を低下させる

作用があります．カルシトニンは，ヒトのCa代謝における役割はPTHよりもはるかに小さいです．

34 副甲状腺ホルモンの作用

＊血中では，リン (P) はリン酸イオン (HPO_4^{2-}) の形で存在している．

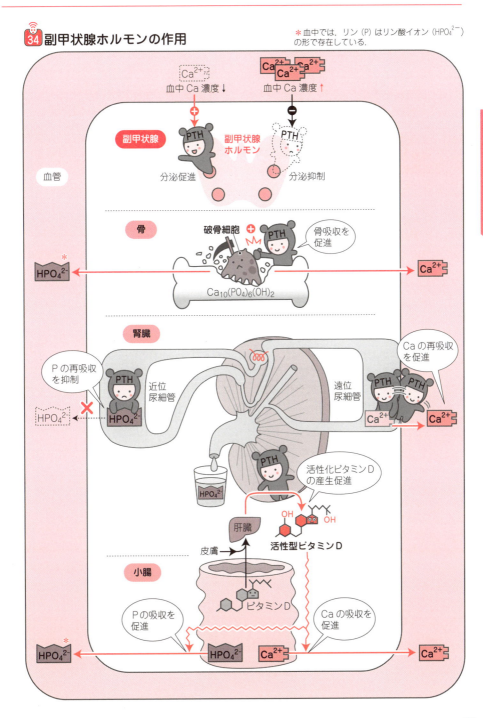

国試を読み解こう！
▶ 甲状腺・副甲状腺に関する問題

> **はり師きゅう師国試 8-25**
> 甲状腺について**誤っている**記述はどれか.
> 1. 後面は上皮小体が付着する.
> 2. 甲状軟骨に包まれている.
> 3. 濾胞構造が発達している.
> 4. サイロキシンを分泌する.

○1. 上皮小体つまり副甲状腺は，甲状腺の裏側に隠れるようにして存在します．
×2. 甲状軟骨のやや下方 (尾側) に甲状腺があります．
○3. 甲状腺の組織を顕微鏡で拡大してみると，内部はたくさんの濾胞に埋め尽くされています．この中に甲状腺ホルモンが入っています．
○4. 濾胞の中でトリヨードサイロニン(T_3)やサイロキシン(T_4)がつくられ，血管内へ分泌されています．

以上より正解は 2 です．

> **臨床検査技師国試 56A42**
> 甲状腺から分泌されるホルモンはどれか．2つ選べ．
> 1. グルカゴン
> 2. ガストリン
> 3. サイロキシン
> 4. カルシトニン
> 5. オキシトシン

前問でも問われていましたが，濾胞細胞からはトリヨードサイロニン(T_3)とサイロキシン(T_4)が分泌されています．そして，傍濾胞細胞からはカルシトニンが分泌されています．なお，オキシトシンは下垂体後葉から分泌されています．また，グルカゴンは主に膵臓から，ガストリンは胃から，それぞれ分泌されています．

以上より正解は 3 と 4 です．

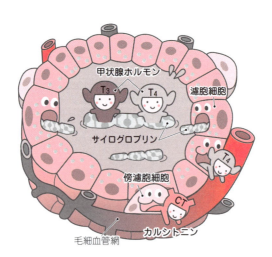

3. 甲状腺・副甲状腺

> **柔道整復師国試 23午前73（改題）**
> 甲状腺ホルモンの生理作用はどれか．
> 1．血糖低下
> 2．酸素消費抑制
> 3．利尿促進
> 4．熱量産生増大

×1．甲状腺ホルモンは全身の細胞にはたらきかけて基礎代謝率を上昇させ，酸素消費やエネルギー消費，熱産生が増大します．このエネルギー源として消化管から糖の吸収を増加させるので，血糖値も上昇します．

×2．上記の通り，基礎代謝率が増加し酸素消費も増加します．

×3．循環器系に対して，心拍出量や心拍数は増加しますが，利尿に対する作用は必ずしも明らかではありません．

○4．上記の通り，熱産生が増大します．

以上より正解は4です．

> **あん摩マッサージ指圧師国試 21-43（改題）**
> 血中のカルシウム濃度を上昇させるホルモンはどれか．
> 1．アルドステロン
> 2．カルシトニン
> 3．バソプレッシン
> 4．副甲状腺ホルモン(PTH)

×1．ナトリウムの再吸収に関わり，水分の再吸収と血圧上昇を起こすホルモンです．カルシウムへの作用はありません．

×2．カルシトニンは破骨細胞に作用して骨吸収を抑制し，カルシウムを骨に沈着させるなどの作用をもち，血中カルシウム濃度を低下させます．

×3．バソプレッシンは腎臓での水の再吸収を促進することで，特に脱水などの際に循環血液量を保つはたらきがありますが，カルシウムとの直接の関係はありません．

○4．副甲状腺ホルモンはパラトルモンともよばれ，骨吸収や腎臓でのカルシウム再吸収を促進することで血液中のカルシウム濃度を上昇させる役割があります．

以上より正解は4です．

4. 副腎

INTRO

　副腎は，腹部にある左右一対の内分泌臓器であり，生命維持に欠かせない機能を担っています．まず，副腎の位置と肉眼的，顕微鏡的な解剖をしっかりと理解して，そのあとで分泌するホルモンの合成や役割，分泌調節などについて勉強していきましょう．

　副腎の内部は表層の**皮質**と深層の**髄質**に分かれていて，発生の由来や分泌するホルモンが全く違います．皮質は**3層**構造で各層が特有の**ステロイドホルモン**を分泌し，髄質は**カテコールアミン**と総称されるホルモンを分泌します．

　ステロイドホルモンは，コレステロールを材料として副腎皮質や性腺などで合成，分泌される一群の**脂溶性**（疎水性）ホルモンです．ステロイドホルモンは大きく，**1 鉱質コルチコイド**，**2 糖質コルチコイド**，**3 性ホルモン**の3つに分類されます．

　鉱質コルチコイド（主なものは**アルドステロン**）は，**レニン-アンジオテンシン-アルドステロン系**（RAA系）による独自の調節を受けて副腎皮質から分泌され，体液中の**電解質**を調節します．糖質コルチコイド（主なものは**コルチゾール**）は視床下部-下垂体系に属し，副腎皮質から分泌され，心身への**ストレス**に抗する作用をもち，また**代謝**の調節も行います．性ホルモンの大部分は性腺から分泌されますが，副腎皮質からも**副腎アンドロゲン**が分泌され，**男性化**作用を示します（性腺からの性ホルモンの分泌や作用の全貌については，次章で説明します）．

　一方，髄質から分泌されるカテコールアミンは，**交感神経系**と密接に関わるホルモンです．交感神経系が興奮すると副腎髄質から分泌される，**アドレナリン**や**ノルアドレナリン**というカテコールアミンは，交感神経系と同じように**血圧**上昇，**血糖値**上昇，**代謝**亢進などの作用をもちます．

コルチコイドはコルチコステロイドと同義で，'皮質（cortex）から分泌されるステロイド'という意味です．

副腎の全体像
▶皮質と髄質の機能を対比してみよう

35 副腎の全体像

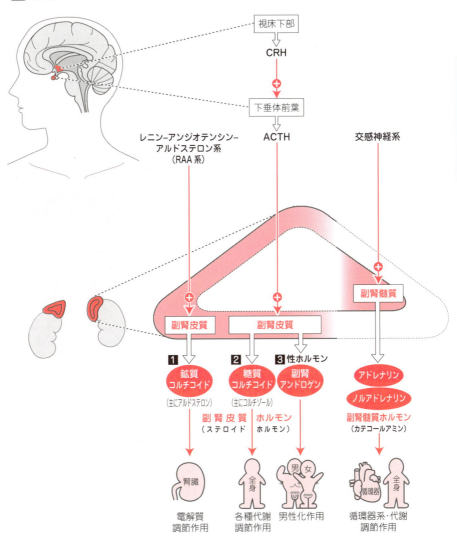

副腎皮質刺激ホルモン放出ホルモン（CRH：corticotropin-releasing hormone）
副腎皮質刺激ホルモン（ACTH：adrenocorticotropic hormone）

イメカラ内分泌

副腎の解剖
▶ 腎臓との位置関係を把握しよう

　副腎は，最も背側寄りに位置する腹部臓器の一つです．腹部臓器は，腹膜という膜との位置関係によって腹膜内器官と後腹膜器官に分類されます〉6〉．副腎は後腹膜器官に属します．

　副腎は，その名の通り腎臓のそばにありますが，直接の機能的関係はありません．腎臓に比べるとずいぶんと小さく見えますが，内分泌臓器としては比較的大きいです．一つひとつの重量は約6g，高さは約5cmで幅は約3cmです．

副腎の位置・形状・内部構造
　副腎は，上腹部の背側寄りの
- T11（第11胸椎）から
- L1（第1腰椎）の間

の高さにあって
- 腎の上端の上，脊椎の側方

に位置する臓器です．
　右の副腎は少し縦に長く三角錐状になっていて，左の副腎は腎臓表面に沿ってカーブするような半月状になっています（そのため，右副腎の上端は左副腎の上端よりも高い位置にある）．

　副腎と腎臓は合わせて
- 脂肪被膜

という脂肪組織に包まれ，さらに外側を
- 腎筋膜（ジェロタ筋膜）

という線維性の膜に覆われます．腎臓と副腎の間にも少量の脂肪組織があり，両者は容易に剥離できます．

　副腎の断面を見ると，外表面から内部に向けて
- 薄い被膜
- 淡黄色の皮質
- 赤褐色の髄質

の3層が区別できます（さらに詳細な内部構造については〉68〉）．皮質は副腎の体積の約80%を占め，初めから内分泌組織として発生します．髄質は，発生の途中で神経由来の細胞が皮質の中に潜りこみ，内分泌細胞へと変化したものです．

腹膜
腹膜は透明な漿膜（漿液を分泌する膜）で
- 腹壁〉4〉を内張りする壁側腹膜
- 胃や腸などの腹部内臓を覆う臓側腹膜
- 腹部内臓を腹壁や他の臓器とつなぐ間膜

に分けることができます．壁側腹膜と臓側腹膜はつながった1枚の膜であり，その間に包まれる閉じた空間を
- 腹膜腔〉6〉

といいます．
間膜は腹膜が2枚合わさったもので
- 小網，大網〉57〉，腸間膜

などがあります．

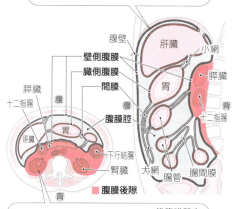

後腹膜器官
後腹膜器官とは
- 腹膜後隙（背側の壁側腹膜よりさらに後方の領域）

に存在する臓器のことです〉9〉．具体的には
- 腎臓，副腎，尿管
- 十二指腸の大部分，膵臓
- 上行・下行結腸

などが後腹膜器官です．

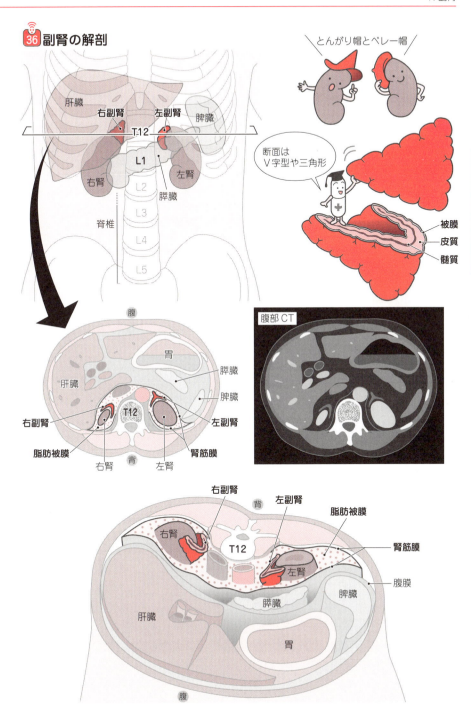

副腎の血管
▶ 動脈は左右対称，静脈は左右で違う

副腎は，その盛んな内分泌活動のために，甲状腺〈➡48〉と並んで重量あたりの血流が最も多い臓器の一つです．

腎臓が1対の太い腎動脈〈➡24〉から血流を受けるのと対照的に，腎臓よりもはるかに小さい副腎には，左右それぞれに上，中，下の副腎動脈があります．副腎の動脈は基本的に左右対称なので，ここでも名称に左右を付けずに説明します．

副腎の動脈
心臓（左心室）から出て腹部以下に動脈血を送るのは
- ①腹部大動脈

の役割です．副腎の動脈血も，全て腹部大動脈に由来します．

副腎へ向かう最も頭側の動脈は，横隔膜直下で腹部大動脈から分岐して横隔膜下面に沿って走行する，左右1対の
- ②下横隔動脈

から分岐する
- ③上副腎動脈

です．
次に出るのは
- ④腹腔動脈と⑤上腸間膜動脈の間

で腹部大動脈から直接分岐する
- ⑥中副腎動脈

です．
最も尾側から出るのは
- ⑦腎動脈

から上向きに分岐する
- ⑧下副腎動脈

です．

動脈とは違って，副腎からの静脈は左右1対しかなく，さらに左右で走行が違っています．

副腎の静脈
副腎を通った血液は
- 副腎静脈

に集まって左右それぞれの副腎から出てきます．そのあと
- 非常に短い⑨右副腎静脈は
  直接⑩下大静脈に合流

するのに対して
- ⑪左副腎静脈は
- ⑫左腎静脈を経て⑩下大静脈へと

注ぐのが特徴です．また
- ⑪左副腎静脈は
- ⑬左下横隔静脈と交通がある

こともしばしばあります．最終的にこれらの静脈血は，腹部以下の静脈血を集める下大静脈を経て，心臓（右心房）へと戻っていきます．

副腎の血管の特徴
副腎の動脈は，実際には左右の3本がそれぞれ何本にも分岐して，副腎表面のあらゆる部位へと入っていきます．そして，被膜の中で網目状に広がり，被膜と垂直に皮質へと進入していきます．

一方，静脈の方は，髄質の中で太い中心静脈へと集まり，左右それぞれ1本の副腎静脈まで合流した状態で，副腎から出てきます．

このように，動脈と静脈が伴走していないことが，副腎の血管の特徴です．

動脈と静脈の間，副腎内部の循環については，次の見開きで説明します．

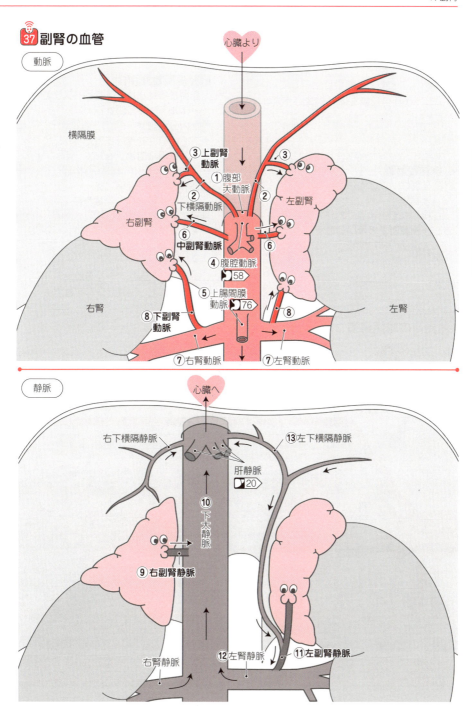

副腎の組織構造
▶ 皮質の3層構造がポイント

副腎の切断面を拡大して観察してみましょう．表面の被膜を除く副腎の実質は，皮質と髄質の2つの部分に分けることができます．

皮質と髄質
副腎は，表面を薄い線維性の
- 被膜

に覆われています．内部の実質は
- 被膜直下の厚い副腎皮質 と
- 深部の副腎髄質

とに区別できます．

副腎皮質は，さらに3つの層に分かれています．

副腎皮質の3層構造
副腎皮質を構成するのは，ステロイドホルモンを分泌する
- 内分泌細胞

と，その周囲を走行する
- 洞様毛細血管（内腔が広く，周囲との物質交換が盛んな毛細血管 ♡45）

からなる毛細血管網です．
副腎皮質は，内分泌細胞の配列の様子によって表層から深部へと
- 球状層
- 束状層
- 網状層

の3層に分けられ，それぞれ主に分泌するホルモンが異なります 70．

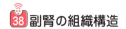副腎の組織構造

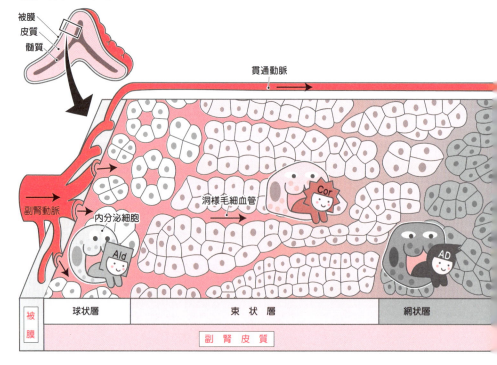

4. 副腎

深部の髄質は，皮質と違って層構造になっていません．

> **副腎髄質の構造**
>
> 副腎髄質が分泌するホルモンは，皮質とは異なります🔍80＞．髄質は，主な内分泌細胞が
> - **クロム親和性細胞**（重クロム酸カリウムで固定すると黄褐色に染まる細胞）
>
> であるという特徴があり，クロム親和性細胞の周囲には皮質と同じく
> - **洞様毛細血管**
>
> が存在します．
> クロム親和性細胞には，脊髄から出る
> - **交感神経**
>
> の終末が接続されています．

副腎に入ってきた豊富な血液は，ここで述べた組織の中でどのような流れ方をするのでしょうか．

> **副腎の微小循環**
>
> 副腎内部の血流は
> - **表層から深部向き**
>
> です．
>
> 副腎に入る多数の動脈は，被膜内で血管網をつくります．そのあと，皮質の毛細血管網となり，内分泌細胞に酸素や栄養素を与えて産生ホルモンを受け取ったあと，静脈血として髄質に入っていきます．
> 一方で，すぐに毛細血管とならず
> - **貫通動脈**
>
> を形成して皮質を通過し，髄質の毛細血管網へと直接注ぐものもあります．つまり髄質は，皮質の毛細血管網を通ったあとの静脈血と，貫通動脈からの動脈血の，両方を受けているわけです．
>
> 髄質の毛細血管からの静脈血は，髄質の中心部にある太い
> - **中心静脈**
>
> に集まり，最終的に副腎静脈を経て体循環に入って全身へとホルモンを送り届けます（副腎以外にもいろいろな'中心静脈'があります▶27＞）．

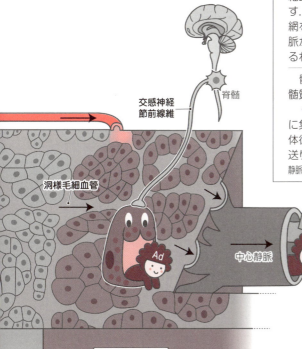

ステロイドホルモンの分類
▶ 構造はよく似ているが作用は様々

chat!

まず初めに，副腎皮質が主な分泌組織である2つのホルモンを紹介します．

ステロイドホルモンは，副腎皮質や性腺（精巣，卵巣）から分泌されるホルモンです．この章の後半と次の章でステロイドホルモンの作用などについて詳しく見ていく前に，その分類を整理しておきましょう（ステロイドホルモンについての大まかな説明は，[12]にもあります）．

ステロイドホルモンの定義

ステロイドホルモンとは
- **種々の変換酵素によって**
- **コレステロールから合成される**

ホルモンです．その分子内には，多数の炭素原子（C）が環をつくった
- **ステロール核**

という構造があって，そのために
- **脂溶性が高い**

です．

鉱質コルチコイド

鉱質コルチコイドは
- **副腎皮質の球状層**[68]**から分泌され**
- **腎臓に作用して体液中の電解質を調節**

します．代表的な鉱質コルチコイドは
- **アルドステロン**

という物質です．

  電解質

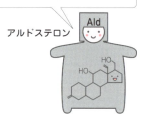

アルドステロン

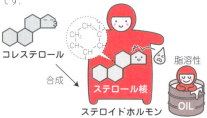

コレステロール　合成　ステロール核　ステロイドホルモン　脂溶性

ステロイドホルモンの分類

それぞれのステロイドホルモンは
- **鉱質コルチコイド**（電解質コルチコイド，ミネラルコルチコイド）
- **糖質コルチコイド**（グルココルチコイド）
- 男性ホルモン（**アンドロゲン**）
- 卵胞ホルモン（**エストロゲン**）
- 黄体ホルモン（**プロゲステロン**）

のいずれかのグループに属します．卵胞ホルモンと黄体ホルモンをあわせて女性ホルモンといい，女性ホルモンと男性ホルモンをあわせて性ホルモンといいます．

プロゲステロンは，正しくは黄体ホルモンというグループの別名ではなく黄体ホルモンに属する一つの物質の名称ですが，エストロゲンと対になるように用いられることが多いです．

糖質コルチコイド

糖質コルチコイドは
- **副腎皮質の束状層から分泌され**
- **ストレスに抗する**

ホルモンです．また
- **代謝を調節し血糖値を上昇させる**

作用ももちます．代表的な糖質コルチコイドは
- **コルチゾール**

という物質です．

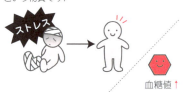

ストレス　血糖値↑

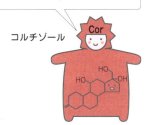

コルチゾール

ホルモン活性という考え方

鉱質コルチコイドと糖質コルチコイドに属するホルモンは，実は1つのホルモンがこの両方の作用をもち
- **複数のホルモン活性を併せもつ**

と表現されます．「アルドステロンは強い鉱質コルチコイド活性と弱い糖質コルチコイド活性を併せもつ」「コルチゾールは強い糖質コルチコイド活性と弱い鉱質コルチコイド活性を併せもつ」ということです．

これは，1つのホルモンが鉱質コルチコイド受容体にも糖質コルチコイド受容体にも結合できるためで，結合力が強いほどその活性も大きくなります．

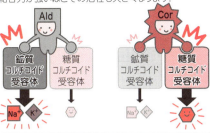

次に，性ホルモンである男性ホルモンと女性ホルモンを見ていきます．これらは主に性腺から，一部は副腎皮質から分泌されます．

男性ホルモン（アンドロゲン）

男性ホルモン（アンドロゲン）は
- **主に男性の精巣**
- **ほかに男女の副腎皮質の網状層**

から分泌されるホルモンで
- **胎生期の男性への分化**
- **思春期の身体の男性化**

などを行います．代表的なアンドロゲンは
- **テストステロン**

で，ほかにはデヒドロエピアンドロステロン（DHEA）やアンドロステンジオンがあります．

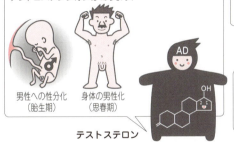

男性への性分化　身体の男性化
（胎生期）　　　（思春期）

テストステロン

女性ホルモンは，さらに卵胞ホルモンと黄体ホルモンの2つに分けられます．

卵胞ホルモン（エストロゲン）

卵胞ホルモン（エストロゲン）は
- **主に女性の卵巣から分泌される**

ホルモンです（一部は男女の脂肪組織などで，血中のアンドロゲンの変換によって合成される）．その主な作用は
- **思春期の身体の女性化**
- **思春期以降から成人期の女性の性周期**〈94〉**の形成**

です．代表的なエストロゲンは
- **エストラジオール**

で，ほかにはエストロンやエストリオールがあります．

身体の女性化　　女性の性周期の形成
（思春期）　　　（思春期～成人期女性）

エストラジオール

黄体ホルモン

黄体ホルモンは
- **女性の卵巣から分泌され**
- **思春期以降から成人期の女性の性周期の形成**

などに関わります．体内で合成される黄体ホルモンは
- **プロゲステロン**

という物質のみです．

 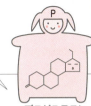

女性の性周期の形成
（思春期～成人期女性）

プロゲステロン

次のページからは各ホルモンについて具体的に説明し，最後にその合成過程を示します．また，性ホルモンについても同様に，〈90〉～〈96〉で見ていきます．

副腎皮質ホルモン1 〜鉱質コルチコイド〜
▶ 電解質の出入りを調節して血圧を保つ

副腎皮質の球状層〈68〉から分泌される主なステロイドホルモンは、鉱質コルチコイドと総称されるものです。鉱質コルチコイドは、ナトリウム(Na^+)とカリウム(K^+)という2種類のイオン（電解質）の血液への出入りを調節し、ひいては血圧を上昇させる作用をもちます。

> **鉱質コルチコイドとアルドステロン**
> 鉱質コルチコイドに分類されるホルモンのうち、最も重要なものは
> - アルドステロン
>
> という物質です。ここではアルドステロンを中心に話を進めます。

アルドステロンの作用
アルドステロンは主に腎臓に作用します。アルドステロンが細胞内受容体〈14〉に結合することによって
- 腎臓の集合管〈52〉での
- Na^+の再吸収を促進

するはたらきがあるため
- 血液中のNa^+総量が増加

します。ここで注意したいのは、血中Na^+濃度は上昇しないという点です。なぜなら、Na^+の再吸収によってつくられる浸透圧勾配によって
- 水も同時に再吸収され
- 循環血液量が増加する

ためです。循環血液量の増加は
- 血圧の上昇

をひき起こします（血中Na^+濃度は浸透圧とリンクしていて、その調整を行うのは主にAVP〈41〉の役割）。血圧の上昇が、アルドステロンの第一の作用です。

逆に、K^+については、集合管での
- K^+の排泄を促進し
- 血中K^+濃度を低下させる

はたらきがあります。また
- 水素イオン(H^+)の排泄を促進

して代謝性アルカローシス〈68〉をひき起こす作用もあります。

アルドステロンは視床下部-下垂体系の影響をほとんど受けず、独自の分泌調節システムをもっています。

> **アルドステロンの分泌調節**
> アルドステロンは
> - レニン-アンジオテンシン-アルドステロン系(RAA系)〈74〉
>
> という血圧調節システムに組みこまれています。まず
> ①血圧が低下すると
> - 腎臓が糸球体濾過量〈88〉の低下を感知して
>
> ②レニンを血中へと分泌
> します。レニンは、肝臓から血中へと分泌されている
> - アンジオテンシノゲンを
> - アンジオテンシンⅠに変換
>
> します。さらにこれが、肺から分泌されている
> - アンジオテンシン変換酵素
>   (ACE: angiotensin converting enzyme)
>
> によって
> - アンジオテンシンⅡへと変換
>
> されると、副腎皮質の球状層の細胞に存在する受容体に結合して
> ③アルドステロン分泌を促進
> し、血圧を上昇させます（アンジオテンシンⅡ自身も、血管収縮による昇圧作用をもつ）。
>
> 血圧が上昇すると、レニン分泌は減少し、結果的にアルドステロン分泌も減少します（負のフィードバック制御）。
>
> RAA系による調節のほか
> ④血中K^+濃度の上昇は
> ③アルドステロン分泌を促進し
> - 血中K^+濃度を低下
>
> させます。この調節は非常に鋭敏で、血中K^+濃度が厳密に調節されていることがうかがえます。

39 副腎皮質ホルモン1 〜鉱質コルチコイド〜

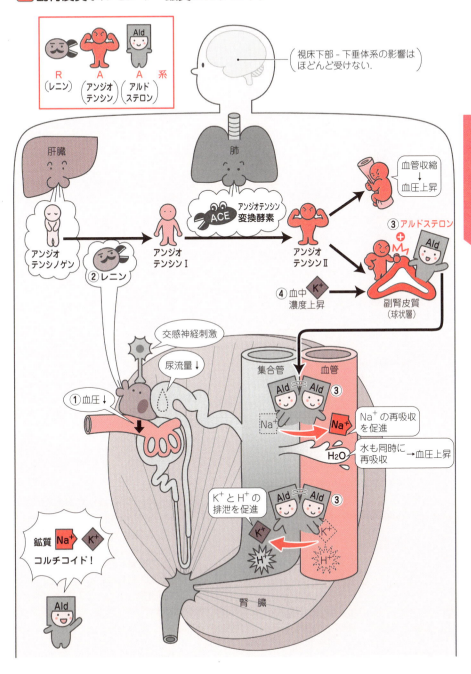

副腎皮質ホルモン2 ～糖質コルチコイド～
▶ ストレス・代謝・炎症に関わる

副腎皮質の束状層 <68> から分泌される主なステロイドホルモンは，糖質コルチコイドと総称されるものです．

糖質コルチコイドとコルチゾール

糖質コルチコイドに分類されるホルモンのうち，最も重要なものは
- コルチゾール

という物質です．ここではコルチゾールを中心に話を進めます．

コルチゾールの最も重要な作用はストレスに抗することですが，まず先に，'糖質'という名前の由来である，栄養と代謝に対する作用を見てみましょう．

コルチゾールの栄養・代謝調節作用

コルチゾールは
- 肝臓での糖新生 <40> を促進

します．そのために，筋肉などでは
- 蛋白質分解を促進して
- 血中へのアミノ酸の放出を促進

して糖新生の材料とします．また，脂肪細胞では
- トリグリセリドの分解を促進し
- グリセリンと遊離脂肪酸の血中への放出を促進

します．グリセリンはアミノ酸と同様に肝臓で糖新生の材料となり，遊離脂肪酸はグルコースに代わるエネルギー源となります．

これらの結果として
- 血糖値の上昇

が起こります．

一方で，血糖値の上昇はインスリン分泌を促すため，一部の脂肪組織ではインスリンの同化作用 <170> によって逆に正常以上の脂肪（トリグリセリド）蓄積が起きます（中心性肥満 <144>）．

コルチゾールの抗ストレス作用とは，どのようなものでしょうか．

コルチゾールの抗ストレス作用

人体へのストレス（けがや手術，感染といった肉体的なものから精神的なものまで）が
- 下垂体前葉からのACTH分泌を増加させることで
- 血中コルチゾール濃度を上昇

させること，ならびに副腎不全 <146> などでコルチゾールが分泌されないとストレスに対処できずに死に至ること，コルチゾールの補充でこれを防げることから，コルチゾールは
- ストレスに抗するために必須

のホルモンであることが明らかです．

しかし，ストレスに抗する具体的なしくみについては未解明です．

また，薬理学的に重要な作用として，抗炎症作用があります．

炎症とは

炎症とは
- 損傷された組織に対する免疫系による修復反応

です．急性炎症が順調に終息すれば組織は回復しますが，慢性炎症となると逆に炎症自体が組織を傷害してしまう場合もあります．

糖質コルチコイドの抗炎症作用

糖質コルチコイドを，体内で分泌できる量（生理量という）を大きく超える量（薬理量という）投与すると
- 炎症の進展を抑制し
- その沈静化を早める

ことが知られていて，これを抗炎症作用といいます．

40 副腎皮質ホルモン2〜糖質コルチコイド〜

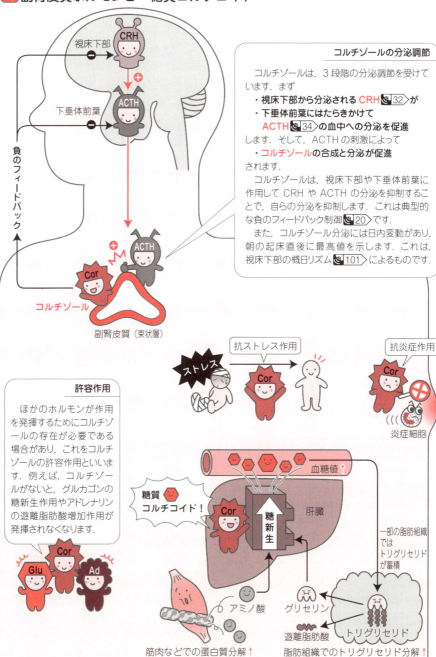

副腎皮質ホルモン3 〜副腎アンドロゲン〜
▶ 異性の性ホルモンについて知ろう

　副腎皮質の網状層〈📖68〉から分泌されるステロイドホルモンは，性ホルモンであるアンドロゲンに属します．性ホルモンは主に性腺(男性の精巣，女性の卵巣)から分泌されるホルモンであり，その詳細については次の性腺の章で説明しますが，ここでは副腎を中心に性腺以外から分泌される性ホルモンについてまとめます．

精巣外からのアンドロゲン
　アンドロゲンは，男性ホルモンという別名から，男性に特有のホルモンという印象があります．しかし，それより少量ではあるものの，男女とも副腎からアンドロゲンが分泌されていて，これを
- **副腎アンドロゲン**

といいます．

　副腎アンドロゲンは，性腺からのアンドロゲン分泌がない女性において，より大きな意味をもちます．

女性における副腎アンドロゲン
　生殖年齢の女性の体内では，卵巣から分泌されるエストロゲン(卵胞ホルモン)が主要な性ホルモンであり，アンドロゲンは副腎から分泌されるのみです．副腎アンドロゲンは少量ですが
- **性毛**(恥毛，脇毛)**の発育**
- **筋肉**や**骨格**の発達

などの男性化作用をもちます．

　エストロゲンもまた，性腺以外からの分泌があります．

卵巣外からのエストロゲン
　エストロゲンは，末梢の脂肪組織などで血中のアンドロゲンを材料として合成，分泌することもできます．よって，卵巣をもたない男性や，卵巣からのエストロゲン分泌がなくなる閉経後の女性でも，血中には少量のエストロゲンが存在します(男性では精巣からの，閉経後女性では副腎からのアンドロゲンが材料となる)．

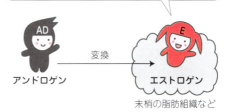

アンドロゲン　変換　エストロゲン
末梢の脂肪組織など

4. 副腎

📶41 副腎皮質ホルモン3〜副腎アンドロゲン〜

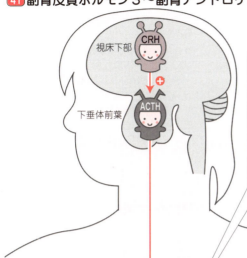

副腎アンドロゲンの分泌調節

副腎アンドロゲンは、2段階の分泌調節を受けています。まず
- 視床下部から分泌される CRH📞32 が
- 下垂体前葉にはたらきかけて ACTH📞34 の血中への分泌を促進

します。これによって
- 副腎アンドロゲンの分泌が促進

されます。ただし、CRH や ACTH への負のフィードバックは糖質コルチコイド📞74 の役割であり、副腎アンドロゲンにはその作用はありません。

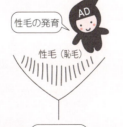

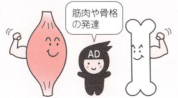

男性における副腎アンドロゲン

男性においては、精巣からのより強力なアンドロゲンが多いため、副腎アンドロゲンは男性化作用のごく一部を担うのみです。

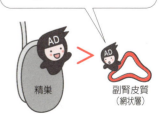

副腎でのステロイド合成過程 *advanced!*
▶ 酵素の有無でできるホルモンが変わる

　副腎皮質で合成，分泌されるホルモンは，ステロイドホルモン〚12〛に属します．少し複雑ではありますが，ステロイドの合成過程の大まかな流れを知っておくことで，副腎の機能やその異常についての理解がさらに深まることは間違いありません．

> ステロイドホルモンは性腺でも合成されます．両者を比較してみるのも勉強になるでしょう〚96〛．

コレステロールからステロイドへ
　副腎皮質の内分泌細胞は，血中のLDL〚175〛を取りこんで解体することによって
- コレステロールエステル

を得て，コレステロールエステル加水分解酵素の作用によって
- コレステロール

へと分解します．この過程は，束状層と網状層においては
- ACTH〚34〛

によって促進されます．

　コレステロールは27個の炭素原子(C)をもつ分子であり，側鎖切断酵素の作用によってCが21個の
- プレグネノロン

に変換されます．この過程は，球状層においては
- アンジオテンシンⅡ〚72〛

によって，束状層と網状層においては
- ACTH

によって，促進されます．

　ここまでは，全ての層で行われる共通の反応であり，プレグネノロンが全てのステロイドホルモンの出発点です．

球状層でのステロイド合成過程
　球状層では，鉱質コルチコイド〚72〛が合成されます．球状層には17α-水酸化酵素がないため，プレグネノロンは21-水酸化酵素，11β-水酸化酵素，および球状層に特有のアルドステロン合成酵素の作用によって
- アルドステロン

に変換されます．
- アンジオテンシンⅡ

にはアルドステロン合成酵素を活性化する作用もあります．

束状層でのステロイド合成過程
　束状層では，主に糖質コルチコイド〚74〛が合成されます．束状層は17α-水酸化酵素をもち，また高い3β-HSD(3β-ヒドロキシステロイドデヒドロゲナーゼ)活性があるため，プレグネノロンを17α-ヒドロキシプロゲステロンに変換できます．さらに，21-水酸化酵素と11β-水酸化酵素の作用によって
- コルチゾール

が合成されます(量は少ないものの，コルチコステロンや副腎アンドロゲンも合成される)．

網状層でのステロイド合成過程
　網状層では，主に副腎アンドロゲン〚76〛が合成されます．網状層には17α-水酸化酵素が存在し，17,20-リアーゼ活性が高いため，17位と20位の結合が切断されてCを19個もつ
- デヒドロエピアンドロステロン(DHEA)

やアンドロステンジオンが合成されます．これらの副腎アンドロゲンは末梢組織において，より強いアンドロゲンであるテストステロンに変換されたり，エストロゲンの材料となったりします．

4. 副腎

42 副腎でのステロイド合成過程

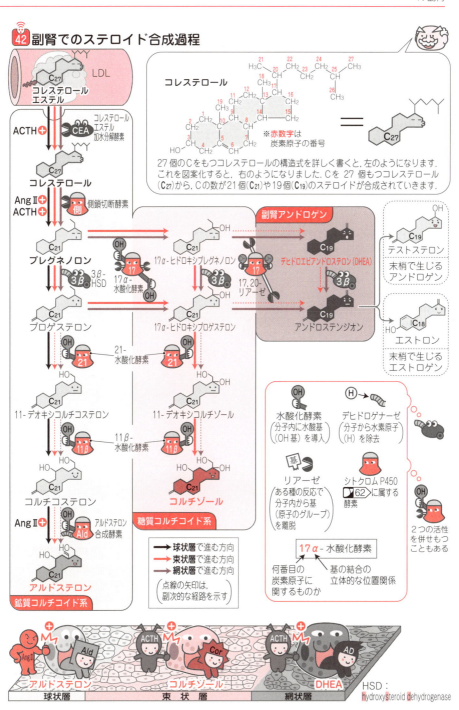

副腎髄質ホルモンと交感神経
▶ 内分泌系と神経系の類似に注目

副腎髄質は，自律神経系の一方である交感神経系と深く関連します (交感神経系については右ページ上の吹き出しを参照).

> アドレナリンは1900年に高峰譲吉によって発見，命名されました．わが国やヨーロッパではこの名称が用いられていますが，アメリカではエピネフリンとよばれています．

副腎髄質と交感神経のつながり
副腎髄質には
- 交感神経の節前線維

がニューロンを乗り換えることなく直接接続されています．つまり
- クロム親和性細胞 ⑨69 >は
- 節後線維が内分泌細胞に変化

したものと考えられ，実際に発生の過程で神経細胞が遊走してきて軸索を失ったものです．

副腎髄質から分泌されるアドレナリンと交感神経の終末から分泌されるノルアドレナリンには，重複する作用が多くあります．カテコールアミンの作用を見てみましょう (ドパミンは体外から相当量投与されないとこのような作用をもたない).

副腎髄質は内分泌系に属していてホルモンを分泌し，交感神経系は神経伝達物質を分泌するという違いがあります．しかしこのホルモンと神経伝達物質は同じカテコールアミンというグループに属していて，全く同じ物質もあります．

カテコールアミン
交感神経系から分泌される神経伝達物質は
- アミノ酸の一種であるチロシン

からドーパ，ドパミンを経る代謝によって合成される
- ノルアドレナリン(NAd：noradrenaline)

という物質です．
また，主要な副腎髄質ホルモンは，ノルアドレナリンをさらに代謝することで得られる
- アドレナリン(Ad：adrenaline)

という物質です (比較的少ないがノルアドレナリンも分泌される).

ドパミン，ノルアドレナリン，アドレナリンは
- カテコールアミン

と総称されます．

カテコールアミンの作用
循環器系に対する作用は
- 心収縮力 (心臓が血液を送り出す力) の増強
- 血圧 (血管内部の圧力) の上昇

です．ただし，アドレナリンは骨格筋や内臓の毛細血管を拡張させるので，心拍数 (1分間に心臓が血液を送り出す回数) や心拍出量 (1分間に心臓が送り出す血液の量) は増大させますが血圧上昇は軽度です．また，ノルアドレナリンは血管収縮作用が強いため血圧が大幅に上昇し，反射性徐脈 (心拍数の低下) が起こるとともに心拍出量は減少します．

代謝に対する作用は，程度の差はあるもののアドレナリンとノルアドレナリンで共通です．
- 膵臓でのインスリン分泌の抑制

とカテコールアミンの直接作用により
- 肝臓でのグリコーゲン分解促進
- 血糖値の上昇
- 脂肪組織からの放出促進による血中遊離脂肪酸の増加

が起きます．これらによって
- 代謝率と熱産生は増大

します．

そのほかに，主にアドレナリンの作用として挙げられるものに
- 気管支拡張作用

があります．

4. 副腎

43 副腎髄質ホルモンと交感神経

交感神経系

神経系のうち，主に意識にのぼらない内臓機能の調節を行うものを，自律神経系といいます．自律神経系には

- **交感神経系**と**副交感神経系**

があって，バランスをとっています．

交感神経は，脊髄から標的の内臓に至る，神経細胞の軸索（神経線維）の束です．それぞれの神経線維は1つの神経細胞のものではなく

- **交感神経節**

という構造を境に2つの神経細胞で構成され

- 脊髄～交感神経節は**節前線維**
- 交感神経節～内臓は**節後線維**

とよばれます．節前線維の終末は神経伝達物質であるアセチルコリンを放出することで，信号を節後線維へと伝えます（「シナプスを形成してニューロンを乗り換える」という）．節後線維は，その終末から接続された細胞に向けてノルアドレナリン（NAd）を分泌します．NAdの作用は，下のイラストに描いたように，副腎髄質ホルモンの作用と共通しています．

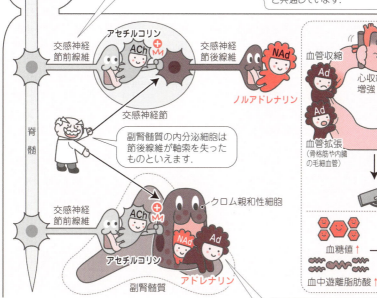

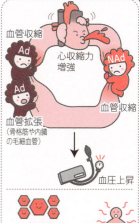

副腎髄質ホルモンの分泌調節

ストレス，低血圧，低血糖などにより

- **交感神経系**の興奮

が起こると

- 節前線維の神経終末から
- **アセチルコリン**（**ACh**：**acetylcholine**）

という神経伝達物質が分泌されます．アセチルコリンは，交感神経では節後線維へと信号を伝達しますが，副腎では

- クロム親和性細胞を刺激して
- 血中へと**カテコールアミン**を分泌

させます．

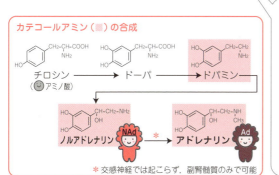

＊交感神経では起こらず，副腎髄質のみで可能

国試を読み解こう！
▶ 副腎に関する問題

柔道整復師国試 22午前50
副腎で正しいのはどれか．
1．腎門部に位置する．
2．断面は円形を呈する．
3．皮質は3層に分けられる．
4．髄質からステロイドホルモンが分泌される．

×1．副腎は腎の上端の上，脊椎の側方に位置します．
×2．断面はV字型もしくは三角形をしていて，円ではありません．
○3．皮質は内分泌細胞の配列の様子によって，表層から深部へ向かって球状層，束状層，網状層の3層に分けられます．
×4．ステロイドホルモンは副腎皮質から分泌されます．
以上より正解は3です．

医学CBT (24)D12-2-2
体液量上昇で分泌されるのはどれか．
1．レニン
2．アルドステロン
3．Na利尿ペプチド
4．コルチコステロン
5．抗利尿ホルモン

体液量上昇に対しては，これを減少させるはたらきのあるホルモンが分泌されます．体液量の変化に関わるホルモンを復習しましょう．
×1．レニンは血圧の低下を感知してレニン-アンジオテンシン-アルドステロン系に働きかけ，アルドステロン分泌を促進することで体液量を増加させます．
×2．アルドステロンはナトリウムと水の再吸収を促進して，体液量を増加させるはたらきがあります．
○3．Na利尿ペプチドはナトリウムの排泄を促進(再吸収を抑制)して体液量を減少させるはたらきがあります．
×4．コルチコステロンはコレステロールからアルドステロンへの生成過程の中間生成物で，アルドステロン様作用をもちます．
×5．抗利尿ホルモン(バソプレシン)は水の再吸収を促進して，体液量を増加させるはたらきがあります．
以上より正解は3です．

4. 副腎

看護師国試 97P10
副腎髄質ホルモンの作用で正しいのはどれか．
1. 抗炎症作用がある．
2. 気管支を拡張する．
3. 血糖値を低下させる．
4. 血中カリウム値を低下させる．

×1．副腎髄質ホルモンとはカテコールアミンのことで，血圧上昇作用があります．抗炎症作用があるのは副腎皮質ホルモンです．
○2．主にアドレナリンの作用として気管支拡張作用があります．重症喘息発作などの際の治療薬として用いられます 📖168．
×3．膵臓でのインスリン分泌抑制とカテコールアミンの直接作用により，肝臓でのグリコーゲン分解が促進するため，血糖値は上昇します．
×4．血中カリウム値を下げる作用があるのは，副腎皮質ホルモンであるアルドステロンです．

以上より正解は2です．

救急救命士国試 32B13
アドレナリンの作用で正しいのはどれか．1つ選べ．
1. 徐脈
2. 血管収縮
3. 血圧低下
4. 気管支収縮
5. 心拍出量減少

×1．アドレナリンの作用の一つは心収縮力の増強です．心収縮力の増強とは，心拍数や心拍出量が増大することです．
○2．アドレナリンは皮膚や粘膜などの多くの血管を収縮させるはたらきがあります（骨格筋や内臓の血管は逆に拡張させる作用がある）．
×3．選択肢2の通り，血圧は軽度ですが上昇します．
×4．アドレナリンには気管支拡張作用があります．
×5．選択肢1の通り，心拍出量は増加します．

以上より正解は2です．

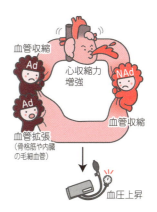

5. 性腺

INTRO

　人体の中で，男女の性差が最もよく表れる臓器が，**生殖器**です．生殖器のうち**配偶子**（次世代へと遺伝子を伝える特殊な細胞）の形成を担う器官を**性腺**といい，男性では**精子**をつくる**精巣**，女性では**卵子**をつくる**卵巣**です．性腺はその一方で，**アンドロゲン**や**エストロゲン**，**プロゲステロン**などの**ステロイドホルモン**を分泌する内分泌器官としての側面ももちます．

　性腺の内分泌機能は，胎児期からすでに発揮されています．精巣から分泌されるアンドロゲン（男性ホルモン）が，生殖器のほかの部分を男性のものへと**分化**させていきます（アンドロゲンがないと'自然に'女性へと分化していき，ここにエストロゲンは関与しない）．

　出生後，特に思春期以降は，性腺から分泌されるアンドロゲンとエストロゲン（卵胞ホルモン）が，生殖器の発達と身体の各部の**性差**をつくっていきます．ここには，甲状腺や副腎皮質と同様に，視床下部・下垂体前葉からの上位ホルモンが関与します．

　生殖年齢の女性においては，ホルモンのはたらきはさらにダイナミックです．上位ホルモンと卵巣自身が分泌するエストロゲン，プロゲステロン（黄体ホルモン）の規則的な変化によって，**月経**と**排卵**の周期が繰り返されているのです．

　では，性腺と，性腺が内分泌器官として分泌するホルモンの働きを見ていきましょう．

妊娠に至った場合のホルモン変化や胎盤の内分泌作用などについては，本書の領域を大きく超えるため，省略しました．

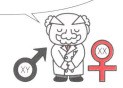

性腺の全体像
▶ 上位のホルモンは男女共通

44 性腺の全体像

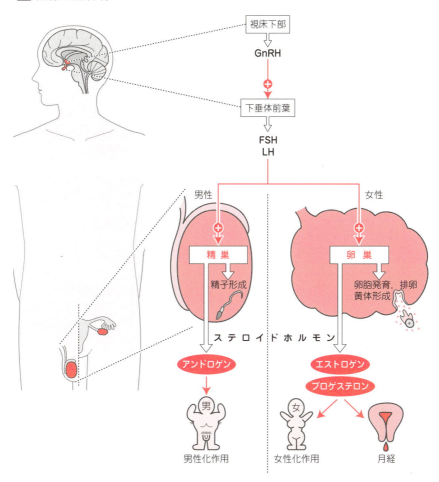

ゴナドトロピン放出ホルモン (**GnRH**：gonadotropin-releasing hormone)
卵胞刺激ホルモン (**FSH**：follicle-stimulating hormone)
黄体形成ホルモン (**LH**：luteinizing hormone)

性分化
▶ 男女の生殖器の違いができるまで

ヒトを含む哺乳類は，有性生殖によって子孫を残すために，受精卵の段階から雄と雌の2つの性に分かれています．ここでは，出生時に男女で異なる生殖器ができるまでの胎児期の過程を，3段階に分けて見ていきます．

遺伝子の性
ヒトの遺伝情報は，受精卵が誕生した瞬間に決定されます．遺伝情報を格納するのは，核の内にある
- 男女に共通する22対(44本)の常染色体と
- 男女で異なる1対(2本)の性染色体

の合計23対(46本)の染色体です(染色体はDNA ☞185という物質がコイル状に折りたたまれて凝縮したもの)．

性染色体は男女で異なり
- 男性はX，Y染色体を1本ずつ
- 女性は2本のX染色体

をもっていて，これが遺伝的な性を決定します．

性腺の性
発生第6週頃までは，男女とも
- 未分化性腺

という同じ性腺(男性の精巣，女性の卵巣のこと)の原基をもちます．

男性がもつY染色体上には
- SRY(精巣決定因子：sex-determining region Y)

という遺伝子があって，これが未分化性腺を刺激して
- 精巣へと分化

させます．

一方，Y染色体をもたずSRYの刺激がない女性では，未分化性腺は
- 自動的に卵巣へと分化

します．

生殖管・付属腺・外性器の性
発生の初期の段階では男女とも
- ウォルフ管(男性の生殖管や付属腺へ)
- ミュラー管(女性の生殖管へ)

の両方を備えていて，発生第12週頃から男女の違いがでてきます．

男性に生じた精巣は
- アンドロゲン(男性ホルモン)

の一種である
- テストステロン

という物質を血中に分泌し，これが
- ウォルフ管を
- 生殖管である精巣上体や精管と
- 付属腺である精嚢に

分化させます．また，精巣からは
- MIS(ミュラー管退縮物質：müllerian inhibiting substance)

が分泌され，これが
- ミュラー管を退縮(生理的に消失)

させます．

さらにテストステロンは，尿生殖洞という原基から
- 付属腺である前立腺

や，尿路と生殖管を兼ねる尿道などを分化させ，表皮から外性器である陰茎や陰嚢などを分化させます．

一方，女性ではアンドロゲンやMISの作用がないため，自動的に
- ミュラー管から
- 生殖管である卵管や子宮，腟の上部2/3

が分化します．そして
- ウォルフ管は自然に退縮

します(上端の一部は卵巣上体となって残る)．

また，尿生殖洞からは
- 腟の下部1/3

などが，表皮からは外性器である陰核や大陰唇，小陰唇などが分化します．

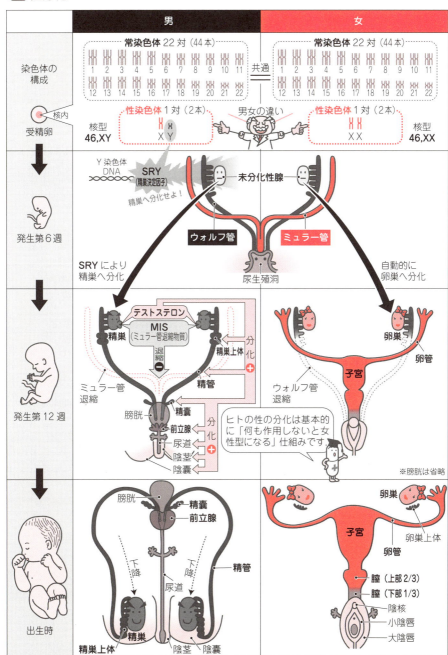

性腺の血管
▶ 性腺の動脈・静脈は長い

性腺への動脈血は，主に腹部の太い動脈から枝分かれした長い動脈を通って供給されます．同様に，性腺からの静脈も，腹部の高い位置まで走行します．これは，胎児期の発生の過程 ▶86 で，腹部にできた性腺が下降していくためです．

性腺の動脈
性腺に向かう動脈は
- **腹部大動脈の**
- **腎動脈分岐部の直下**

という腹部の高い位置で分岐する左右1対の動脈で
- **男性では①精巣動脈**
- **女性では②卵巣動脈**

とよばれます．

精巣動脈は
- 精管 ▶90 などと③精索を形成し④鼠径管（腹腔内から大腿部の皮下に至る通路で，発生の際に精巣が下降するルート）

を通って精巣に至ります．
卵巣動脈は
- ⑤卵巣提索

というヒモ状の構造の中を通って卵巣に向かい，その途中で卵管へ動脈血を送る卵管枝を出します．

卵巣には，腹部大動脈から総腸骨動脈，内腸骨動脈を経て分岐する
- **子宮動脈の卵巣枝**

からも血液が供給されます．

性腺の静脈
性腺からの静脈は
- **男性では⑥精巣静脈**
- **女性では⑦卵巣静脈**

となって，左右それぞれの性腺から出て動脈と伴走します．つまり，精巣静脈は
- ⑧精索の中に入り
- ⑨鼠径管を通って

腹腔へ入り，卵巣静脈は
- ⑩卵巣提索

の中を通過します．精巣静脈と卵巣静脈はどちらも，網状に広がって
- **蔓状静脈叢**

を形成します．

腹部を長く走行するのは動脈と同じですが，静脈の合流の仕方には動脈と違って左右差があり
- **右の精巣静脈，卵巣静脈は**
- ⑪**下大静脈**に直接合流する

のに対して
- **左の精巣静脈，卵巣静脈は**
- ⑫**腎静脈**に流入したのちに**下大静脈へと合流**

します．

卵巣からは
- **子宮静脈叢を経て子宮静脈へ**

流入し，内腸骨静脈，総腸骨静脈を経て下大静脈に至る経路もあります．

5. 性腺

46 性腺の血管

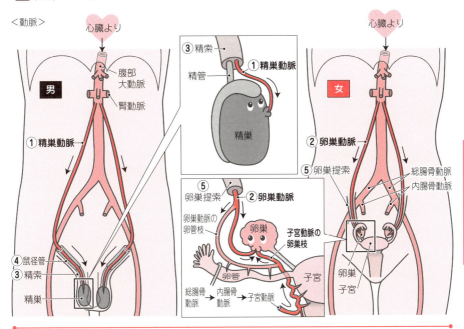

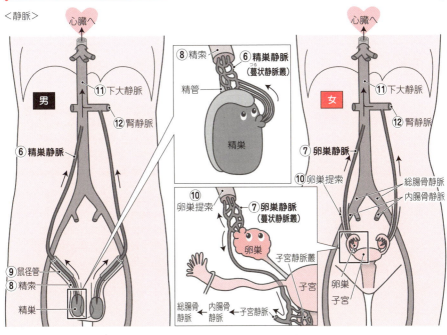

精巣とアンドロゲン
▶ 精子形成と内分泌を行う2つの細胞

ここでは，男性の性腺である精巣について説明します．精巣には，配偶子（精子）を形成する場と，アンドロゲン（男性ホルモン）〈71〉を産生する内分泌器官との，2つの側面があります．まず，精巣とその周囲の基本的な構造を知っておきましょう．

精巣と周囲器官の解剖
精巣は短径約3 cm，長径約4 cmの卵型をしていて
①陰嚢
という袋に収まっています．精巣で産生された精子は，精巣に付着する
②精巣上体
という器官を通り
③精管
という管を経由して運ばれます．精管と動脈，静脈〈88〉などは
④精索
という束をつくり，鼠径部を通過して腹腔内と交通しています．

精巣の組織構造
精巣は
⑤白膜
という丈夫な線維性の膜に包まれていて，内部には曲がりくねった
⑥精細管
が詰まっています．
精細管には，将来精子になる様々な成熟段階の
⑦精細胞
と，精子形成を助ける
⑧セルトリ細胞
が存在します．
精細管以外の部分（間質という）には
⑨ライディッヒ細胞
という内分泌細胞があって，主にアンドロゲンを分泌しています．

精巣の機能は，精巣自身を含む内分泌系によって調節されています．

精巣機能の調節
精子形成とアンドロゲンの分泌は
• 視床下部と下垂体
の司令によって行われます．
まず，視床下部から分泌された
• ゴナドトロピン放出ホルモン（GnRH）〈34〉
が下垂体前葉を刺激して
⑩卵胞刺激ホルモン（FSH）と
⑪黄体形成ホルモン（LH）
を分泌させます．

精巣内では
⑨ライディッヒ細胞が
⑪LHに刺激されて
• アンドロゲンの一種である
⑫テストステロンを分泌
します．また
⑧セルトリ細胞が
⑩FSHと⑫テストステロンに刺激されて
⑬精子形成
を助けます．

アンドロゲンの作用
アンドロゲンの作用は，男性を男性たらしめることといえます．
胎生期においては，生殖器のなかでまず最初に精巣が形成され，そこから分泌されるアンドロゲンが
• ほかの生殖器の男性への性分化
を誘導します〈86〉．
出生後の思春期年齢では
• 二次性徴を発来させ
• 男性器の発育
• ひげや性毛（恥毛，脇毛）の発育
• 筋肉や骨の成長，声変わり
などの男性化を行います．

47 精巣とアンドロゲン

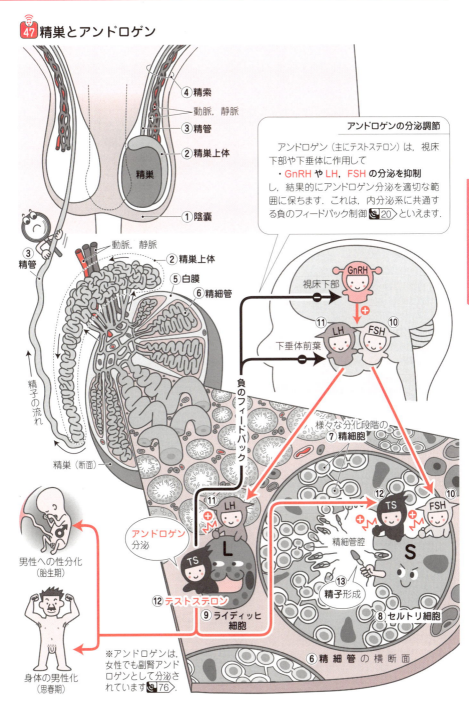

卵巣とエストロゲン
▶ 2つの細胞が協力してホルモンを分泌

女性の性腺である卵巣は，卵子をつくる場であるとともに，エストロゲン(卵胞ホルモン) 📖71 やプロゲステロン(黄体ホルモン)を分泌する内分泌器官でもあります．ここでは，卵巣の構造とエストロゲンの分泌および一般的な作用について見ていくことにします．

卵巣と周囲器官の概要
卵巣は左右の
- 骨盤腔

に存在する器官で，重量は4～10gです(月経周期に伴って変化する)．
①卵巣から排卵されて
②卵管
に入った卵子と
③膣から子宮を経て
卵管にたどり着いた精子が，卵管内で受精します．卵巣は子宮と
④固有卵巣索
でつながっています．子宮は，受精卵を胎児へと育てる場所です．

卵巣の内部構造
卵巣の機能は，その内部の
⑤卵胞
が担います．卵胞は
- 様々な成熟段階の⑥卵細胞が
⑦莢膜細胞と⑧顆粒膜細胞
に包まれた構造で，成熟するにつれて液体の貯留した
- 卵胞腔

が形成されてきます．

エストロゲンの分泌
卵胞でのエストロゲン分泌は
- 視床下部および下垂体

の作用によって制御されます．
まず，視床下部から分泌された
- ゴナドトロピン放出ホルモン(GnRH) 📖34

が下垂体前葉を刺激して
⑨卵胞刺激ホルモン(FSH)と
⑩黄体形成ホルモン(LH)
を分泌させます．

その名の通り
⑨FSHは卵胞の成熟を促進
します．卵胞が成熟してくると
⑩LHが⑦莢膜細胞を刺激して
⑪アンドロゲン(男性ホルモン)の合成と分泌を促進
します．このアンドロゲンの大部分は血中には出ず，近隣に存在する
⑧顆粒膜細胞に取りこまれて
⑫エストロゲンへと変換され分泌
されます．この変換は
⑨FSHによって促進
されます．

エストロゲンの作用
エストロゲンは
- 二次性徴を発来させ
- 女性器の発達
- 乳腺の発育促進 📖38
  (PRLを介する作用と直接の作用がある)
- 皮下脂肪の形成

といった身体の女性化を行い，生殖年齢の女性では周期的な増減により
- 性周期を形成 📖94

します．
また，代謝に関する
- LDLコレステロール 📖228 の低下
- 骨吸収 📖238 の抑制と骨の成長
- 骨端線の閉鎖(骨の伸長を停止する)

といった作用もあります．

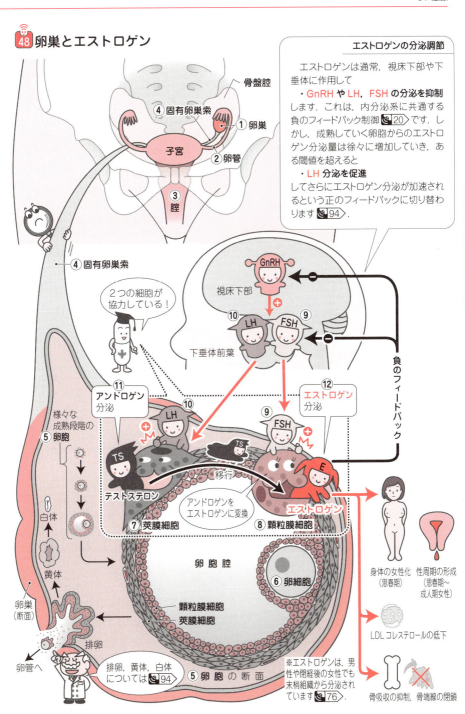

イメカラ内分泌

性周期とホルモン
▶ ホルモンの変動が性周期をつくる

ここでは，女性の性周期とホルモンとの関係を見ていきましょう．

卵胞期とエストロゲン分泌
月経が起こってから次の排卵までの期間が，卵胞期です．卵胞期には
- FSHの作用による卵胞の成熟 と
- LHとFSHの作用による
  エストロゲン分泌 🔊92 の増加

が起きます．エストロゲンは，月経によって失われた
- 子宮内膜を増殖

させる作用をもちます．

LHサージと排卵
エストロゲンがある程度以上に増加すると，フィードバックが負 🔊93 から正に切り替わります．つまり
- エストロゲン が
- GnRH，LH，FSHの分泌を促進

するようになります．なかでも特に顕著な，LH分泌が亢進する現象を
- LHサージ
  （サージは大波，突風，急上昇といった意味）

といい，LHサージ開始から約24時間後に
- 卵胞が卵巣表面で破裂し
  卵細胞が腹腔内に放出される
- 排卵

が起きます．

49 性周期とホルモン

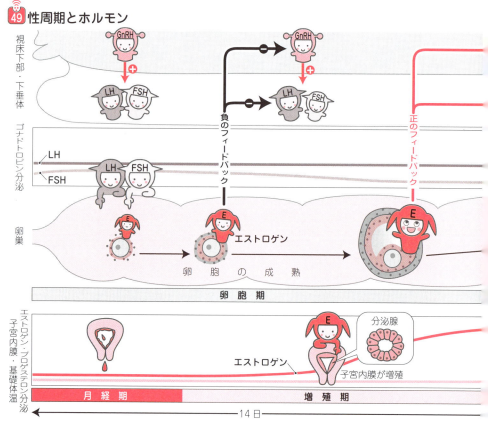

94

黄体期とプロゲステロン分泌

排卵後に残った卵胞は
- 黄体

となります．卵巣内に黄体が存在する時期を黄体期とよびます．黄体は
- LHの刺激によって
- 主にプロゲステロンを分泌

します（引き続きエストロゲンも分泌する）．
プロゲステロンは
- 子宮内膜をさらに肥厚させ
- 分泌腺の分泌能を亢進させる

ことで，受精卵の着床に適した状態に維持します．また
- 基礎体温の上昇
- 乳腺の発育促進 38
  （PRLを介する作用と直接の作用がある）

といった作用もあります．

月経

黄体は，14日ほど経過すると退縮して
- 白体

となり，ホルモン分泌能を失います．プロゲステロンがなくなることで
- 子宮内膜が壊死，剥離して子宮外へと排出される
- 月経

が起きます．また，視床下部・下垂体への負のフィードバックがはずれてFSHの分泌が増加することで，次の周期の卵胞が成熟し始めます．

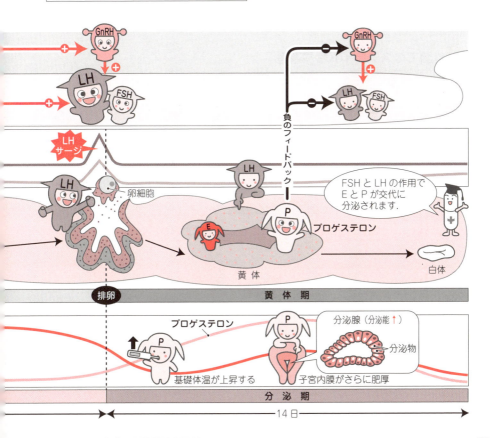

イメカラ内分泌

性腺でのステロイド合成過程 *advanced!*
▶ 副腎と性腺で共通する経路がある

副腎での合成過程 📖78 と見比べながら，どの酵素があるとどういうホルモンができるのか理解しましょう．

性ホルモンであるアンドロゲンとエストロゲンは，ステロイドホルモン 📖12 に属するホルモン群であり，プロゲステロンもステロイドホルモンの一つです．ここではそれらの合成過程を説明します．

コレステロールからステロイドへ
血中のLDLを取りこんで得たコレステロールエステルからコレステロールをつくり，さらにプレグネノロンへと変換する過程は，副腎皮質 📖78 と同様です．性腺では
- LH 📖34

がこの過程を促進することによって，性ホルモンの合成が全体的に亢進します．

ライディッヒ細胞と莢膜細胞
精巣のライディッヒ細胞 📖90 と卵巣内の卵胞にある莢膜細胞 📖92 からは，Cを19個もつアンドロゲン（男性ホルモン）が分泌されます．この過程は，途中まで副腎アンドロゲンの合成とよく似ていますが，これらの細胞では，3β-HSD（3β-ヒドロキシステロイドデヒドロゲナーゼ）活性が高く，副腎にはない17β-HSD活性があるため
- テストステロン

まで変換されて分泌されます（ほかに少量のアンドロステンジオンも分泌される）．

50 性腺でのステロイド合成過程

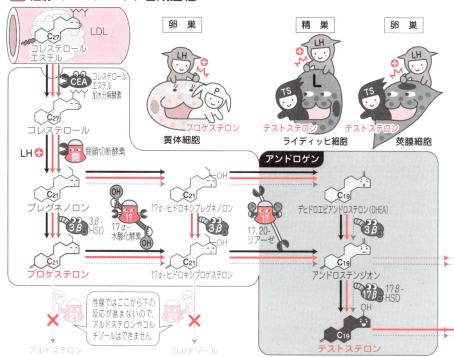

5. 性腺

顆粒膜細胞

卵巣内の卵胞にある顆粒膜細胞からは、Cを18個もつエストロゲン（卵胞ホルモン）が分泌されます。顆粒膜細胞は、莢膜細胞から分泌されたアンドロゲンを取りこんで（一部は自身の細胞内でコレステロールから合成して）、アロマターゼという酵素の作用でエストロゲンへと変換します。最も分泌量が多く活性も高いエストロゲンは、テストステロンから合成される

- **エストラジオール**

です（ほかにエストリオールやエストロンも少量分泌される）。

アロマターゼは

- **FSH**

によって活性化されます。

黄体細胞

卵巣の黄体〈 95〉を形成する黄体細胞では、17α-水酸化酵素の活性が低いためイラストで右向きの反応が進みづらく、プレグネノロンは3β-HSDの作用によって

- **プロゲステロン**（黄体ホルモン）

に変換されるだけで分泌されるものが大半です。

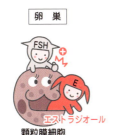

卵巣

顆粒膜細胞

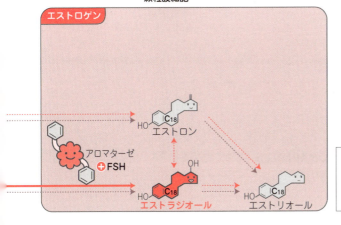

エストロゲン

→ 精巣で進む方向
→ 卵巣（卵胞）で進む方向
→ 卵巣（黄体）で進む方向
（点線の矢印は、副次的な経路を示す）

国試を読み解こう！
▶ 性腺に関する問題

> **臨床検査技師国試 56B42**
> 性腺ホルモンはどれか．2つ選べ．
> 1. オキシトシン
> 2. コルチゾール
> 3. プロゲステロン
> 4. テストステロン
> 5. アルドステロン

主な性腺ホルモンとしてアンドロゲン，エストロゲン，プロゲステロンがあります．オキシトシンは下垂体後葉から，コルチゾールとアルドステロンは副腎皮質から分泌されます．思い出して復習してみましょう．
　以上より正解は 3 と 4 です．

> **管理栄養士国試 14046**
> 性周期に関する記述である．正しいのはどれか．1つ選べ．
> (1) 排卵後，卵胞は白体から黄体へと変化する．
> (2) プロゲステロンは，子宮内膜を増殖・肥厚させる．
> (3) プロラクチンは，排卵を誘発する．
> (4) 卵胞期に，エストロゲンの分泌が高まる．
> (5) 黄体期に，基礎体温は低下する．

×(1)　黄体が退縮して生じるのが白体です．
×(2)　子宮内膜を増殖・肥厚させるのはエストロゲンの作用です．
×(3)　プロラクチンは乳汁産生に関わっています．
○(4)　その通り．ある程度以上に増加すると正のフィードバックに切り替わり，それによりLHサージが起こったあと排卵，という流れです．
×(5)　黄体期には，プロゲステロンの作用で基礎体温が上昇します．

以上より正解は 4 です．

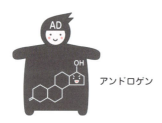

アンドロゲン

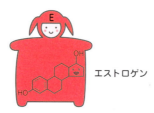

エストロゲン

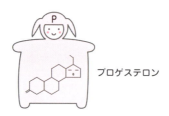

プロゲステロン

5. 性腺

> **はり師きゅう師国試 11-42（改題）**
> エストロゲンについて**誤っている**のはどれか．
> 1．増殖期には分泌量が増加する．
> 2．ステロイドホルモンである．
> 3．卵胞刺激ホルモンにより分泌が亢進する．
> 4．下垂体で産生される．

○1．増殖期ほどではないものの黄体期にも分泌されています．
○2．副腎皮質や性腺から分泌されるのがステロイドホルモンです．
○3．卵胞刺激ホルモン（FSH）の作用は，卵胞の成熟と，アンドロゲンをエストロゲンへと変換して分泌することです．
×4．下垂体から産生されるのは卵胞刺激ホルモン（FSH）および黄体形成ホルモン（LH）です．これらの作用によって卵胞からエストロゲンが分泌されます．

以上より正解は 4 です．

> **看護師国試 104A27**
> ホルモンとその作用の組み合わせで正しいのはどれか．
> 1．バソプレシン―利尿の促進
> 2．オキシトシン―乳汁産生の促進
> 3．テストステロン―タンパク合成の促進
> 4．アルドステロン―ナトリウムイオン排泄の促進

×1．バソプレシンは，抗利尿ホルモンという別名の通り，腎臓での水の再吸収を促進することによって利尿を抑制するはたらきをします．
×2．オキシトシンは乳汁を乳管へと押し出す（射乳）作用のあるホルモンですが，乳汁産生を促進するホルモンはプロラクチンです．似ているようで違うはたらきがあることに注意しましょう．
○3．テストステロンは，男性では二次性徴を発来させ，ひげや性毛の発育，筋肉などの成長を促します．つまり，ひげや筋肉の材料＝蛋白質を合成させることです（やや抽象的な選択肢です）．
×4．アルドステロンは腎臓の集合管においてナトリウムの再吸収とカリウムの排泄を促進します．紛らわしいですが重要なので注意しましょう．

以上より正解は 3 です．

6. その他の内分泌器官

INTRO

　2章から5章までで紹介している主要な内分泌器官のほかにも，内分泌は体内の様々な部位で行われています．
　1つ目は，頭部にある**松果体**という器官です．**メラトニン**というホルモンを分泌して睡眠や体内リズムに関わります．
　2つ目は，**膵臓**や**消化管**です．様々なホルモンを分泌して消化・吸収や代謝などの調節にあたります．本書では，特に**インスリン**については発展的な内容を盛りこみました．
　3つ目は，**脂肪組織**です．脂肪組織から分泌されるホルモンは，食欲や代謝の調節を行います．
　4つ目は，**心臓**です．心臓は，血圧を調節するホルモンを分泌します．2章と4章で登場した関連するホルモンと一緒にまとめました．
　この章を読んで，内分泌系についてすみずみまで理解しましょう．

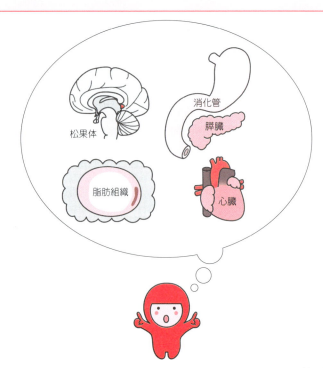

松果体と概日リズム
▶ 身体は24時間の周期を刻む

松果体は，脳の深部の正中やや後方寄りにある小さな内分泌器官です．

松果体
松果体は
- 間脳の視床上部 🔖26〉

に属する内分泌器官であり
- メラトニン

というホルモンを分泌しています．
メラトニンは
- 外界からの光刺激で分泌が抑制

されるため，その分泌量は
- 昼間に少なく夜間に多い

という特徴があります．メラトニンの作用の一つは，体温や血圧を低下させて眠気をもよおすことにより
- 入眠を助ける

ことです．

身体の機能は，睡眠や活動に左右される以外にも，体内で発せられるリズムによって時間的に調節されています．

概日リズム
多くの身体機能には，おおよそ24時間でひとめぐりするようなリズムがあり
- 概日リズム（サーカディアンリズム）

といいます．概日リズムの大本は視床下部にある体内時計です．視床下部は，神経系や内分泌系（例えば成長ホルモン🔖36〉）を通じて全身の各組織にリズムを与えているのです．

メラトニンは
- 体内時計のずれを補正

していると考えられていて，この作用は特に時差ボケが解消される過程などで顕著になります．

その他の内分泌器官

🔊51 松果体と概日リズム

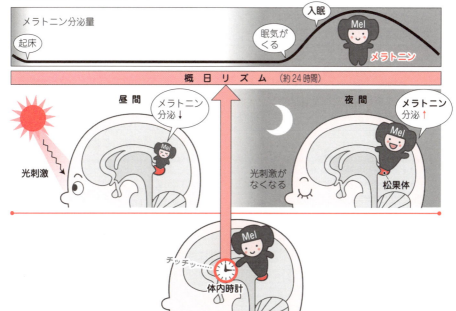

膵ホルモン・消化管ホルモン
▶ 消化器系にも内分泌細胞が存在する

消化器系臓器は，食物の消化・吸収にあたるほか，それに関連するようなホルモンの分泌も行っています．これらの多くは消化管の巻および肝・胆・膵の巻で説明してありますが，新たに登場するものも含めて，その分泌部位と主な作用についてここでまとめておきましょう．

消化器系最大の内分泌組織は，膵臓に存在する内分泌細胞の集団である，ランゲルハンス島〈▶94〉です．

膵ホルモン
ランゲルハンス島からは5種類のホルモンが分泌されます〈▶104〉．

- インスリンは
- B細胞（β細胞）から分泌されて
- 血糖値を低下させる

作用をもちます．

- グルカゴンは
- A細胞（α細胞）から分泌されて
- 血糖値を上昇させる

作用をもちます．

- ソマトスタチンは
- D細胞（δ細胞）から分泌されて
- インスリンやグルカゴンの分泌を抑制する

作用をもちます．

- 膵ポリペプチドは
- PP細胞（F細胞）から分泌されて
- 膵液分泌の抑制と食欲低下

という2つの作用をもちます．

- グレリンは
- Y細胞（ε細胞）から分泌されて
- 食欲を亢進させ
- 成長ホルモン（GH）〈▶36〉の分泌を促進する

作用をもちます．

消化管では，部位ごとに異なる内分泌細胞が，壁内に散在しています．消化管ホルモンは多種発見されていますが，そのなかでも主なものを紹介します．

消化管ホルモン
- ガストリンは
- 胃幽門部のG細胞から分泌されて
- 胃酸分泌を促進する

作用をもちます〈▶66〉．

- ソマトスタチンは
- 胃幽門部のD細胞から分泌されて
- 胃酸分泌を抑制する

作用をもちます．

- コレシストキニンは
- 小腸のI細胞から分泌されて
- 胆嚢を収縮させるとともに
- 膵液中の消化酵素を増加させる

作用をもちます〈▶84〉．

- セクレチンは
- 小腸のS細胞から分泌されて
- 膵液中のHCO_3^-を増加させる

作用をもちます〈▶84〉．

- モチリンは
- 小腸のMo細胞から分泌されて
- 消化管運動を亢進させる

作用をもちます．

- GIPやGLP-1は
- 小腸のK細胞やL細胞から分泌されて
- インスリン分泌を促進する

作用をもちます．このようなホルモンを総称して

- インクレチン

といいます（GIPにはほかに，胃の運動や胃液の分泌を抑制する作用もある）．

- グレリンは
- 胃のX細胞（A-like細胞）からも分泌されています．作用は膵臓からのものと同じです（食欲亢進とGH分泌促進）．

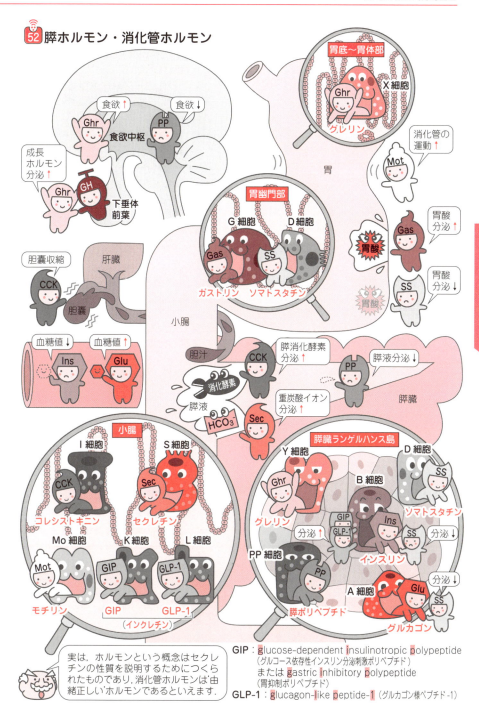

インスリンの合成・分泌調節・作用機序 *advanced!*
▶ 細胞や分子のレベルで観察しよう

インスリンは，その合成・分泌や作用がよく解明されています．また，インスリン分泌を促進する物質が糖尿病の治療薬〈220〉になるなど，そのしくみを理解しておくことは臨床にもつながります．

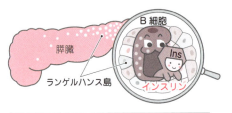

インスリンの合成
インスリンは
- **膵臓のランゲルハンス島にあるB細胞（β細胞）で合成される**
- **ペプチドホルモン**〈10〉の一種

であり，多数のアミノ酸を結合させることで合成されます．まず，DNAに記録された遺伝情報を転写，翻訳して1本のペプチド鎖からなる
- **プレプロインスリン**

が合成されます（プレプロホルモン）．ここからシグナルペプチドが切断されさらに分子内架橋（離れたアミノ酸の間での結合）を受けて
- **プロインスリン**

となり（プロホルモン），さらにこれが
- **インスリンとCペプチド**

へと切断され
- **分泌顆粒**

に詰めこまれます．

インスリンの分泌調節
B細胞の細胞膜上には
- **GLUT2**

というグルコース輸送体があって，常に血中のグルコースが細胞内に流入しています．流入したグルコースは異化されてATPを生じます〈36〉．

血糖値が上昇して多くのグルコースがGLUT2から流入しATP量が増加すると，B細胞の細胞膜上にある
- **ATP感受性K^+チャネル**

というチャネルが閉じて細胞内のK^+の量が増えるために電位が正の方向に移動します（細胞膜の脱分極）．

細胞膜が脱分極すると，B細胞の細胞膜上にある
- **電位依存性Ca^{2+}チャネル**

が開口してCa^{2+}が細胞内へと流入し，これが刺激となって分泌顆粒が
- **開口分泌（エクソサイトーシス）**

を起こしてインスリンとCペプチドが細胞外へと出されるのです．

また，インスリン分泌はホルモンによる調節も受けています．B細胞の細胞膜上のホルモン受容体は
- **G蛋白共役型膜貫通型受容体**〈16〉

です．例えば，インクレチン〈102〉の受容体はサイクリックAMP系を介してインスリン分泌を促進します．逆に，ソマトスタチン受容体はサイクリックAMP系を抑制してインスリン分泌を抑制します．

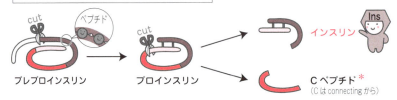

Cペプチド*
（Cはconnectingから）

＊作用をもたないが，血中にインスリンと同量分泌されるため，インスリン分泌能の検査に用いられる．

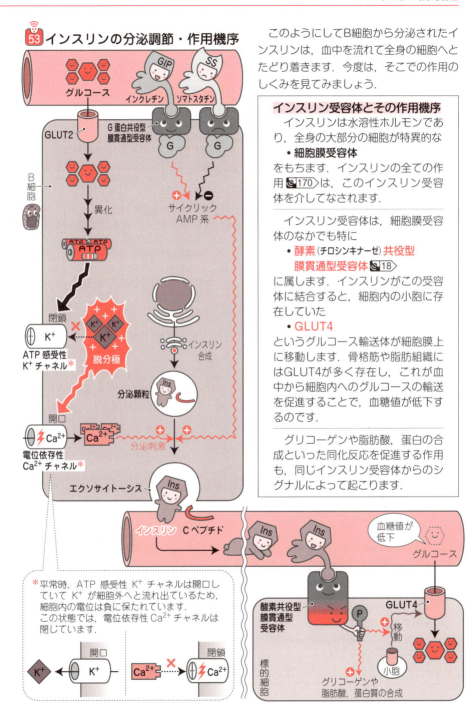

脂肪組織の内分泌機能
▶ エネルギー貯蔵庫かつ内分泌器官

脂肪組織は単にエネルギーを貯蔵するだけでなく，代謝などに影響を与える様々な物質を分泌していることがわかってきました．それらの物質は，アディポサイトカイン（アディポカインともいう．'アディポ'は'脂肪の'という意味）と総称されます．

アディポサイトカイン
アディポサイトカインには
- **レプチン**
- **アディポネクチン**
- TNF-α
- アンジオテンシノゲン

などがあります．

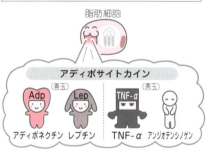

ここではレプチンとアディポネクチンについて説明します（残りは 232 で）．

レプチン
レプチンは，視床下部に作用して
- **食欲**を**抑制**

し，交感神経系を刺激して全身の
- **エネルギー代謝**を**活性化**

する作用をもちます．体内に脂肪が蓄積して脂肪組織が増生すると
- **レプチンの分泌が増加して**
- **血中濃度が上昇**

し，食欲抑制と栄養素の消費により
- 体内の**脂肪**を**減らす**

方向に進みます．

アディポネクチン
アディポネクチンは，多彩な作用をもつ'善玉ホルモン'です．

糖質の代謝に関しては，筋肉での
- **グルコース取りこみを促進**

し，肝臓での
- **糖新生を抑制**

します．これはインスリンの作用と同じ方向で，アディポネクチンは
- **インスリン感受性を向上させ**
  （あるいはインスリン抵抗性を改善し）
- **糖尿病** 198 を予防

する作用をもつ，といえます．
脂質の代謝に関しては
- **脂肪酸の酸化を促進**

して血中の脂質を減少させ
- **脂質異常症** 228 **を予防**

します．

また，アディポネクチンには
- **血管保護**作用

があり，動脈硬化を予防します．

アディポサイトカインは，メタボリックシンドローム 232 との関係が深いホルモンです．内臓脂肪が蓄積すると，アディポネクチンが不足してその効果が薄れることや，'悪玉'であるTNF-αやアンジオテンシノゲンが増加することによって，全身に様々な異常が生じて動脈硬化が進展していきます．

肥満とレプチン
脂肪が蓄積すると食欲を制御するレプチンが増加するのに，なぜ肥満が起こるのでしょうか？
一つの理由は，血中レプチン濃度が高い状態が続くことで，レプチンの食欲抑制作用が減弱してしまうためです（レプチン抵抗性）．また，食欲を亢進させる要因が精神的なものを含めて様々あり（例えば膵・消化管ホルモンのグレリン 102 など），レプチンの効果に打ち勝ってしまうという面もあります．

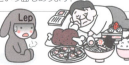

54 脂肪組織の内分泌機能

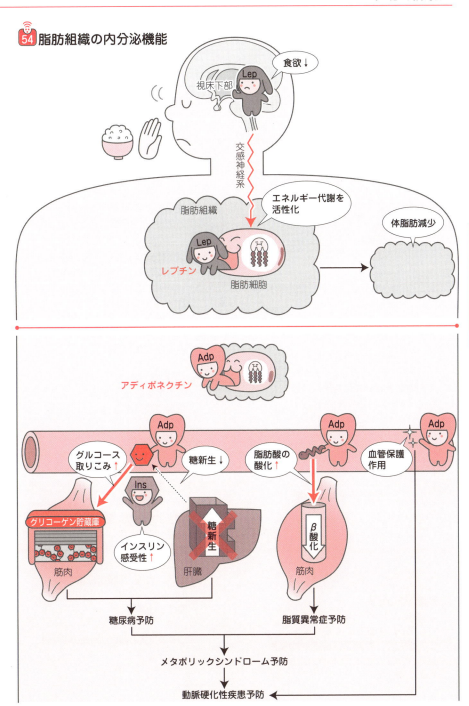

内分泌性の循環調節
▶ 心臓・血管・腎臓に作用する

血液の循環は，多くのホルモンによって調節を受けています．下のイラストは，そのうち2章と4章で述べたホルモンとその分泌部位をまとめたものです．

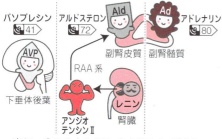

次に，2つのホルモンをあらたに紹介します．

ナトリウム利尿ペプチド
心臓からは
- 心房性ナトリウム利尿ペプチド
  （ANP：atrial natriuretic peptide）
- 脳性ナトリウム利尿ペプチド
  （BNP：brain natriuretic peptide）

というホルモンが分泌されます．

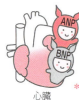

心房性ナトリウム利尿ペプチド

脳性＊ナトリウム利尿ペプチド

＊BNPは初めに脳で見つかったのでこのように命名されたが，のちに心臓から主に分泌されることがわかった．

ここからは，これらのホルモンの作用を対象となる器官の側から整理します．

心機能の調節
心臓への直接作用としては
- アドレナリンによる
- 心拍数の増加と心収縮力の増強

があります（心拍数とは1分間に心臓が血液を送り出す回数，心収縮力とは心臓が血液を送り出す力のこと）．

血管の収縮と拡張
いくつかのホルモンが，血管を収縮または拡張させます．具体的には
- アンジオテンシンⅡは
- 血管を収縮

させ，逆に
- ANP，BNPは
- 血管を拡張

させます．また
- アドレナリンは
- 血管を収縮（皮膚や粘膜など多くの血管）
- 血管を拡張（骨格筋や内臓の血管）

の両方の働きがあります．

腎臓における循環血液量の調節
腎臓での再吸収（濾過された物質を体内に取り戻して排泄を防ぐこと 33 ）を増減させると，循環血液量を調節できます．まず
- アルドステロンは
- Na^+の再吸収を促進して
- 循環血液量を増加

させます．また
- バソプレシンは
- 水の再吸収を促進して
- 循環血液量を増加

させます．逆に
- ANPやBNPは
- Na^+の排泄を促進（再吸収を抑制）して
- 循環血液量を減少

させます．

循環調節の最終結果
各器官への作用は，結果として
- 血圧の調節

をすることになります．具体的には
- 血管の収縮，循環血液量の増加，心拍数と心収縮力の増加は
- 血圧を上昇

させ，逆に
- 血管の拡張と循環血液量の減少は
- 血圧を低下

させます．

55 内分泌性の循環調節

ホルモン以外も含めた循環調節の全体像は♡96〉で，神経性の調節については♡98〉で解説してあります。

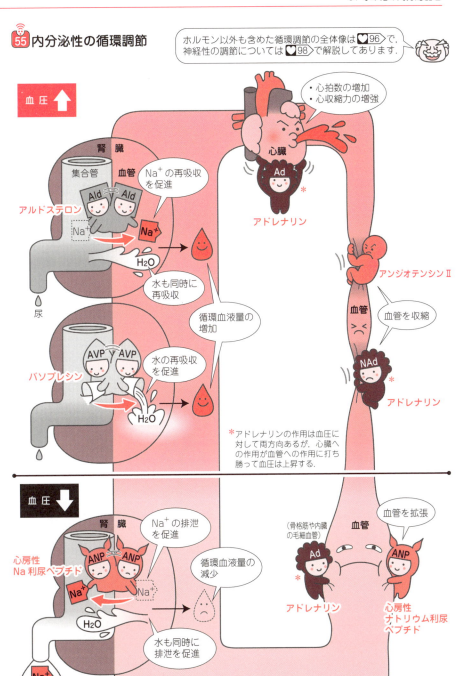

※BNPは省略

国試を読み解こう！
▶ その他の内分泌器官に関する問題

介護福祉士国試 28-107
　睡眠を促進するホルモンとして，正しいものを1つ選びなさい．
1. バソプレッシン
2. エストロゲン
3. メラトニン
4. インスリン
5. コルチゾール

　睡眠を促進するホルモンとして，メラトニンが有名です．このホルモンは外界からの光刺激で分泌が抑制されるため，昼間に少なく夜間に多いという特徴があります．その他日内変動があるホルモンとして，ACTHやコルチゾール，アルドステロンが挙げられます．これらの数値は早朝に高く夜に低いという著明な日内リズムがあります．またインスリンは血糖値の影響を受けるので食事の時間で分泌量が変わります．これらの日内変動があるホルモン濃度を調べたいときには，採血のタイミングに注意が必要です．
　以上より正解は3です．

管理栄養士国試 14078
　消化管ホルモンの分泌とはたらきに関する記述である．正しいのはどれか．1つ選べ．
1. ガストリンは，十二指腸から分泌される．
2. ガストリンの分泌は，食塊が胃に入ると抑制される．
3. コレシストキニンは，膵液中への消化酵素の分泌を促進する．
4. セクレチンは，膵液中への重炭酸イオン（HCO_3^-）の分泌を抑制する．
5. セクレチンの分泌は，胃内容物が十二指腸に入ると抑制される．

× 1．ガストリンは胃幽門部から分泌されます．
× 2．食塊が胃に入ると胃酸濃度が低下してG細胞への抑制がはずれ，G細胞の活動が高まり，大量のガストリンが分泌されます▶68．
○ 3．コレシストキニンは小腸から分泌され，膵液中の消化酵素を増加させる役割をもちます．
× 4．セクレチンは小腸のS細胞から分泌され，膵液中のHCO_3^-を増加させる役割をもちます．
× 5．胃内容物が十二指腸に入るとセクレチンの分泌は増加します▶84．
　以上より正解は3です．

6. その他の内分泌器官

PT/OT国試 37-70
血圧を上昇させるホルモンはどれか．
1．アドレナリン
2．カルシトニン
3．テストステロン
4．エストロゲン
5．プロラクチン

血圧を上昇させるためには，血管を収縮させる，循環血液量を増やす，心拍数や心拍出量を増やす，などの作用が必要です．この作用をもつホルモンはアドレナリンです．ちなみにアドレナリンは心拍数や心拍出量を上げますが，逆に骨格筋や内臓の血管は拡張させる作用もあります．しかし心臓への作用が大きいので結果として血圧は上がります．

以上より正解は1です．

救急救命士国試 38P4
ランゲルハンス島から分泌されるホルモンはどれか．2つ選べ．
1．インスリン
2．グルカゴン
3．エストロゲン
4．サイロキシン
5．プロラクチン

ランゲルハンス島から分泌されるホルモンはインスリン，グルカゴン，ソマトスタチン，膵ポリペプチド，グレリンの5種類です．エストロゲンは卵巣などから，サイロキシンは甲状腺から，プロラクチンは下垂体前葉から分泌されます．それぞれの分泌部位を復習しておきましょう．

以上より正解は1と2です．

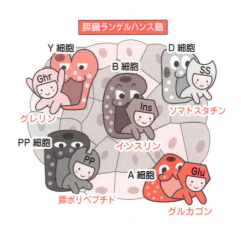

7. 理解を深める疾患編（内分泌疾患）

INTRO

　この章では，今まで扱ってきた内分泌器官に関連する疾患について勉強します．

　ホルモンは産生され，血流に乗って運ばれ標的器官(標的細胞)に到達し，その細胞の受容体を介して作用を発揮します．この過程のどれかに異常があれば何らかの病気が発症します．

　内分泌疾患はたくさんありますが，大きく分けると
- 各々の**ホルモン**が**過剰**になるもの・**欠乏**するもの
- **ホルモン不応症**など，作用の異常(ホルモンが効かない)
- (1種類ではなく)多種類のホルモン分泌異常

です．下垂体などのように，1つの臓器から複数のホルモンが出ている場合はそれぞれに過剰・欠乏が起こり得ます．

　なぜホルモンが過剰になるかというと，その産生する細胞が過形成・腫瘍化して際限なく分泌してしまう状態や，過剰となったホルモンの刺激を受ける下位のホルモンの分泌も影響を受けて亢進してしまう状態，などの原因があります．

　逆に欠乏してしまうのは，腫瘍などによる障害や，遺伝子異常で先天的に分泌できないなどの原因が挙げられます．またこの影響で(過剰の場合と同様)下位のホルモンの分泌も低下・欠乏する場合があります．

　また，ホルモンはきちんと分泌されているにもかかわらず，標的細胞には効かないホルモン不応症という状態もあります．

　このほかに，免疫の異常や医原性(主に投与された薬剤の影響)でホルモン過剰または欠乏が起こることがあり，注意が必要です．

　たくさん種類があるので，それぞれのホルモンのはたらきのところを見比べて復習すると，より理解が深まることでしょう．

内分泌疾患とは
▶ ホルモン作用が過剰になるか欠乏するか

56 内分泌疾患とは

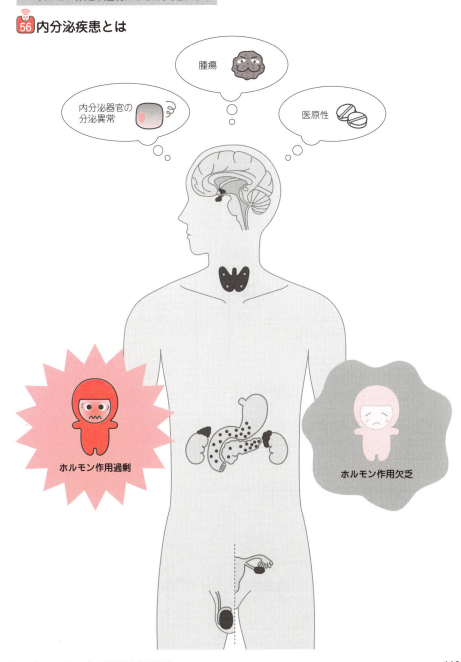

内分泌疾患の全体像
▶ 器官ごとの原因とホルモンを眺めよう

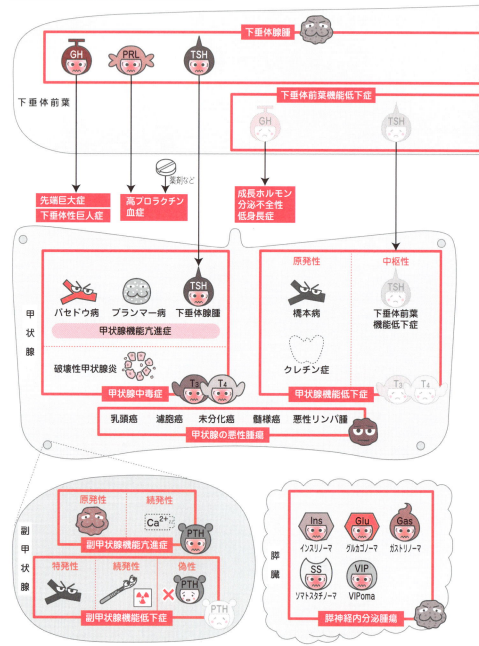

7. 理解を深める疾患編（内分泌疾患）

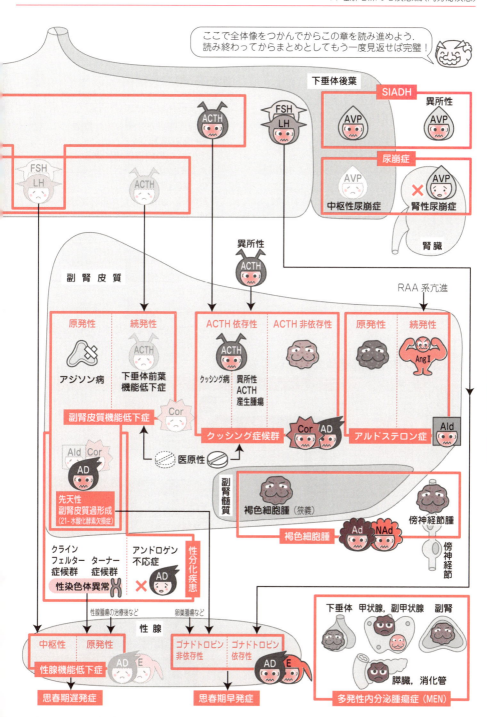

ホルモン作用の過剰や欠乏のしくみ
▶ 内分泌疾患を理解するための一般原則から

内分泌系は，身体の機能を調節して恒常性を保つ作用があります．したがって，ホルモンの作用が強すぎたり弱すぎたりすると，内分泌疾患となります．

ここでは，内分泌系で最も一般的な，上位の内分泌器官（以下，上位器官という）が下位の内分泌器官（下位器官という）からのホルモン分泌を調節しているようなシステム（下垂体-甲状腺系や下垂体-副腎皮質系）を取り上げます．ホルモン作用が過剰になったり欠乏したりするしくみについて，共通する一般原則を理解しましょう．

まずは，下の図で正常でのホルモン分泌調節のしくみを復習しておきましょう📖20＞．

では，ホルモン作用が過剰となる原因について，2つに分けて説明します．

ホルモン作用過剰のしくみ1

1つ目は，下位ホルモンが無秩序に放出される病態です．これには

- **下位器官**のホルモン**分泌亢進**
 （例：副腎腺腫 📖144＞）
- **下位器官**の組織破壊による
 ホルモンの**漏出**
 （例：破壊性甲状腺炎 📖130＞）
- **別の部位**からの下位ホルモン分泌
 （例：肺小細胞癌によるSIADH 📖128＞）

などのパターンが含まれます．ほかに，人為的な原因として

- **ホルモン作用をもつ物質**の投与
 （例：ステロイド薬の過剰投与 📖144＞）

があります．

上記のような場合は，負のフィードバックが亢進するため上位ホルモンの分泌は抑えられています．

57 ホルモン作用の過剰や欠乏のしくみ

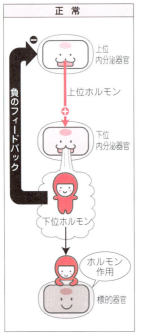

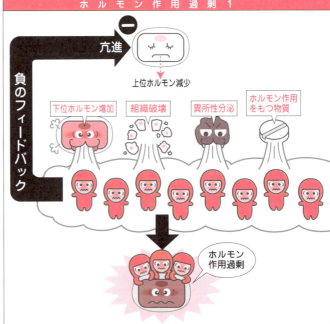

7. 理解を深める疾患編（内分泌疾患）

ホルモン作用過剰のしくみ2

2つ目は，上位ホルモンが過剰となっているものです．

- 上位器官からのホルモン分泌亢進
  （例：クッシング病 ☞144）
- 別の部位からの上位ホルモン分泌
  （例：異所性ACTH産生腫瘍 ☞144）

の2つに分けられます．上位ホルモンに刺激されて下位ホルモンの分泌が亢進します．

上記のような場合は，負のフィードバックが無効であり，上位ホルモンは分泌され続けます（例：クッシング病ではコルチゾール分泌が亢進しているが，血中ACTH濃度は高いままである）．

一方，ホルモン作用が欠乏する原因は比較的限られています．

ホルモン作用欠乏のしくみ

1つは

- 下位器官からのホルモン分泌低下
  （例：アジソン病 ☞146）

によるもので，この場合は負のフィードバックが欠如するため上位ホルモンの分泌増加が起こります．

もう1つは

- 上位器官からのホルモン分泌低下
  （例：続発性副腎皮質機能低下症 ☞146）

によって下位器官への刺激が不足するもので，この場合は負のフィードバック欠如に反応しないため上位ホルモンの分泌は減少したままです．

それ以外に，ホルモン分泌には問題がないにもかかわらずその作用が発揮されない病態があり，これを

- ホルモン不応症
  （例：甲状腺ホルモン不応症 ☞135）

と総称します．

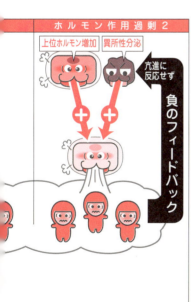

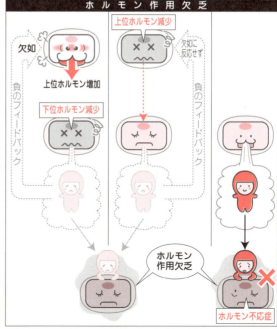

下垂体腺腫
▶ 狭いトルコ鞍の中に生じる良性腫瘍

下垂体に生じる腫瘍のうち最も多いのが，下垂体腺腫です．

下垂体腺腫の定義と分類
下垂体腺腫とは
- **下垂体前葉**に発生する
- **良性**の腫瘍性病変

です．年間発症率は10万人あたり2～3人で，脳に原発する腫瘍の20%弱を占めます．

下垂体腺腫には
- **機能性**腺腫（ホルモンを分泌する）と
- **非機能性**腺腫（ホルモンを分泌しない）

があり，その比はおよそ6：4です．

下垂体腺腫の症状には，2つの系統があります．まず，機能性，非機能性を問わず，腺腫そのものの物理的圧迫による症状があります．機能性腺腫では，それに加えて，過剰分泌されるホルモンによる症状が現れます．

腺腫による圧迫症状
腺腫が周囲の硬膜（頭蓋骨の内張りをしている膜で，感覚神経が分布する）を刺激して
- **頭痛**

が生じます．頭痛は初発症状となることが多いです．

また，下垂体の正常部分が圧迫されることで，分泌過剰なもの以外の
- **下垂体前葉ホルモン**の**分泌低下**

が起きます．特にFSHとLH 📖34 の分泌が障害されやすいため，性腺機能低下（無月経，性欲低下）が多いです．

特徴的な所見として，視神経交叉(こうさ) 📖27 の圧迫によって左右の外側（耳に近い方）の視野が欠損する
- **両耳側半盲**

があります．

ホルモン過剰症状
機能性腺腫は，特定の下垂体前葉ホルモンを過剰に産生，分泌します．そのうち過剰となる主なホルモンとそれによって起こる疾患は
- 成長ホルモン（GH）過剰
  →**先端巨大症，下垂体性巨人症** 📖120
- プロラクチン（PRL）過剰
  →**高プロラクチン血症** 📖122
- 副腎皮質刺激ホルモン（ACTH）過剰
  →**クッシング病** 📖144
- 甲状腺刺激ホルモン（TSH）過剰
  →**甲状腺機能亢進症** 📖130

です．具体的な症状は，それぞれの参照ページで解説してあります．

下垂体腺腫を診断する検査には，どのようなものがあるのでしょうか（機能性腺腫に特有の検査は，各疾患のページを参照）．

検査
画像検査が必須であり
- **頭部CTや頭部MRI**

によって下垂体に腺腫が存在することが確認できます．また，単純X線写真では，腺腫によって押し広げられることによって生じる
- **トルコ鞍の変形**
  （バルーニングやダブルフロア）

が見られます．

下垂体腺腫の治療
下垂体腺腫の治療の第一選択は
- **手術療法**

で，トルコ鞍に鼻腔からアプローチする術式（ハーディー手術）が一般的です．

7. 理解を深める疾患編（内分泌疾患）

58 下垂体腺腫

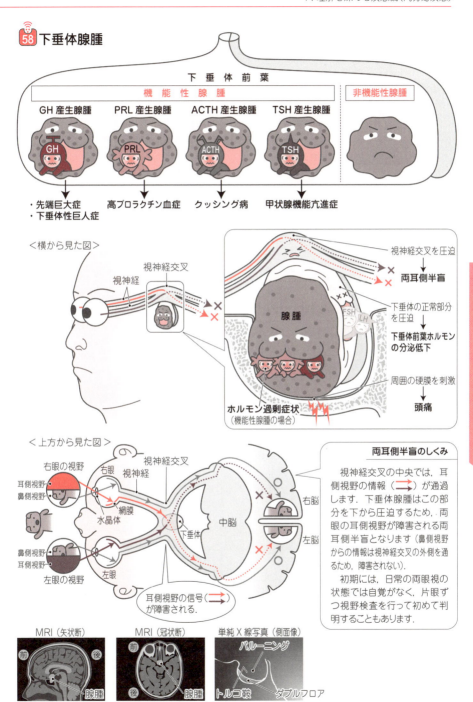

先端巨大症
▶ 特徴的な組織の肥大を起こす疾患

先端巨大症は，成長ホルモン (GH) 🔊36〉の分泌過剰により，顔面や手足など身体の先端組織の肥大と，代謝異常が生じる疾患です．

先端巨大症の定義と原因，疫学
先端巨大症は
- **成長ホルモン (GH) の分泌過剰が**
- **骨端線**（骨が成長期に長軸方向に伸長している間にみられるX線像）**の閉鎖後に**

起こることで生じる疾患です（骨端線閉鎖以前では下で述べる下垂体性巨人症となる）．
GH分泌過剰の原因の99%以上が，前ページで述べた
- **下垂体腺腫**

という下垂体前葉の腫瘍です．

先端巨大症の年間発症率は100万人あたり約4人で，平均すると40歳前後で発症します．

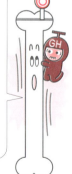

下垂体性巨人症
骨端線の閉鎖前

GH分泌過剰が骨端線閉鎖以前に起こると
- **下垂体性巨人症**

が生じます．その最大の特徴は
- **成長期の著しい身長の伸び**
  （男性 185cm 以上，女性 175cm 以上になると予測される）

で，先端組織の肥大は目立ちません（無治療のまま成人すると先端巨大症状も現れる）．腺腫による症状や代謝異常，血液検査は先端巨大症と同様です．

先端巨大症の症状や検査所見には，下垂体腺腫による圧迫症状と，GHの分泌過剰によるものがあります．

下垂体腺腫は，前ページで説明したように頭痛や視野障害，ほかのホルモンの異常などを起こします．

過剰なGHの作用によって起こる症状はどのようなものでしょうか．

GHの分泌過剰による症状
GHの過剰な作用によって
- **軟部組織や骨の肥厚**

が起こります．具体的には
- **手足の容積の増大**
- **巨大舌**
- **特徴的な顔貌**（眉弓部の隆起，鼻や口唇の肥大，下顎の前突など）

があります．頸部の軟部組織の肥厚によって睡眠時無呼吸症候群となることもあります．

また，代謝への作用によって
- **糖尿病** 🔊203〉，脂質異常症，高血圧

が生じることで
- **動脈硬化性疾患**

を併発し，大きな問題となります．

先端巨大症が疑われる場合，下垂体腺腫の有無を調べる頭部の画像検査 🔊118〉が必須です．それに加えて，血液検査でGHの分泌過剰を，手足の画像検査で組織肥大を調べます．

検査
血液検査では
- **GHの高値**

や，GHによって分泌が促進される
- **IGF-I** (インスリン様成長因子I) **の高値**

がみられます．機能検査としては，糖尿病の診断にも用いられる
- **経口ブドウ糖負荷試験 (OGTT)** 🔊200〉

が行われます（正常ではブドウ糖負荷によってGH分泌が抑制されるが，下垂体腺腫からのGH分泌はその調節を受けないためGH高値が続く）．

画像検査では，単純X線写真で
- **指趾末節のカリフラワー様肥大**
- **足底部軟部組織の肥厚**（22 mm以上）

などの所見が得られます．

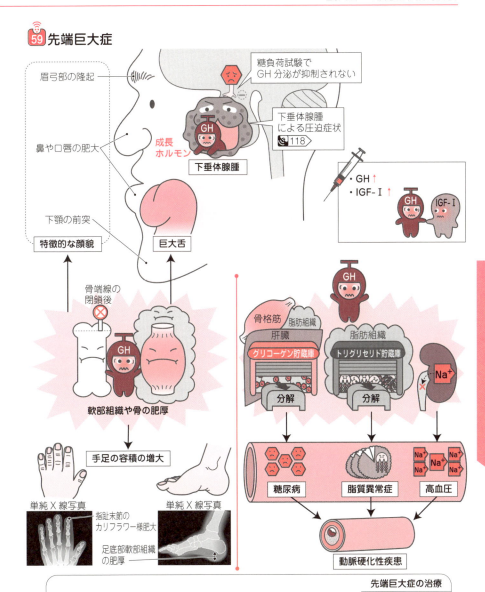

高プロラクチン血症
▶乳汁漏出などをきたすホルモン異常

高プロラクチン血症は，何らかの原因でプロラクチン (PRL) 〈38〉の分泌が亢進し，その血中濃度が異常に高くなる疾患です。

過剰分泌されるPRLは基本的に下垂体前葉由来ですが，腫瘍によるものと正常のPRL分泌細胞によるものがあります。

原因と発症のしくみ

高プロラクチン血症は，無秩序にPRLを分泌する腫瘍である
- **PRL産生下垂体腺腫**〈118〉
（プロラクチノーマ）

が原因の一つになります。

別の原因として，正常のPRL分泌細胞からのPRL分泌を亢進させるような，PRL分泌調節の異常があります。PRLの分泌は
- 視床下部の**ドパミン**によって
- PRL分泌が**抑制**される

というように調節を受けています。したがって
- **薬剤**（向精神薬，ドパミン受容体遮断薬，制吐薬，降圧薬など多岐にわたる）
- 視床下部，下垂体茎の病変

によるドパミン分泌の減少，ドパミン輸送の障害，ドパミン作用の減弱などが原因となって，PRL分泌が抑制されなくなり，高プロラクチン血症をきたすことがあります。

もう1つのパターンは
- **原発性甲状腺機能低下症**〈134〉

に伴うものです。この場合，甲状腺ホルモンの減少により負のフィードバックがはずれて視床下部からTRHが過剰分泌され，これがプロラクチンの分泌を刺激し増加させるため，高プロラクチン血症となります。

高プロラクチン血症の症状は，PRL作用によるものと原因疾患によるものがあります。

症状

PRLの直接作用によって
- **乳汁漏出**

が起こります（ただし男性では表面化することはまれ）。

また，PRLはGnRH分泌を抑制するためFSHとLHの分泌が低下して
- **性腺機能低下**

が生じます。具体的には
- 女性では**無月経**，**不妊**
- 男性では性欲低下，インポテンツ

などをきたします。

下垂体腺腫が原因である場合は圧迫症状が生じ，特に男性では視野障害を主訴に受診する場合も多くあります。

検査では，頭部画像検査によって下垂体腺腫などの病変がないかを確認します。ホルモン過剰の証明には，血液検査を用います。

検査

血液検査で
- 血中**PRL**濃度が**高値**

となります。

高プロラクチン血症の治療

PRL産生下垂体腺腫が原因の場合，先端巨大症と違ってまず最初に奏効率の高い
- **薬物療法**（ドパミン作動薬の投与）

を行います（事前にブロモクリプチン試験〈158〉を行うこともある）。薬物療法で対処不能なときのみ，手術療法や放射線治療が試みられます。

薬剤が原因であれば，服用を中止します。視床下部や下垂体の病変による場合や，原発性甲状腺機能低下症がある場合には，その原因疾患に応じた治療を行います。

高プロラクチン血症

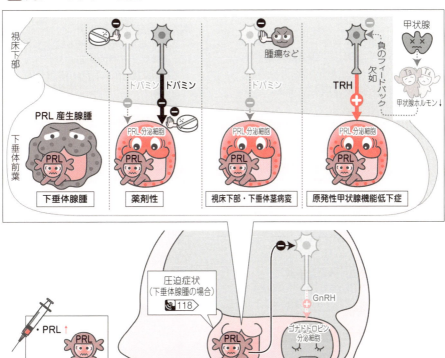

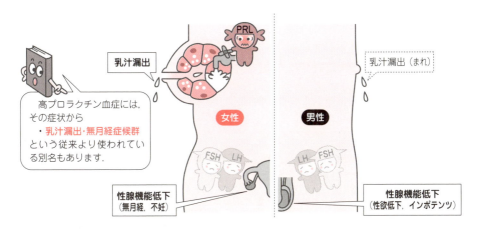

下垂体前葉機能低下症
▶ 様々なホルモンの不足による影響

下垂体前葉機能低下症はその名の通り，下垂体前葉ホルモンの分泌が障害される疾患です．分泌が低下するホルモンは，単独のこともあれば2〜全種類になることもあります．

原因
下垂体前葉機能低下症は，大本の障害部位によって
- 視床下部性と下垂体性

に分けられます．視床下部性では，下垂体は正常でも，視床下部からの各放出ホルモンの分泌が低下して刺激が足りないため，前葉ホルモンの分泌が低下します．下垂体性は，下垂体自体に問題があります．

主な原因として
- 頭部の腫瘍，外傷，手術

などが知られていますが，特発性（原因不明）のものも少なくありません．

症状は，分泌が低下するホルモンによって異なります．

ホルモン分泌不全症状
不足するホルモンとそれによって起こる障害や疾患の対応は
- 副腎皮質刺激ホルモン（ACTH）欠乏
  → 副腎皮質機能低下症 ⓟ146
- 甲状腺刺激ホルモン（TSH）欠乏
  → 甲状腺機能低下症 ⓟ134
- ゴナドトロピン（FSH, LH）欠乏
  → 性腺機能低下症 ⓟ153
- 成長ホルモン（GH）欠乏
  → 小児期なら右ページで述べる低身長症，成人後なら易疲労感や脂質異常症など
- プロラクチン（PRL）欠乏
  → 産後であれば乳汁分泌不全

となっています．疾患名のついているものについては，具体的な症状を参照ページで解説してあります．

次のページでは，低身長症とGH分泌不全について説明します．

 61 下垂体前葉機能低下症

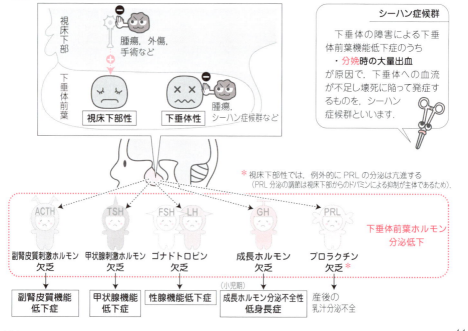

シーハン症候群
下垂体の障害による下垂体前葉機能低下症のうち
- 分娩時の大量出血

が原因で，下垂体への血流が不足し壊死に陥って発症するものを，シーハン症候群といいます．

＊ 視床下部性では，例外的にPRLの分泌は亢進する（PRL分泌の調節は視床下部からのドパミンによる抑制が主体であるため）．

7. 理解を深める疾患編（内分泌疾患）

低身長症
▶ GHなど様々なホルモンの異常が原因

ここではまず，様々な原因による低身長症について説明します．

低身長症

低身長症は，統計的に定義されており
- その年齢における**平均身長**を
- **2SD以上下回った状態**

です（SDは標準偏差という，バラツキの大きさを表す数値）．一般には
- **成長曲線**

というグラフを用いて判断します．

原因としては
- **GH分泌の障害**（右で述べる，成長ホルモン分泌不全性低身長症のこと）
- **甲状腺機能低下症** 📖134>
- **クッシング症候群** 📖144>

などの内分泌疾患のほか，染色体異常（ターナー症候群など 📖152>），骨・軟骨疾患（軟骨無形成症など）によるもの，特発性・家族性のものなどがあります（母子関係や家族関係の問題によって成長，発達が障害される愛情遮断症候群も原因の一つ）．

このうち，GH分泌の障害による低身長は，下垂体前葉機能低下症のカテゴリに属します．

成長ホルモン分泌不全性低身長症

この疾患は
- **下垂体からのGH分泌の障害**

による低身長症です．特発性のものが90％以上を占め，ほかの原因は遺伝子異常など先天性のもの，下垂体腫瘍，頭部外傷などです．

症状として特徴的なのは
- **均整の取れた低身長**
  （頭身や手足とのバランスなどに異常がない）

となることです．検査では
- **成長ホルモン刺激試験**
  （インスリンなどを投与してGH分泌をみる検査）

で血中GH濃度が上昇しないことを確かめ，MRIなどの頭部画像検査を行います．治療は
- **GH補充療法**

であり，奏功すると成長のキャッチアップ（追いつくこと）がみられます．

🔊62 低身長症

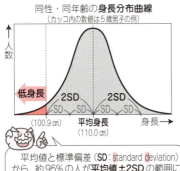

同性・同年齢の**身長分布曲線**
（カッコ内の数値は5歳男子の例）

平均値と標準偏差（SD：standard deviation）から，約95％の人が**平均値±2SD**の範囲に入ることが知られています．
ちなみに，**平均値−2SD**は'偏差値30'とも表現できます（偏差値とは，平均値が50になり，平均値からSDだけ離れるごとに10だけ上下するように定義された値）．

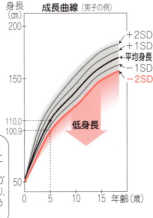

成長曲線（男子の例）

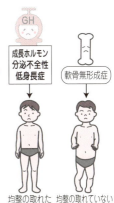

成長ホルモン分泌不全性低身長症 / 軟骨無形成症

均整の取れた低身長 / 均整の取れていない低身長

尿崩症
▶ 多尿から多飲になるか，その逆か

ヒトの体内水分量は主に，口渇感(こうかつ)や食事などに伴う飲水と尿中への水の排泄とのバランスによって，恒常性が保たれています〈22〉．このバランスが崩れた状態の一つが，水が尿中へと大量に捨てられてしまう尿崩症(にょうほうしょう)です．ここでは，2つのタイプの尿崩症を対比しながら説明していき，最後に多尿をきたすほかの疾患を紹介します．

尿崩症の定義と分類
尿崩症とは
- AVP〈41〉の作用が不足

することによって
- 腎臓で水の再吸収が障害され
- 大量の水が尿中へと排泄

されてしまう疾患です．

尿崩症は，大きく分けて
①下垂体後葉からのAVP分泌の障害
によって血中AVPが欠乏する
- 中枢性尿崩症

と，AVP分泌は正常であるが
②AVPに対する腎臓の反応の障害
が起きている
- 腎性尿崩症〈95〉

の2タイプに分類できます．

中枢性尿崩症の原因のほとんどは，脳腫瘍あるいは炎症のためにAVPが産生できなくなったことによるものです．

腎性尿崩症の原因には，高Ca血症〈138〉などによる続発性のものと遺伝子異常による先天性のものがあります．

尿崩症の症状と血液や尿の浸透圧の変化は，分類や原因に関係なく共通です．

症状と血液・尿の異常
尿崩症では，尿中への水の排泄が増加するために
③大量の (1日3 L～ときに10 Lを超える)
浸透圧の低い尿(低張尿)
が排泄されます(尿の濃縮障害)．そのため
- 頻尿と夜間尿のための睡眠不足

が訴えられます．

水の喪失により，血漿浸透圧はいったん上昇します．すると，視床下部の
④浸透圧受容器〈94〉
がこれを感知して口渇中枢を刺激し
⑤強い口渇(灼熱感を伴う)によって
⑥大量の飲水(特に冷水を好む)
をひき起こします．

重要なのは
③多尿のために⑥多飲になる
という点です(後述の心因性多飲症とは逆)．

浸透圧受容器はまた，AVPを介して腎臓での水の再吸収を増加させようとしますが，中枢性尿崩症では①AVPが分泌できないため，また，腎性尿崩症では②分泌されたAVPが作用できないため，いずれも水の再吸収は低下したままです．

十分に水が摂取される結果として
- 血漿浸透圧は
  やや高値ではあるが正常範囲内

に戻ります．しかし，口渇中枢の異常や体調不良などによって飲水量が不足すると，容易に脱水症状(発熱，嘔吐，意識障害など)が起こります．

機能検査
尿崩症の診断では
- 水制限試験(尿崩症の有無を調べる)
- 高張食塩水負荷試験
  (中枢性尿崩症か腎性尿崩症を鑑別する)

などの機能検査が行われます〈158〉．

63 尿崩症

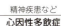
※臨床ではAVP（アルギニンバソプレシン）のことをADH（抗利尿ホルモン）とよぶことも多いですが，本書ではAVPの方を用いて説明します。

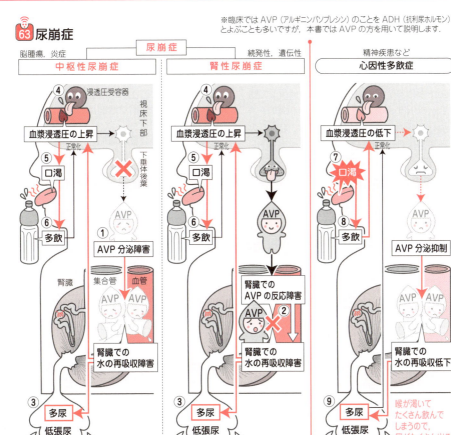

尿崩症の治療

尿崩症に共通して
- **適切な飲水量の確保**

が重要です．中枢性尿崩症には
- **デスモプレシン**（AVP作用をもつ薬物で，点鼻薬や経口薬がある）

が用いられます．

多飲・多尿はほかにも，尿にグルコースが出る**糖尿病** 199 のような，尿中に何らかの物質が増加して水の排泄が亢進する疾患でも生じます．

心因性多飲症

尿崩症との鑑別が重要である疾患に，心因性多飲症があります．精神疾患などの影響によって，血漿浸透圧が正常以下なのに
- ⑦ **口渇**による⑧**多量の飲水**が続く

ことが原因です．血漿浸透圧がさらに低下し
- AVP分泌が抑制されて
- 腎臓での水の再吸収が低下

することで，多量の⑨低張尿が出ます（つまり，尿崩症とは逆に⑧多飲によって⑨多尿になった状態）．結果的に
- **血漿浸透圧はやや低値であるがほぼ正常**

であり，夜間尿は比較的少ないのが特徴です．

SIADH（ADH不適合分泌症候群）
▶ 体内に水があふれ血漿浸透圧が下がる

　SIADHはsyndrome of inappropriate secretion of antidiuretic hormoneの略で，直訳すると抗利尿ホルモン（ADH）不適合分泌症候群です．この本では，2章での正常機能の説明と統一するために，ADHではなく別名のAVPを用います．

正常でのAVP分泌調節とSIADH
　①AVP 🔖41 は，血漿浸透圧が高いときに下垂体後葉から分泌されて腎臓からの水の排泄を減らし，血漿浸透圧が低い場合には分泌されないのが正常です．SIADHは
②血漿浸透圧が低い
にもかかわらず，本来は出ないはずの
③AVPが'不適合'に分泌
されてしまう疾患です．

SIADHの原因は大きく3つあります．

SIADHの原因
1つ目の原因は
④中枢神経疾患（髄膜炎・脳炎や腫瘍など）
です．このとき，視床下部にある
・浸透圧受容器の障害
によりAVP分泌が刺激されます．

2つ目の原因は，胸腔内圧を高める
⑤胸腔内疾患（肺炎 📖138 など）
の存在です．このとき
・静脈還流 ♡60 が減少し
・右心房などの圧受容器 ♡94
から迷走神経を介して視床下部へと
・循環血液量が少ない
という誤った信号が伝わるのです．

3つ目の原因は，
⑥薬剤（抗がん剤，向精神薬，抗けいれん薬など）
によるAVPの分泌亢進です．

一方，肺小細胞癌 📖180 などの
⑦異所性AVP産生腫瘍
が発生すると，そこからのAVP分泌は血漿浸透圧による制御を受けないため，SIADHを発症します．

　SIADHでは，体液のNa^+濃度や浸透圧バランスが狂います．

低Na血症が起こるしくみ
　AVPが作用してしまうために
⑧腎臓での水の再吸収が亢進して
・体内水分量が増加（水分貯留）
します．すると
・循環血液量が増加
するとともに，血液中のNa^+に対する水の量が増加して，ますます
⑨血中Na^+濃度と血漿浸透圧が低下
します（歯止めがかからない状態）．

さらに，循環血液量の増加により糸球体濾過量が増加して
⑩RAA系 🔖72 が抑制
されます．すると
⑪腎臓でのNa^+の再吸収が抑制
されて尿中へのNa^+排泄が増加し
⑫体内Na^+量が減少
することで，低Na血症が増悪します．

一方で，Na^+排泄の増加には，⑬尿中に水を引きつけて排泄させることで循環血液量の増加を食い止めようとするはたらきもあります．

多くの場合，SIADHの症状は軽度です．

症状
血中（細胞外液中）Na^+濃度の低下は
⑭浸透圧差によって
・細胞内へと水を流入
させます．これが脳細胞で起こると
・脳浮腫
の状態となって
・全身倦怠感や食欲不振
が生じ，重度の場合には
・全身けいれんから昏睡
に至ります．

　血液検査で浸透圧と血中Na^+濃度が低下しているのにAVP分泌を認め，尿検査で尿浸透圧と尿中Na^+濃度が上昇（水が再吸収され続けて相対的に尿中Na^+が過剰になるため）していれば，SIADHと診断可能です．

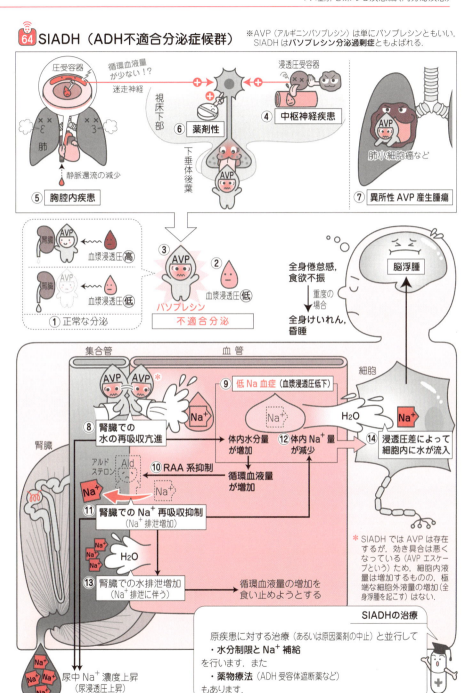

甲状腺機能亢進症と甲状腺中毒症 1
▶ 過剰なホルモンの由来を理解しよう

甲状腺中毒症とは，甲状腺のホルモン分泌作用の過剰あるいは甲状腺組織の破壊によって，血中甲状腺ホルモン〈56〉濃度が上昇して全身で甲状腺ホルモンの作用が過剰になる疾患です．

甲状腺中毒症の原因

過剰な甲状腺ホルモンは，多くの場合甲状腺から出たものです（ほかに，体外から投与された甲状腺ホルモン作用をもつ薬剤などがある）．そのうち
- 甲状腺ホルモンの合成・分泌亢進

によって起こるものを
- 甲状腺機能亢進症

といいます．そのほかに
- 甲状腺ホルモンの漏出

によって起こるものがあり，これは
- 破壊性甲状腺炎

に分類されます．

まずは甲状腺機能亢進症の原因疾患です．

バセドウ病

甲状腺機能亢進症の原因として最も頻度の高い疾患が
- バセドウ病（グレーブス病）

です．バセドウ病は，免疫系が
- TSH受容体抗体
  （TRAb：TSH receptor antibody）

という自己抗体を産生してしまう
- 自己免疫疾患

です（自己抗体とは，本来は免疫の対象とならない正常の体内物質に結合する抗体）．TRAbがTSH受容体に結合すると，あたかもTSH〈34〉が結合したかのように
- 甲状腺ホルモンの合成や分泌を促進

します（一般的な自己抗体は免疫反応によって細胞を傷害する〈134〉）．

TRAbは，下垂体前葉から出るTSHとは違って負のフィードバック〈20〉による抑制を受けないため，甲状腺が刺激され続けます．

下垂体腺腫

別の原因として，TSHを分泌する
- 下垂体腺腫〈118〉

があります．ここからのTSHに対しては負のフィードバックが無効であるため，甲状腺ホルモンが出続けます〈117〉．

プランマー病

甲状腺に発生する腫瘍がTSH刺激の有無にかかわらず無秩序に甲状腺ホルモンを分泌する疾患としては
- プランマー病

があります（大部分が機能性甲状腺結節とよばれる良性結節によるもの）．

次に，破壊性甲状腺炎について説明します．

破壊性甲状腺炎

ウイルス感染などが原因となる
- 亜急性甲状腺炎（自発痛や圧痛を伴う）

や，主に橋本病〈134〉の経過中に発症する
- 無痛性甲状腺炎（痛みを伴わない）

では
- 濾胞が破壊されることで
- 濾胞内にある甲状腺ホルモンが血中へと漏出

して，甲状腺ホルモンが過剰となります．ただし，貯蔵されていたホルモンが尽きると漏出は止まるため
- 一過性（1〜2カ月程度）

であるのが特徴です．

甲状腺中毒症で具体的にどのような症状が現れるのかについては，次の見開きで見ていきます．

🔊65 甲状腺機能亢進症と甲状腺中毒症1

甲状腺機能亢進症			破壊性甲状腺炎	
バセドウ病	下垂体腺腫 (TSH産生腫瘍)	プランマー病	亜急性甲状腺炎	無痛性甲状腺炎

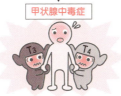

甲状腺ホルモンの合成・分泌亢進　　　　　　　　　甲状腺ホルモンの漏出

↓ 血中に甲状腺ホルモンが増加し，その作用が過剰に発現

甲状腺中毒症

甲状腺腫

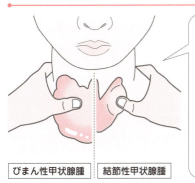

甲状腺が腫大した状態を甲状腺腫といいます．甲状腺中毒症に限らず甲状腺疾患でしばしば生じ，触診🔊46 によって
- **びまん性**甲状腺腫（全体的に腫れているもの）
- **結節性**甲状腺腫（部分的に盛り上がったもの）

のどちらであるかが判断できます．
　びまん性甲状腺腫の原因としては，バセドウ病や橋本病🔊134 が高頻度です．
　結節性甲状腺腫の場合，良性結節（やわらかく境界明瞭で可動性がある）か悪性腫瘍（硬く境界不明瞭で可動性が不良）🔊136 かを触診によってある程度区別できます．

甲状腺機能亢進症と甲状腺中毒症2
▶ 症状と診断について知ろう

甲状腺ホルモンの作用が過剰になる甲状腺中毒症では，どのような症状が生じるのでしょうか．イメージとしては'全身が活発すぎる状態'です．

甲状腺中毒症の症状
甲状腺ホルモンの作用 🔖56 が増強されて多彩な症状が現れます．全身の代謝が亢進し，体重減少や発熱，暑がり，多汗が生じます．循環器系では頻脈や収縮期高血圧，息切れなどが，消化器系では食欲亢進や腹痛，下痢などが起こります．精神症状としては精神的高揚や神経過敏が生じ，神経筋症状としては手指振戦，周期性四肢麻痺，筋力低下などが生じます．

診断のためには，身体診察と検査が重要です．

身体診察
甲状腺中毒症に限らず甲状腺疾患ではしばしば
- **甲状腺腫** 🔖131

が生じ，診断のきっかけとなります．

特にバセドウ病では
- **頻脈**
- **眼球突出**
- **びまん性甲状腺腫**

の3つの身体所見の頻度が高く，これを
- **メルゼブルクの三徴**

といいます．

検査
血液検査では甲状腺中毒症全般で
- **遊離トリヨードサイロニン**(FT₃)と**遊離サイロキシン**(FT₄)が**高値**

となり，TSH産生腫瘍の場合を除き
- **TSHは低値** 🔖116

となります．
バセドウ病に特徴的なのは
- **血中TRAbが陽性**

になることです．
亜急性甲状腺炎では
- **赤沈**(赤血球沈降速度)の**亢進**
- **CRP**(C反応性蛋白)の**上昇**

などの炎症所見がみられます．

画像検査では¹²³Iなどを用いた
- **甲状腺シンチグラフィ**

がバセドウ病と破壊性甲状腺炎の鑑別に有用です．

最後に，甲状腺中毒症をもつ人で注意すべき病態を紹介します．

甲状腺クリーゼ
甲状腺中毒症の経過中に外傷や感染などの強いストレスが加わると
- **高熱や意識障害**(落ち着きのなさ)
- **著しい頻脈**(130/分以上)や**心不全**

などが生じ，これは
- **甲状腺クリーゼ**

とよばれる生命に関わる状態です．

バセドウ病の治療
バセドウ病の治療には
- **抗甲状腺薬**(甲状腺ホルモンの合成に必要な甲状腺ペルオキシダーゼ 🔖52 を阻害する薬物)
- **手術療法**(甲状腺全摘または亜全摘)
- **アイソトープ治療**(甲状腺に取りこまれる¹³¹Iという放射性同位元素を投与して，放出されるβ線によって濾胞細胞を減少させる治療)

があります．また，甲状腺クリーゼに陥った場合には
- 抗甲状腺薬やステロイド薬，β遮断薬 💗99 などの投与
- 適切な輸液や酸素吸入

などの対処が必要となります．

66 甲状腺機能亢進症と甲状腺中毒症 2

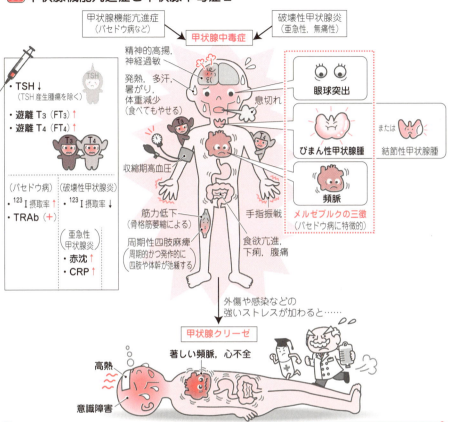

シンチグラフィ

シンチグラフィは核医学検査の一種で, γ線を放出する
- **放射性同位元素**
を含み特定の組織へと集積する性質をもつ
- **トレーサー**
とよばれる物質を投与し, ガンマカメラでそのγ線を検出することによって目的の臓器や病変への集積を観察する検査です. 対象とする疾患に応じた様々なトレーサーが開発されています (📖145 📖150 📖100).

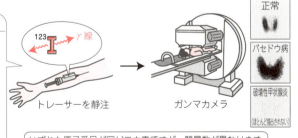

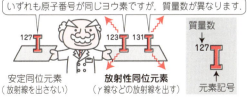

甲状腺機能低下症と橋本病
▶ 異常箇所による分類を理解しよう

甲状腺ホルモン〈58〉の分泌能力が低下してその作用が不足する疾患を，甲状腺機能低下症といいます．

甲状腺機能低下症

甲状腺機能低下症は，甲状腺での
- **甲状腺ホルモン**の合成や分泌が**低下**

する疾患です．大本にある機能障害の部位によって
- **甲状腺に原因のある原発性**
- **下垂体または視床下部に原因のある中枢性**（続発性）

に分類されます．

原発性甲状腺機能低下症をきたす疾患で代表的なのは，右で述べる
- **橋本病**

です．ほかに，出生時からの重度の甲状腺機能低下を有し，無治療だと知能障害や低身長などをきたす
- **クレチン症**（先天性甲状腺機能低下症）

があります（現在は新生児マススクリーニング〈245〉により早期に発見でき，ホルモン補充療法で問題なく生育が可能となっている）．

中枢性甲状腺機能低下症は
- **下垂体前葉機能低下症**〈124〉

のうちTSHの分泌が障害されているものと理解できます．

甲状腺機能低下症の症状

甲状腺ホルモンの作用〈58〉が不足して，低体温・寒がり・体重増加（全身の代謝低下），徐脈（循環器症状），食欲低下・便秘（消化器症状），無気力・認知機能低下（精神症状），筋力低下・アキレス腱反射の遅延（神経筋症状），粘液水腫（四肢や眼瞼などに生じる．圧痕を残さない浮腫）などの多彩な症状が現れます．

橋本病

橋本病は1912年に橋本策博士が初めて報告した疾患で，その病態から
- **慢性甲状腺炎**

ともよばれます．免疫系によって
- **甲状腺組織そのものに対する自己抗体**

が産生され，その刺激によって炎症細胞による組織破壊が起こる
- **自己免疫疾患**

であり，甲状腺機能低下症の原因として最も多いです．しかしながら橋本病の
- **約80％の人は甲状腺機能が正常**

ということを覚えておきましょう．

橋本病では，前述の甲状腺機能低下症状に加えて
- **びまん性甲状腺腫**

を認め，経過中に一過性の甲状腺中毒症状〈132〉を生じることがあります．

甲状腺機能低下症や橋本病は，血液検査によって診断が可能です．

血液検査

ホルモン分泌低下を反映して
- **遊離トリヨードサイロニン**(FT_3)と**遊離サイロキシン**(FT_4)は**低値**

となります（甲状腺ホルモン不応症は例外）．
原発性では負のフィードバックの欠如によって
- **TSH**が**高値**

となりますが，中枢性では
- **TSH**が**低値**

のままです〈117〉．

橋本病では，甲状腺組織に結合し免疫反応を起こして組織を傷害する
- **抗サイログロブリン抗体**
- **抗甲状腺ペルオキシダーゼ**(TPO)**抗体**

という自己抗体が出現します．

67 甲状腺機能低下症と橋本病

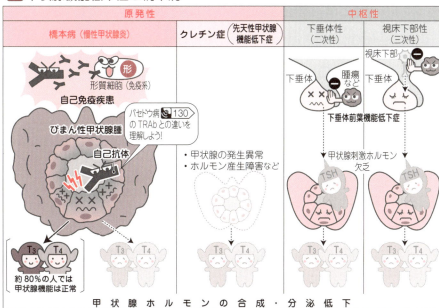

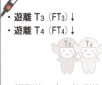

甲状腺ホルモン不応症

甲状腺ホルモン受容体の異常などが原因で，血中ホルモン濃度は正常なのにホルモン作用が不足する病態です。レフェトフ症候群ともいいます。

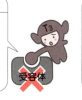

甲状腺機能低下症の治療

基本的な治療は
・**合成 T_4 の補充**

です。気をつけることとして，副腎皮質機能低下症 146 を併発している場合には，ステロイド薬よりも先に T_4 製剤を投与するのは禁忌です。

甲状腺の悪性腫瘍
▶ 数種類の癌と悪性リンパ腫がある

ここでは，甲状腺に原発する悪性腫瘍について説明します．悪性腫瘍には癌とそれ以外があります 142 188 ．

甲状腺癌
甲状腺に原発する悪性腫瘍のうち，上皮組織を構成する
- 濾胞細胞や傍濾胞細胞 50

に由来するものを，甲状腺癌といいます．

濾胞細胞由来のものは，さらに組織の特徴によって
- 乳頭癌
- 濾胞癌
- 未分化癌

などに分類されます．一方，傍濾胞細胞由来のものは
- 髄様癌

とよばれます．

甲状腺癌は，未分化癌を除き
- 中年女性に好発（男女比1：2～1：6）

します．未分化癌は
- 高齢者に好発し，性差は小さい

です．

乳頭癌
甲状腺乳頭癌は
- 甲状腺癌のうち最多（約90%）

のものです．進行は緩徐であり
- リンパ行性転移

をすることがありますが
- 予後は最も良好（10年生存率約90%）

です．

濾胞癌
甲状腺濾胞癌は，進行は緩徐で
- 血行性転移

をすることもありますが，予後は比較的良好です（10年生存率約80%）．

未分化癌
甲状腺未分化癌は
- 急激に増大し
- 周囲組織に浸潤，遠隔臓器へ転移

する癌です．症状として
- 頸部の自発痛や圧痛
  - 嗄声（声がかすれること 128）

などが目立ちます．治療は難しく
- 予後は極めて不良

です．

髄様癌
甲状腺髄様癌は，その約40%が
- 多発性内分泌腫瘍症2型 156

の一病変であり，血液検査で
- カルシトニン 58 高値
- CEA（腫瘍マーカーの一種）高値

となるのが特徴です．進行は比較的緩徐で，予後は良好な方です．

癌以外の悪性腫瘍で甲状腺に発生しやすいのは，悪性リンパ腫です．

甲状腺原発悪性リンパ腫
甲状腺には，リンパ球由来の
- 悪性リンパ腫

が発生します．悪性リンパ腫は
- 橋本病をもつ中高年者に好発

します．比較的急速に増大し，予後はあまりよくありません．

甲状腺癌の診断に用いられる検査にはどのようなものがあるのでしょうか．

検査
甲状腺は皮膚直下にあるため
- 超音波検査（頸部エコー）

が有用です．また，病変が癌であるかどうかの判断のためには
- 穿刺吸引細胞診（甲状腺に細い針を刺し，少量の細胞を採取して顕微鏡で観察する検査）

を行い，CTやシンチグラフィ 133 などを用いることもあります．

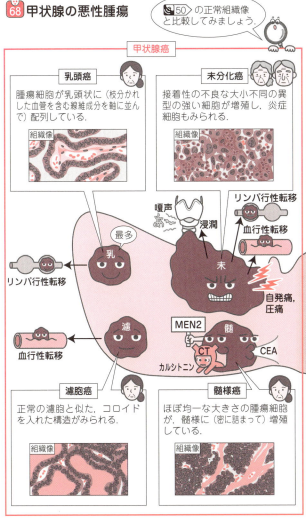

副甲状腺機能亢進症
▶ ホルモンと電解質，どちらの異常が先か

副甲状腺機能亢進症とは，副甲状腺からの副甲状腺ホルモン(PTH)〈58〉の分泌が増加する疾患で，カルシウム(Ca)やリン(P)の代謝異常を伴います．

副甲状腺機能亢進症
副甲状腺機能亢進症は，副甲状腺自体に原因がある
- **原発性**副甲状腺機能亢進症

と，低Ca血症による過剰な分泌刺激が原因で起こる
- **続発性**副甲状腺機能亢進症

の2つに分類されます．

それぞれを詳しく見てみましょう．

原発性副甲状腺機能亢進症
原発性副甲状腺機能亢進症では
- **副甲状腺の腫瘍**（腺腫や癌）

または過形成（腫瘍性でない組織増生）からの自律的なPTH分泌が原因で
- **血中PTH濃度が上昇**

します．この過剰なPTHが
- 腎臓で**Ca再吸収**を促進（P再吸収は抑制）
- 全身の骨で**骨吸収**を促進

させて，血中Ca濃度が上昇（P濃度は低下）します．

続発性副甲状腺機能亢進症
続発性副甲状腺機能亢進症では
- **慢性腎臓病**（CKD）〈141〉〈144〉
- **ビタミンDの欠乏や作用不全**

などによって
- **血中Ca濃度が低下**

することで副甲状腺が刺激され
- **血中PTH濃度が上昇**

します．このPTHは
- 腎臓で**Ca再吸収**を促進（P再吸収は抑制）
- 全身の骨で**骨吸収**を促進

し，代償的に血中Ca濃度を上昇（正常寄りに移動）させます．

つまり，原発性ではPTH分泌亢進の結果として，続発性ではPTH分泌亢進の原因として，血中Ca濃度の異常があるのです．

次に，症状や検査について説明します．

症状
副甲状腺機能亢進症では，骨吸収の亢進による骨量減少（続発性骨粗鬆症〈238〉）や病的骨折が生じます．

原発性で生じる高Ca血症は，倦怠感や易疲労感などの全身症状，集中力の低下や易刺激性，うつ，重度の場合は昏睡などの精神神経症状，悪心・嘔吐や便秘，消化性潰瘍〈172〉などの消化器症状，腎性尿崩症〈126〉などの腎症状，筋力低下など，多彩な症状を起こします．さらにCaは腎臓から尿中へと排泄されて尿路結石〈152〉をひき起こします．

続発性では，高い血中濃度のPがCaと結合して血管などの異所性石灰化（骨以外へのCa沈着）をひき起こします（CKDによるものは，血液や骨の異常と合わせてCKD-MBDという〈78〉）．

血液検査
前述の通り，副甲状腺機能亢進症では血中PTH濃度が上昇します．また，骨吸収の亢進を反映して
- **ALP$_3$**（骨型アルカリホスファターゼ）**高値**

などの異常も認めます．

原発性では，PTH濃度上昇により
- **血中Ca濃度が上昇**（P濃度は低下）

します．一方，続発性では十分な量のPTH分泌により代償されて
- **低下していた血中Ca濃度は通常，正常範囲内に戻る**

という点に注意が必要です（P濃度は，原疾患と骨吸収の結果，高値のままである）．

69 副甲状腺機能亢進症

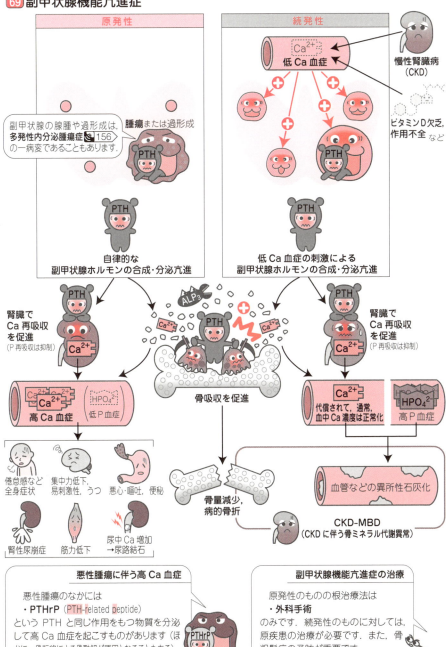

副甲状腺機能低下症
▶ PTHが低値か高値かに注目しよう

副甲状腺機能低下症は，副甲状腺ホルモン(PTH) 🔊58▶作用の不足によって血中カルシウム(Ca)濃度が低下する疾患です．

副甲状腺機能低下症
副甲状腺機能低下症では
①副甲状腺からのPTH分泌の低下
②PTHに対する組織の反応性の低下
のどちらかのしくみで生じます．

①はさらに，自己免疫の機序や先天性の低形成(組織の発育不全)などの内的要因によって副甲状腺の機能が障害されている
- 特発性副甲状腺機能低下症

と，頸部の手術や放射線治療といった外部要因によって発症する
- 続発性副甲状腺機能低下症

とに分類されます．いずれも
- 血中PTH濃度は低値

となります．

対照的に②では
- 血中PTH濃度が低下していない

にもかかわらず副甲状腺機能低下症状を示すことから
- 偽性副甲状腺機能低下症

とよばれます．原因は，腎臓や骨の組織がPTHに反応できず，その作用が不足することです．

①②のどちらの病態でも
- 腎臓でのCa排泄の亢進
- 全身の骨での骨吸収の低下

によって血中Ca濃度が低下します．
なお，①ではPTH分泌は上昇しませんが，②では血中Ca濃度の低下が刺激となって正常以上にPTHが分泌されます．

低Ca血症は，特徴的な症状と身体所見を生じさせます．

副甲状腺機能低下症の症状
低Ca血症によって，不穏や易刺激性などの精神神経症状，心収縮力低下や低血圧などの循環器症状，喘息などの呼吸器症状，悪心・嘔吐や下痢などの消化器症状，テタニー(四肢の強直性けいれん)などの神経筋症状，皮膚の乾燥や歯の発育異常など，多彩な症状を起こします．

偽性副甲状腺機能低下症の症状
偽性副甲状腺機能低下症は先天性であり，一部に丸顔や低身長，中手骨の短縮といった身体的特徴と精神遅滞とを合併する病型があります．

身体所見
低Ca血症では，身体診察で
- クヴォステック徴候
  (耳の前方，顎関節の上方を軽くたたくと眼瞼や口角の筋がけいれんする徴候)
- トルソー徴候
  (血圧測定の要領で上腕にマンシェットを巻いて締め付けると，前腕筋のけいれんによって母指が内転しほかの指は伸展する徴候で，この形を'産科医の手'という)

を認めます．これらは刺激によって誘発されたテタニーです．

血液検査
副甲状腺機能低下症に共通して
- 血中Ca濃度が低下

します．また，リン(P)の血中濃度は上昇します．

特発性と続発性では
- 血中PTH濃度は低値

であり，偽性では低Ca血症の刺激により
- 血中PTH濃度は高値

となります．

70 副甲状腺機能低下症

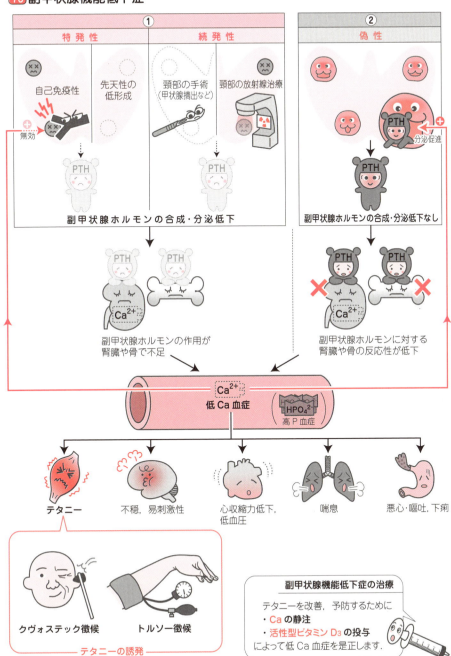

アルドステロン症
▶ 高血圧のなかでも根治可能な疾患

アルドステロン症は，鉱質コルチコイドに属するアルドステロン🔖72のはたらきが過剰になる疾患で，二次性高血圧症❤114の原因の一つです（アルドステロン過剰がないのにアルドステロン過剰症状が現れる，偽性アルドステロン症もある）．

> **アルドステロン症**
> アルドステロン症は，副腎自体に根本原因がある
> - 原発性アルドステロン症
>
> と，ほかの臓器の異常が原因である
> - 続発性アルドステロン症
>
> の2つに分類されます．

アルドステロンの過剰があると，ナトリウム（Na）やカリウム（K）といった電解質の代謝が変化し，血圧が上昇します．

> **原発性アルドステロン症**
> 原発性アルドステロン症は
> - アルドステロン産生腫瘍
>
> や，非腫瘍性に両側副腎皮質組織が増生する原因不明の
> - 特発性アルドステロン症
>
> などによって
> - 副腎からの自律的なアルドステロン分泌
>
> が起こっている状態です（狭義には，腫瘍が原因のものだけを指すこともある）．
>
> ---
>
> 過剰なアルドステロンが
> - 腎臓でNa^+再吸収を促進（K^+再吸収は抑制）
>
> するため，体液量が増加して
> - 血圧が上昇
>
> します．

原発性アルドステロン症の症状は高血圧が必発で，さらに腎臓からのK喪失によって低K血症を伴う場合はその症状が現れます（右ページ）．

高血圧の約5%は原発性アルドステロン症によるものと考えられており，スクリーニング（拾い上げ）検査を行って正しく診断，治療することが重要です．

> **原発性アルドステロン症の検査**
> 血液検査では
> - アルドステロン濃度高値
> - レニン活性低値
>
> となり，機能検査としては
> - カプトプリル試験🔖158
> - 立位フロセミド負荷試験🔖159
>
> などが行われます．病変の存在部位は
> - 腹部造影CT🔖65
> - 選択的副腎静脈サンプリング🔖159
>
> によって探ります．

ここからは，続発性アルドステロン症と偽性アルドステロン症を紹介します．

> **続発性アルドステロン症**
> 続発性アルドステロン症は，他臓器の異常を原因として
> - レニンとアンジオテンシンⅡの過剰
>   →アルドステロン分泌亢進
>   （RAA系🔖72亢進）
>
> が生じた状態です．したがって
> - アルドステロン濃度高値
> - レニン活性高値
>
> を認めます．

> **偽性アルドステロン症**
> 偽性アルドステロン症とは
> - グリチルリチン
>   （漢方薬などに含まれる甘草（かんぞう）の成分）
>
> の摂取によって，腎臓で
> - コルチゾールの不活性化が障害
>
> された状態です．コルチゾールはアルドステロン受容体にある程度結合可能🔖71であるため，腎臓内で適切に不活性化されないと
> - 過剰なアルドステロンと同様にNa^+再吸収を促進
>
> して血圧を上昇させます．このとき
> - アルドステロン濃度は低値
>
> であるため'偽性'とよばれます．

71 アルドステロン症

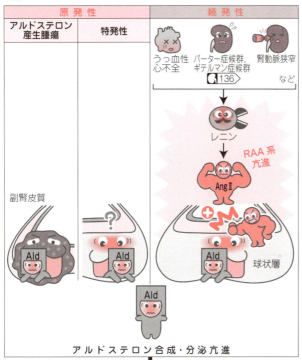
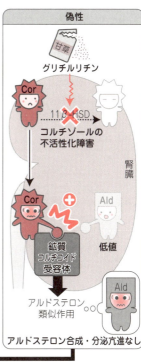
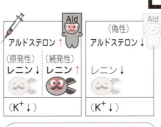
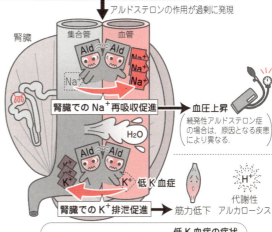

クッシング症候群
▶ 特徴的な外見と症状を覚えておこう

クッシング症候群は，糖質コルチコイド(主にコルチゾール) 📖74 の作用が過剰になる疾患の総称です．

副腎皮質刺激ホルモン(ACTH) 📖34 との関係から，ACTH依存性とACTH非依存性の2つに分類されます．

ACTH依存性クッシング症候群
ACTH依存性のものとしては
- クッシング病

が代表的です．この疾患では
- 下垂体腺腫 📖118 が
- 自律的かつ過剰にACTHを分泌

するため，それに刺激されて
- 両側の副腎皮質が過形成となり
- コルチゾールを過剰に分泌

します．
ACTH過剰のほかの原因として
- 異所性ACTH産生腫瘍 (異所性とは，'本来ACTHを分泌する下垂体以外にある'という意味．肺小細胞癌 📖180 が代表的)

からの自律的分泌などがあります．

ACTH非依存性クッシング症候群
ACTH非依存性のものは
- 副腎の腺腫

が原因となるものが大部分です(ほかに副腎癌なども原因となる)．腺腫がACTHによる制御からはずれて
- 自律的かつ過剰にコルチゾールを分泌

します．

体外からのホルモン類似物質が原因となることもあります．

医原性クッシング症候群
医療行為によって投与された
- ステロイド薬
  （糖質コルチコイド作用をもつ薬剤）

はクッシング症候群を起こし得ます．

クッシング症候群の症状は，過剰なホルモンによって起こります．

症状
クッシング症候群では，糖質コルチコイド作用の過剰によって抑うつなどの精神症状，糖尿病 📖203 や骨粗鬆症 📖238 などの代謝異常，高血圧や浮腫などの循環器症状，易感染性，筋萎縮や筋力低下など，多彩な症状が起こります．

なかでも，脂肪分布の変化による
- 中心性肥満
  （体幹に脂肪が集まり四肢は逆に細くなる）
- 満月様顔貌 (ムーン・フェイス)
- 水牛様肩 (バッファロー・ハンプ)
- 赤色皮膚線条 (皮膚の菲薄化と肥満による伸展のために皮膚が裂けた状態)

といった特徴的な体型や顔貌は，診断のきっかけとなります．

ACTH依存性の場合や副腎癌では，副腎アンドロゲン分泌も亢進して痤瘡(にきびのこと．易感染性も影響する)や多毛，女性では月経異常や不妊，男性化などが起こります．

ACTH依存性では，ACTHそのものの作用によって皮膚や粘膜などへの色素沈着が起こります．

診断のためには，ホルモンの分泌を調べます．

血液検査と負荷試験
血液検査では，医原性を除いて
- コルチゾール濃度の高値

が共通しており，ACTH依存性では
- ACTH濃度の高値

が，ACTH非依存性や医原性では
- ACTH濃度の低値

がみられます 📖116．

機能検査としては
- デキサメタゾン抑制試験 📖159

などが行われます．

72 クッシング症候群

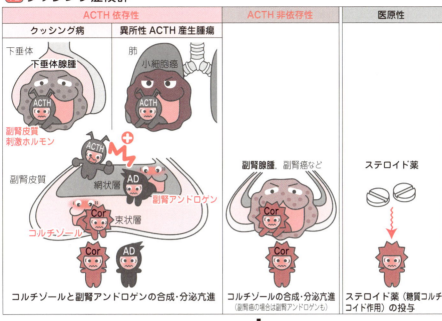

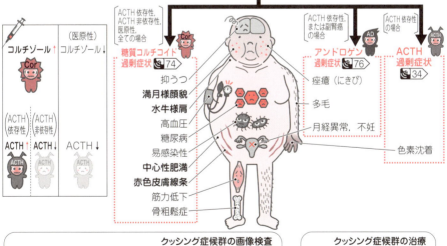

副腎皮質機能低下症
▶ ホルモンの欠乏と過剰を理解しよう

副腎皮質からの糖質コルチコイド🔍74〉の分泌が低下した状態を副腎不全といい，その原因疾患を副腎皮質機能低下症と総称します（鉱質コルチコイドも同時に分泌低下している状態は含むが，鉱質コルチコイドのみの低下は含まない）．副腎自体に原因のある原発性と，それより上流のホルモン系🔍34〉に異常のある続発性があります．

原発性副腎皮質機能低下症
原発性の代表は，後天的に発症して徐々に進行することが特徴である
- **アジソン病**（慢性副腎皮質機能低下症）

です．原因は，特発性副腎萎縮（自己免疫が関与する），副腎結核📖144〉，両側副腎への癌転移，手術や放射線照射による副腎障害などで，これらは
- **コルチゾール，アルドステロン，副腎アンドロゲンの分泌低下**

をきたします．

続発性副腎皮質機能低下症
続発性のものは
- **下垂体前葉機能低下症**🔍124〉

によるACTH欠乏が原因で，下垂体性と視床下部性があります．ともに
- **コルチゾール**と
- **副腎アンドロゲンの分泌低下**

を認めますが，ACTHに依存しないアルドステロン分泌は正常です．

医原性の副腎不全
ステロイド薬を長期にわたって使用した場合，ACTHの分泌低下によって副腎皮質が萎縮し機能低下をきたしていますが，ステロイド薬が補充されているため副腎皮質機能低下症状は生じません．このような人で，ステロイド薬を急に減量・中止した場合や，敗血症のような大きなストレスが生じた場合は薬の投与を継続していても，自分の副腎からは必要とされるだけのコルチゾール分泌は生じないため，副腎クリーゼを起こします．

副腎皮質機能低下症では，ホルモン量の異常による症状が現れます．

症状
コルチゾールの欠乏で低血糖や体重減少，食欲不振が生じます．また，ストレスが加わると対抗できずに全身状態が悪化します（副腎クリーゼ）．

副腎アンドロゲン作用🔍76〉も不足するため，性毛（恥毛，脇毛）の脱落が起こります．女性では性毛発育が副腎アンドロゲンに大きく依存しているため，特に顕著です．

原発性の場合はさらに，アルドステロン作用🔍72〉の不足による低Na血症・低血圧と高K血症や，ACTHの過剰による皮膚や粘膜への色素沈着も伴います．

副腎クリーゼ（急性副腎不全）
慢性的な副腎機能低下状態がある人に外傷や感染などの強いストレス（コルチゾール需要を増やす）が加わったり，副腎梗塞などで副腎機能が急激に低下したり，ステロイド薬を急に中断したりすると，コルチゾールやアルドステロンの作用が大幅に不足して
- 発熱，悪心・嘔吐，意識障害
- 重度の低血圧（ショック）

などを伴う重篤な状態に陥ります．

検査についてはどうでしょうか．

検査
血液検査では
- **コルチゾール濃度の低値**

を認めます．原発性では
- **ACTH濃度は高値**

となりますが続発性では
- **ACTH濃度は低値**

となります🔍117〉．機能検査としては
- **ACTH連続刺激試験**🔍159〉

が行われます．

73 副腎皮質機能低下症

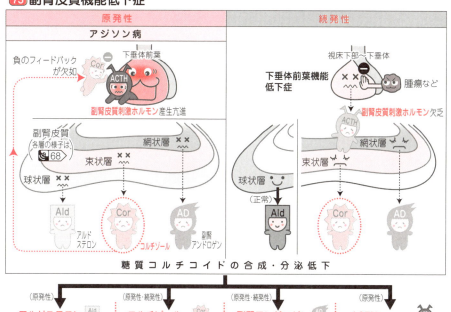

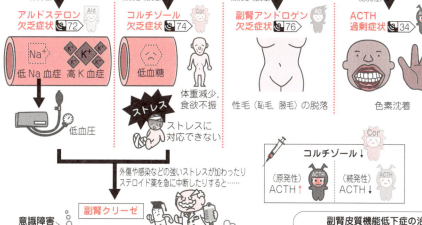

副腎皮質機能低下症の治療

アジソン病の治療は生涯にわたる・**コルチゾール**の内服であり，一般に治療への反応は良好です．ただし，ストレス時には数倍のコルチゾール投与が必要になることに要注意です．

副腎クリーゼではコルチゾールの大量投与と適切な量の補液が必要になります．

先天性副腎皮質機能低下症

後天性の疾患以外に，先天性副腎皮質過形成，先天性副腎低形成，ACTH不応症などの先天性疾患でも，副腎不全が生じます．コルチゾール分泌の低下は共通してみられますが，ほかの2系統のホルモンについては疾患ごとに異なります．

先天性副腎皮質過形成 advanced!
▶ ホルモン合成の流れが変わる

　先天性副腎皮質過形成は酵素の遺伝子異常による先天性疾患で，多くの場合で出生時あるいは乳児期に発症します．

> **先天性副腎皮質過形成**
> 　副腎皮質で
> - **ステロイドホルモン合成** 〈78〉
>
> に関わる様々な酵素のいずれかが
> - **遺伝子異常により先天的に欠損**
>
> した疾患の総称です．これによって
> - **特定のホルモンの産生や分泌の低下**
>
> が起こり，様々な異常を生じますが，コルチゾールの低下が共通しており，これによって負のフィードバックが弱まって
> - **ACTH**〈34〉**の分泌が亢進**
>
> します〈117〉．ACTHの副腎皮質成長作用を胎児期から受けて，副腎皮質は過形成となります．

　ここでは，最も頻度の高い21-水酸化酵素の欠損症を紹介します．

> **21-水酸化酵素欠損症**
> ①21-水酸化酵素は
> - **アルドステロンとコルチゾールの合成に必要**
> - **副腎アンドロゲンの合成には不要**
>
> である酵素です．よってこの酵素が欠損すると，本来アルドステロンやコルチゾールとなるべきものまで副腎アンドロゲンの合成へと流れていくため
> ②**アルドステロン**と**コルチゾール**の分泌が**低下**
> ③**副腎アンドロゲン**の分泌が**亢進**
> します．
>
> 　先ほど述べたように，④ACTHの分泌が亢進するため
> ⑤**先天性副腎皮質過形成**
> が起こり，また副腎アンドロゲンの分泌亢進にも拍車がかかります．

　胎児期や乳児期のホルモン異常では，どのような症状が生じるのでしょうか．

> **症状**
> 　アルドステロンやコルチゾールの欠乏により，哺乳力の低下，体重増加の不良，悪心・嘔吐，意識障害，ショックなどの副腎不全〈146〉症状が起こります．
>
> 　胎児期から副腎アンドロゲンにさらされるため，女児における陰核の肥大や陰唇の癒合，男児における陰茎の肥大などの男性化徴候を認めます（性分化疾患の一因である〈152〉）．
>
> 　ACTHの過剰は，粘膜や皮膚への色素沈着を起こします．

　無治療だと新生児期に副腎不全によって死亡する可能性があり，また軽症でも治療により性誤認を防げるなどメリットがあるため，早期発見が重要です．

> **検査**
> 　21-水酸化酵素欠損症は
> - **新生児マススクリーニング**〈245〉
>
> の対象疾患です．副腎アンドロゲン合成の中間産物（正常では無視できる程度しか分泌されない）である
> - **17α-ヒドロキシプロゲステロン**
>   (17-OHP：17-OH progesterone)
>
> の血中濃度が高値であれば，この疾患が疑われます．

> **先天性副腎皮質過形成の治療**
> 　欠乏している鉱質コルチコイドおよび糖質コルチコイドに対する
> - **ホルモン補充療法**
>
> が奏功します．これにより糖質コルチコイドによる負のフィードバックが適切にかかってACTHが正常化するため，副腎アンドロゲンも正常化します．

74 先天性副腎皮質過形成

21-水酸化酵素欠損症

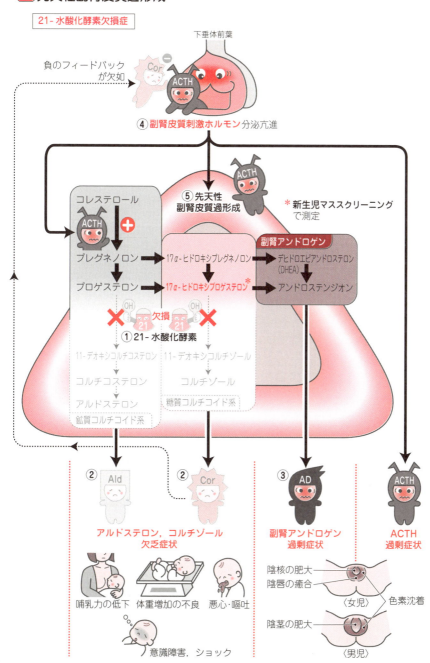

褐色細胞腫
▶ カテコールアミン作用が過剰になる

成人の副腎に発生する腫瘍で最も多いのが、褐色細胞腫とよばれる腫瘍です。

> **褐色細胞腫**
> 　褐色細胞腫は、副腎髄質のホルモン分泌細胞である
> ・**クロム親和性細胞** 🔍69〉由来
> の腫瘍と定義され、主に
> ・**副腎髄質**に原発
> します。
> 　褐色細胞腫は、カテコールアミン🔍80〉に属するホルモンである
> ・**アドレナリン**や**ノルアドレナリン**
> を自律性・周期性に分泌し、全身でその作用が過剰となります。
> ―――――
> 　褐色細胞腫には
> ・約10%が副腎外原発（後述の傍神経節腫）
> ・約10%が悪性
> ・約10%が両側副腎に発生
> ・約10%が小児に発生
> ・10%以上が家族性
> という特徴があり、このことから'10% disease'と表現されることがあります。

> **傍神経節腫（パラガングリオーマ）**
> 　クロム親和性細胞は、交感神経の節後線維と同じ発生の由来をもつ細胞であり、副腎髄質以外にも腹部の交感神経節近傍や大動脈分岐部、膀胱などに存在して
> ・**傍神経節** ●
> 　（パラガングリオン）
> という組織を形成しています。それらの部位のクロム親和性細胞から発生する腫瘍は
> ・**傍神経節腫**
> 　（パラガングリオーマ）
> といい、症状や検査などは副腎原発のものと同様です。褐色細胞腫は狭義には副腎原発のもののみを指し、広義には傍神経節腫を合わせて用います。

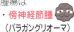

　褐色細胞腫では、カテコールアミン過剰による症状が発作性に現れます。

> **症状**
> 　褐色細胞腫の主な症状は、英語の頭文字から'5H'とまとめられます。
> ・**高血圧** ── Hypertension
> ・**高血糖** ── Hyperglycemia
> ・**代謝亢進** ── Hypermetabolism
> ・**多汗** ──── Hyperhidrosis
> ・**頭痛** ──── Headache
> ―――――
> 　高血圧は、無治療のままだと高血圧性脳症や視力障害を合併する
> ・**悪性高血圧**
> となることもあります。高血圧とともに、血圧調節機能の低下による
> ・**起立性低血圧**
> がみられることも多いです。

　検査は、血液検査や尿検査でホルモンや関連物質を調べ、画像検査を行います。

> **検査**
> 　血液検査では
> ・**血中カテコールアミン濃度高値**
> がみられます。尿検査では
> ・**カテコールアミンおよび**
> 　**その代謝産物**（バニリルマンデル酸、メタネフリン、ノルメタネフリンなど）**の**
> ・**尿中濃度高値**
> がみられます。
> ―――――
> 　画像検査では
> ・**腹部超音波検査** 🔍130〉
> ・**腹部CT** 🔍124〉、**腹部MRI** 🔍128〉
> などで腫瘍の存在が確認できます。ほかに¹²³I（または¹³¹I）で標識されたMIBGという物質を用いる
> ・**シンチグラフィ** 🔍133〉
> も行われます。

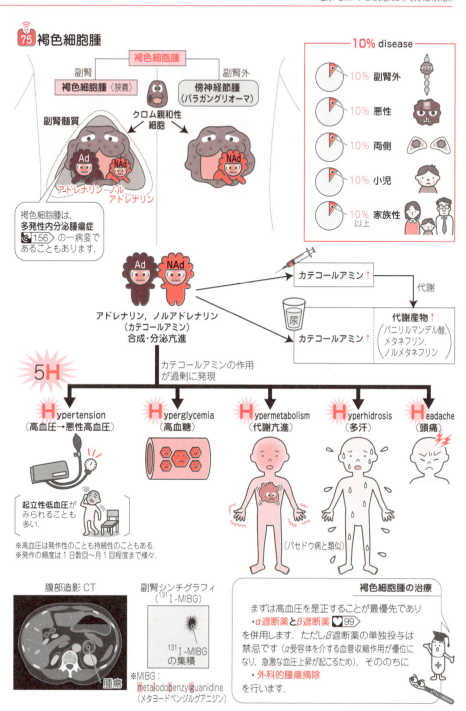

性分化疾患
▶ 染色体や内分泌系の異常で生じる

性分化疾患とは，性腺（精巣や卵巣），外性器，あるいは内性器が典型的な男女と異なる状態のことです．数多くの原因疾患がありますが，ここではそのうちの4つを取り上げて説明します．

染色体と外性器の性の不一致

染色体の核型が男性型の46,XYであり，精巣からアンドロゲンが分泌されているのに

- アンドロゲン受容体の異常

のために男性化作用が現れず，外性器が女性型となって出生する疾患を

- アンドロゲン不応症

といいます．

先天性副腎皮質過形成 148 で

- 副腎アンドロゲンの分泌過剰

がある場合，女性型の46,XXの染色体をもつのに外性器は男性型となって出生します．

性染色体の異常

染色体の核型が

- 47,XXYであると
  クラインフェルター症候群
- 45,Xであると
  ターナー症候群

となります．

クラインフェルター症候群は男児約1,000人に1人の割合で生じ，精巣を含む男性生殖器をもって出生しますが，徐々に精巣が萎縮して機能を失っていきます．そのため，思春期遅発症の原因となります．高身長（四肢が長く女性的な体つきが特徴）や女性化乳房を認めることもあります．

ターナー症候群は女児約2,000人に1人の割合で生じ，生殖器は女性型ですが，卵巣は機能を欠いた索状性腺（線維性の構造）となります．したがって，右で述べる思春期遅発症で気づかれることが多いです．低身長が問題となり，ほかの身体的特徴（外反肘，翼状頸など）を伴うこともあります．

76 性分化疾患

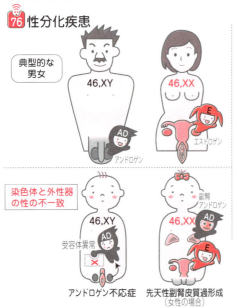

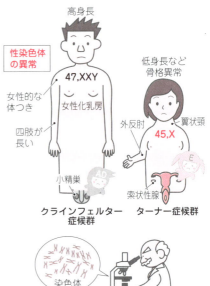

思春期発来の異常
▶ 性腺と中枢のどちらが原因かで分類

　思春期とは身体的な側面のほかに心理社会的変化をも含む概念ですが，医学的には二次性徴の出現をもって思春期発来とされます．左ページの性分化疾患を含む様々な原因によって，思春期の発来する時期が異常となることがあります．

思春期発来時期の異常
　男女の二次性徴 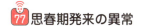 のそれぞれに平均的な出現時期が調べられていて，それよりも早い場合を
- **思春期早発症**

といい，逆に遅い場合には
- **思春期遅発症**

が疑われます．

思春期早発症と思春期遅発症
　思春期早発症の原因は
- **性ホルモン**分泌の上昇が
- 通常よりも**早期から**起こる

ことです．視床下部-下垂体系の活動亢進によるゴナドトロピン依存性のもの (原因不明の特発性思春期早発症など) と，性腺や副腎などに原因があるゴナドトロピン非依存性 (卵巣腫瘍や先天性副腎皮質過形成など) のものに分けられます．

　思春期遅発症の原因は
- 通常なら起こるべき年齢での
- **性ホルモン**分泌上昇の**欠如**

です．性腺自体の異常による原発性のもの (性分化疾患や性腺腫瘍の治療後など) と，ゴナドトロピンの欠乏が原因となる中枢性のもの (下垂体前葉機能低下症 124 などによる) があります．

77 思春期発来の異常

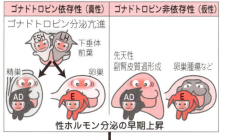

性ホルモン分泌の早期上昇

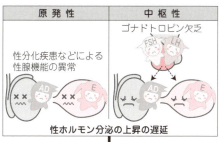

性ホルモン分泌の上昇の遅延

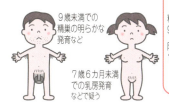

二次性徴の平均的出現時期	
男児	女児
精巣発育 9〜13歳	乳房発育 7〜12歳
陰毛発育 10〜14歳	陰毛発育 8〜13歳
	初経 10〜15歳

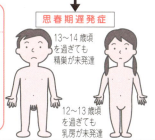

性腺機能低下症
性腺における性ホルモン分泌や生殖機能が低下する病態の総称で，成長期であれば思春期遅発症となり，成人期であれば性欲低下や月経異常，不妊などが現れます．

膵神経内分泌腫瘍
▶ 様々なホルモン過剰症状を起こす

　膵臓に発生する内分泌系の腫瘍を、膵神経内分泌腫瘍といいます（消化器系の臨床では、膵内分泌腫瘍とよぶことも多い 218）。

膵神経内分泌腫瘍の分類
　膵神経内分泌腫瘍は
- ホルモンを分泌する**機能性**
- ホルモンを分泌しない**非機能性**

の2つに大別されます。機能性の腫瘍は、分泌するホルモン 102 の後ろに"-oma"をつけてよばれ
- インスリノーマ
- グルカゴノーマ
- ガストリノーマ
- ソマトスタチノーマ
- VIPoma（ヴイアイピーオーマ）

などがあります。

　機能性の膵神経内分泌腫瘍について、具体的な症状を見ていきましょう。

インスリノーマ
　インスリンを分泌する腫瘍で、血糖値が低下してもインスリンを出し続けるため
- **低血糖発作** 226

が起こります。

グルカゴノーマ
　グルカゴンを分泌する腫瘍で、過剰な糖新生作用により
- **高血糖** 203

が起こります。

ガストリノーマ
　ガストリンは正常では胃から分泌されるホルモンですが、膵臓にもガストリン分泌腫瘍が生じます。胃酸分泌亢進作用により
- 難治性の**胃十二指腸潰瘍（かいよう）** 172
- **下痢** 138

などが起こります。

ソマトスタチノーマ
　ソマトスタチンを分泌する腫瘍で、大量のソマトスタチンが胆嚢収縮や膵消化酵素分泌などを抑制するため
- **胆石** 200 や**脂肪便** 113

などが起こります。

VIPoma
　血管作動性腸管ペプチド（VIP：vasoactive intestinal peptide）というホルモン類似物質を分泌する腫瘍で、消化管平滑筋の弛緩と消化管内への水分分泌の亢進により
- **大量の水様性下痢**

がみられます。

　一方、非機能性のものは大きくなるまで症状が現れにくいです。

78 膵神経内分泌腫瘍

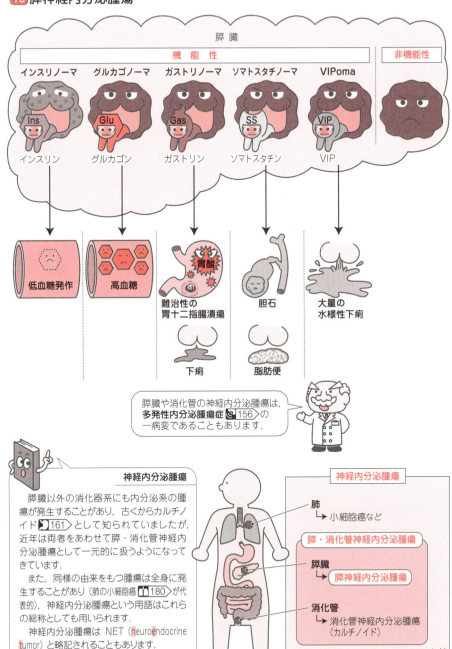

多発性内分泌腫瘍症（MEN）
▶ 内分泌腫瘍の危険性が高い疾患

内分泌器官に発生する腫瘍には，この章でここまで紹介しているようにいろいろなものがあります．そのうちの一部は腫瘍が発生しやすい体質が原因となっていて，そのような人では複数の内分泌器官に腫瘍が発生する危険性があります．

多発性内分泌腫瘍症
体内の複数の内分泌器官に腫瘍が発生する疾患を
- **多発性内分泌腫瘍症**
  (MEN : multiple endocrine neoplasia)

といいます．
MENは大きく
- **1型**(MEN1)と**2型**(MEN2)

に分類され，発生する腫瘍の組み合わせが異なります．

MEN1とMEN2のそれぞれでどのような腫瘍が生じるのかを説明します．

MEN1
MEN1はウェルマー症候群ともよばれ，発生する腫瘍は
- **下垂体**腺腫 ▶118
  （プロラクチノーマなど）
- **副甲状腺**の過形成または腺腫 ▶138
- **膵・消化管**神経内分泌腫瘍 ▶154
  （ガストリノーマなど）

です．

MEN2
MEN2はさらに
- MEN2A
- MEN2B
- 家族性甲状腺髄様癌

の3つの亜型に分類されます．

MEN2Aはシップル症候群ともよばれ
- **甲状腺**髄様癌 ▶136
- **副甲状腺**の過形成または腺腫
- **副腎**褐色細胞腫 ▶150

が生じます．

MEN2Bでは
- **甲状腺**髄様癌
- **副腎**褐色細胞腫
- 舌や口唇の腫瘍（粘膜神経腫）

が生じますが，MEN2Aで存在した副甲状腺疾患は発症しません．

家族性甲状腺髄様癌 (FMTC : familial medullary thyroid carcinoma) は
- **甲状腺**髄様癌

だけが発生する疾患です．副甲状腺や副腎などほかの内分泌器官に腫瘍が発生しやすいということはありませんが，MEN2に含められます．

MENと遺伝性
MEN は
- **特定の遺伝子の変異**

が原因となる
- **遺伝性疾患**

です．診断には
- **家族歴**（家系内に同じ疾患をもつ人の有無）

の聴取や遺伝子検査が有用です．

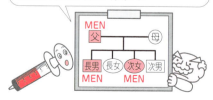

79 多発性内分泌腫瘍症（MEN）

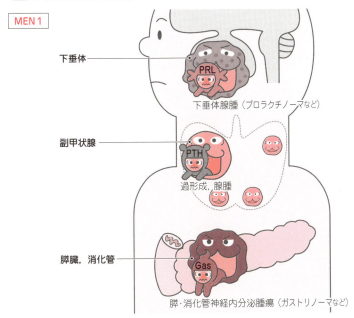

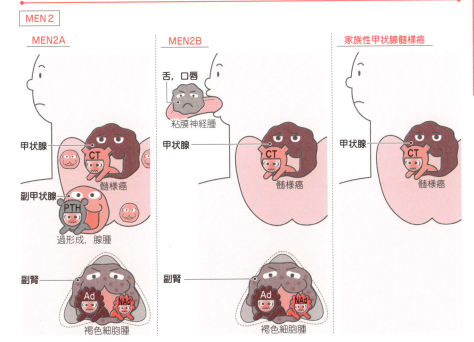

内分泌検査クイズコーナー
▶ 検査結果を予想して病態生理を復習！

　内分泌疾患の診断には，内分泌のしくみをうまく利用した内分泌機能検査とよばれる検査が広く行われています．ここではそれらの内分泌機能検査を題材にしたクイズにチャレンジしてみましょう．

Q1. 高プロラクチン血症 📖122

プロラクチン産生下垂体腺腫による高プロラクチン血症において，**ドパミン作動薬**であるブロモクリプチンを投与した場合，**血中プロラクチン濃度**は**上昇**するか**低下**するか？

　下垂体からのプロラクチン分泌は視床下部から分泌されるドパミンにより抑制性の調節を受けていて，大部分のプロラクチン産生下垂体腺腫に対してもこの調節は有効です．したがって，プロラクチン産生は抑制され血中濃度は低下します．
　この検査は**ブロモクリプチン試験**で，薬物療法の効果を予測するために行われます．

答え：**低下する**

Q2. 尿崩症と心因性多飲症 📖126

飲水制限によって**循環血液量**を減少させた場合，**尿浸透圧**が上昇するのは**尿崩症**と**心因性多飲症**のどちら？

　健常者では循環血液量の減少により AVP 分泌が刺激され，水の再吸収が促進されて尿浸透圧は上昇します．尿崩症では AVP 作用が欠乏しているので尿浸透圧は上昇しません．一方，心因性多飲症は飲水の過剰により尿量が増えているだけで AVP 作用は正常なので，飲水制限をすると尿浸透圧が上昇します．
　この検査は**水制限試験**です．

答え：**心因性多飲症**

Q3. 尿崩症 📖126

濃度の高い食塩水を血管内に投与して**血漿浸透圧**を高めた場合，**血中 AVP（バソプレシン）濃度**が上昇するのは**中枢性尿崩症**と**腎性尿崩症**のどちら？

　健常者では血漿浸透圧の上昇に応じて AVP が分泌され，AVP 濃度が上昇します．中枢性尿崩症では AVP 分泌が障害されているため，AVP 濃度は上昇しません．一方，腎性尿崩症では AVP 分泌は正常なので，AVP 濃度が上昇します（ただし腎臓で AVP が作用できない）．
　この検査は**高張食塩水負荷試験**です．

答え：**腎性尿崩症**

Q4. 原発性アルドステロン症 📖142

ACE（アンジオテンシン変換酵素）阻害薬📖74であるカプトプリルを投与した場合，**血中アルドステロン濃度**が低下するのは**原発性アルドステロン症**と**健常者**のどちら？

　健常者では，ACE 阻害薬によりアンジオテンシンⅡ産生が減少すると，アルドステロン分泌が低下します．原発性アルドステロン症におけるアルドステロン分泌はアンジオテンシンⅡの刺激を必要としないので，カプトプリルを投与しても血中濃度は低下しません．
　この検査は**カプトプリル試験**です．

答え：**健常者**

　答え合わせをしたら解説を読んで，理解できていたかを確認しよう．答えがわからなければ先に解説から読み進めても OK．そのあと，参照ページをたどって，それぞれの疾患でどんな異常が生じるのかを再確認しておこう！

Q5. 原発性アルドステロン症 142

利尿薬であるフロセミドを投与して循環血液量を減少させ，さらに立位を保持させて交感神経の活動を高めた場合，レニン活性が上昇するのは原発性アルドステロン症と健常者のどちら？

健常者では，循環血液量の減少や交感神経からの刺激によってレニン分泌が増加しレニン活性は上昇します．原発性アルドステロン症では，アルドステロンの作用で循環血液量が増加しているため，レニン活性の上昇はみられません．
この検査は立位フロセミド負荷試験です．

答え：健常者

Q6. 原発性アルドステロン症 142

原発性アルドステロン症において，左右それぞれの副腎静脈内へとカテーテルを挿入して採血を行いコルチゾール濃度とアルドステロン濃度を測定した場合，片側のアルドステロン産生腫瘍が原因であればアルドステロン／コルチゾール比の左右差は大きいか小さいか？

アルドステロン産生腫瘍のある側の副腎静脈血では，アルドステロンの濃度のみが上昇するためアルドステロン／コルチゾール比が大きくなり，対側との左右差が生じます．
この検査は選択的副腎静脈サンプリングで，片側のアルドステロン産生腫瘍が原因とわかれば副腎摘出術が可能です．

答え：大きい

Q7. クッシング症候群 144

糖質コルチコイド作用をもつデキサメタゾンを投与した場合，血中コルチゾール濃度が低下しないのはクッシング症候群と健常者のどちら？

健常者では，デキサメタゾンの糖質コルチコイド作用による負のフィードバックがかかってACTHの分泌が抑制されることで，コルチゾールの分泌が抑制されます．クッシング症候群では，投与してもACTH分泌が抑制されないため（ACTH依存性クッシング症候群の場合），あるいはACTH分泌は抑制されるもののACTHの刺激を必要としないコルチゾール分泌があるため（ACTH非依存性クッシング症候群の場合），血中コルチゾール濃度は高いままです．
この検査はデキサメタゾン抑制試験です．

答え：クッシング症候群

Q8. 副腎皮質機能低下症 146

ACTH（副腎皮質刺激ホルモン）を連日投与した場合，尿中ステロイド代謝産物の増加がみられるのは原発性副腎皮質機能低下症と続発性副腎皮質機能低下症のどちら？

健常者ではACTH投与によりコルチゾール分泌が刺激され，尿中ステロイド代謝産物は増加します．原発性副腎皮質機能低下症では副腎皮質がACTHに反応できないため，この分泌・代謝が起こりません．一方，続発性副腎皮質機能低下症ではACTHが欠乏しているだけで副腎皮質は正常なので，ACTH投与によって尿中ステロイド代謝産物は増加します．
この検査はACTH連続刺激試験です．

答え：続発性副腎皮質機能低下症

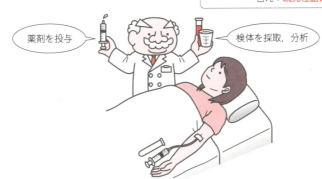

国試を読み解こう！
▶ 内分泌疾患に関する問題

医師国試 91A47

下垂体前葉ホルモンの欠落によってみられるのはどれか．3つ選べ．
1．皮膚色素沈着
2．乳汁漏出
3．低血圧
4．全身倦怠感
5．筋力低下

下垂体前葉ホルモン，つまりACTHやTSH，FSH/LH，GH，PRLの分泌低下はそれぞれ副腎皮質，甲状腺，性腺の機能低下症や低身長症，乳汁分泌不全などをひき起こします．

× 1．皮膚色素沈着はACTH過剰による症状です．
× 2．PRLの分泌が低下すると，乳汁分泌も低下します．
○ 3．ACTH分泌低下による副腎皮質機能低下症で，アルドステロンが欠乏することによる症状です．
○ 4．ACTH分泌低下による副腎皮質機能低下症で，コルチゾールが欠乏することによる症状です．コルチゾールの欠乏症状にはほかに，低血糖や体重減少，食欲不振などがあります．
○ 5．ACTH分泌低下による副腎皮質機能低下症で，アルドステロンが欠乏することによる症状です．

以上より正解は3と4と5です．

薬剤師国試 100-188

原発性甲状腺機能低下症の臨床所見はどれか．2つ選べ．
1．うつ状態
2．体重減少
3．血中甲状腺刺激ホルモン濃度低下
4．血清総コレステロール値上昇
5．動悸

甲状腺ホルモンの作用が低下すると，全身の代謝低下から低体温，寒がり，体重増加や徐脈，食欲低下，便秘などが起こります．精神症状として無気力や動作緩慢，うつ状態，認知機能低下が起こり，うつ病や認知症と診断されてしまうこともあります．甲状腺ホルモン濃度が低下するので，甲状腺刺激ホルモン (TSH) は負のフィードバックがかかり増加します．代謝が低下すると脂質，炭水化物などの栄養素をうまく利用できず，血清総コレステロール値は増加します．

以上より正解は1と4です．

診療放射線技師国試 64-24
高血圧を**きたさない**のはどれか.
1. 褐色細胞腫
2. インスリノーマ
3. クッシング症候群
4. 甲状腺機能亢進症
5. 原発性アルドステロン症

それぞれの疾患で増加するホルモンとその作用を考えていきます.
× 1. カテコールアミン産生細胞の腫瘍なので血圧はかなり上がります.
○ 2. インスリノーマはインスリンを産生する細胞の腫瘍です.
× 3. クッシング症候群は副腎皮質ホルモンの一つであるコルチゾールの分泌過剰によって起こる疾患です.
× 4. その名の通り甲状腺ホルモンの分泌過剰で起こります.
× 5. アルドステロンの分泌過剰で起こるので, アルドステロンの作用過剰により血圧は上がります.

以上より正解は 2 です.

管理栄養士国試 16035
内分泌疾患に関する記述である. 正しいのはどれか. 1つ選べ.
1. クッシング症候群では, テタニーを起こす.
2. 原発性アルドステロン症では, 高カリウム血症を起こす.
3. 褐色細胞腫では, 高血圧を起こす.
4. 甲状腺機能低下症では, 眼球突出を起こす.
5. 抗利尿ホルモン不適合分泌症候群 (SIADH) では, 高ナトリウム血症を起こす.

× 1. テタニーとは間欠的に起こる筋肉の収縮のことで, 筋の被刺激性が亢進しているときに起こり, 低カルシウム血症の症状です. これは副甲状腺機能低下症などで起こります.
× 2. 腎臓で血中から尿へのカリウム排泄が促進されるので, 低カリウム血症となります.
○ 3. 褐色細胞腫ではカテコールアミンの作用過剰のため高血圧となります.
× 4. 眼球突出は甲状腺機能亢進症の症状です.
× 5. SIADHでは, 不適切なADH分泌のために体内の水分量が増加し, 相対的にナトリウム濃度は低下します.

以上より正解は 3 です.

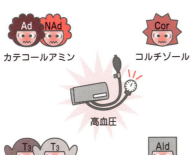

代謝のしくみと疾患を
みていきましょう！

ルーペ　　鉗子　　スコープ　　メス　　ブックン

1. 代謝

INTRO

　この章では，**代謝**をテーマに勉強していきます．

　'代謝'と聞いて明確なイメージがわく人は少ないかもしれません．ほかの人体の機能の多くは，例えば血液の循環は心血管系，消化と吸収は消化器系というように，その機能に特化した器官系が担っています．それに対して，代謝は全身の全ての細胞で行われるミクロの活動であり，'かたち'から入っていく今までの方法は使えません．しかし，心配する必要はありません．物質の側から勉強を進めていけば，自然と代謝について理解できるようになります．

　代謝という用語は本来，物質の分解や合成などの化学変化を意味しますが，ほかにも体内の物質の移動，古いものを新しくつくりかえることなど，幅広い意味で使われます．そこで，最初に代謝全体のイメージをふくらませてから，それぞれの物質ごとの代謝を学んでいきます．本章では糖質，脂質，蛋白質とアミノ酸，ヌクレオチドと核酸，骨，ビタミン，ミネラルを取り上げます (本書のほかの箇所やシリーズの別の巻にも，その臓器と深く関連する物質の代謝についての解説があります)．

　糖質は，最も基本的なエネルギー源です．血中を流れるグルコースがどのように使われ，またどのように補充されるのかというような調節を中心に見ていきます．

　脂質については，肝臓を中心にどこからどこへどのような形で血中を輸送されているのかを理解してください．

　蛋白質は，アミノ酸から合成されアミノ酸へと分解されます．**アミノ酸**もまた，体内で様々な代謝を受けます．これらの様子をイメージできるようになりましょう．

　ヌクレオチドは聞き慣れない物質かもしれませんが，核酸 (DNAなど) の構成成分などとして細胞に含まれています．ヌクレオチドの代謝がどのように行われるのか，理解しましょう．

　骨の代謝では，ミクロの視点から骨がどのようにつくりかえられているのかを中心に見ていきます．

　ビタミンと**ミネラル**は，栄養素として欠かせない物質です．それぞれの種類と役割を説明します．

1. 代謝

代謝のイメージをつかもう
▶ 物質を主役に人体を理解する

ここでは、'代謝'という用語の実際の使われ方を見ていきながら、代謝とはどのような機能をいうのかという感覚を身につけてください。

物質の化学変化としての代謝

身体は化学物質でできています。その化学物質を変化させるような過程は、全て代謝とよばれます。

例えば、アルコールを別の物質に変化させて無害化することを、アルコールの代謝といいます。

より複雑な例として、グルコースを栄養素として利用する過程を考えてみましょう。代表的な糖質であるグルコースは、細胞内で化学反応を繰り返すことによって、いくつもの物質を経由して最終的に二酸化炭素と水になります。これが、栄養素代謝の一つであるグルコース代謝なのです。

生きている細胞は、常に様々な物質の代謝を行っています。

そのほかの意味での代謝

'電解質代謝の異常'というような表現があります。これは、ナトリウムなどの電解質(イオン)の出入りの調節が乱れて血中濃度が異常になることを指します。これは、物質の変化というよりも物質の移動を意味する用法です。

また、体内の蛋白質などの物質や、皮膚や、消化管の表面の細胞などは、常に入れかわり続けています。このようなしくみも、広い意味での代謝です(いわゆる'新陳代謝')。

代謝のイメージをつかもう

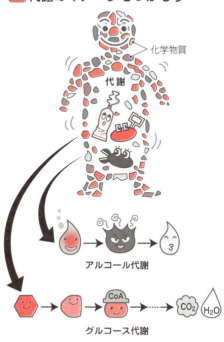

アルコール代謝

グルコース代謝

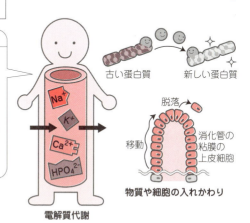

電解質代謝

物質や細胞の入れかわり

生体内での物質について化学的に理解しようという学問が、生化学です。代謝はまさに生化学の中心的テーマであり、代謝について生化学の授業で習う方も多いでしょう。本章の内容についてさらに深く勉強したい場合には、生理学ではなく生化学の教科書をひもといてみることをおすすめします。

いろいろな物質の代謝
▶ 代謝は様々な機能と関連している

人体の機能は物質と深く結びついていて，本シリーズの随所で代謝のしくみが出てきます．ここでは，物質ごとに，その代謝がどの項目のところで解説されているかを，まとめておきます．

糖代謝
糖質を細胞内で代謝して水や二酸化炭素にする過程は，〉36〉〜で示しています．また，血中の糖質と臓器間の移動に関しては，この章〉170〉〉172〉で説明します．

脂質代謝
栄養素としての脂質は貯蔵型のエネルギー源です．その合成や分解については〉42〉〜で示しています．脂質の血中輸送はこの章〉176〉〉178〉で詳しく説明します．

蛋白質・アミノ酸代謝
アミノ酸は分解処理〉50〉の理解が重要です．アミノ酸から蛋白質を合成する様子〉180〉とアミノ酸の由来や行方（分解や他の物質への変換など）〉182〉は，本章にあります．

エネルギー代謝
三大栄養素を代謝すると，エネルギーが取り出されます．そのエネルギーは，エネルギーを必要とする代謝や，ほかの細胞の活動に利用されます．このようなエネルギーの動きをエネルギー代謝といい，細胞内でエネルギーを運ぶATPとともに〉30〉〜で解説しています．

81 いろいろな物質の代謝

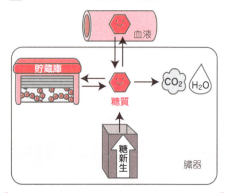

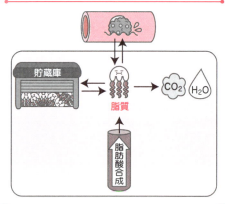

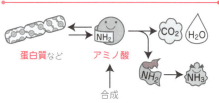

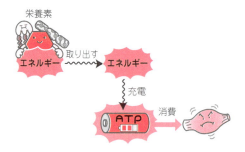

1. 代謝

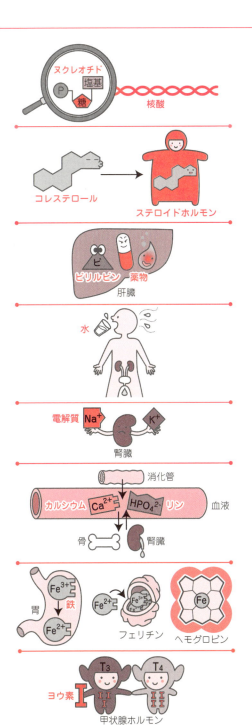

核酸・ヌクレオチド代謝
ヌクレオチドと核酸の合成，分解は，この章〈186〉で解説します．

ステロイド代謝
コレステロールからステロイドホルモンを合成する代謝は，〈78〉や〈96〉で解説しています．

ビリルビン・薬物代謝
老廃物であるビリルビン〈60〉や体外から入ってきた薬物，毒物など〈62〉は，肝臓で代謝されます．

水代謝
身体への水の出入りは〈22〉に概略を示してあります．また，腎臓からの排泄〈52〉はホルモン〈41〉によって調節されています．

電解質代謝
電解質代謝とは主に体液中のナトリウム，カリウムのバランスをいい，腎臓からの排泄〈44〉がホルモン〈72〉によって調節されています．

カルシウム・リン代謝
カルシウムとリンは密接に関連しています．消化管，血液，骨〈188〉，尿〈78〉の間の移動と，ホルモンによる調節〈58〉が重要です．

鉄代謝
鉄の吸収〈64〉，貯蔵〈67〉，ヘモグロビンとしての利用〈96〉を理解しましょう．

ヨウ素代謝
ヨウ素を含む甲状腺ホルモンの合成は〈52〉で説明しています．

イメカラ代謝

糖質の基礎知識
▶ グルコースは重要なエネルギー源

本書では，糖質の代謝のうち主に全身のグルコース輸送とその調節について扱います．その前にまず，糖質の基本的知識と細胞内での利用についてまとめておきます．

糖質は炭水化物ともよばれ，食物中から摂取される三大栄養素の一つに挙げられる化学物質のグループです．体内では主にエネルギー源として利用されます．

糖質の分類

糖質の基本単位は
- **単糖類**

です．食物中にはほかに
- **二糖類**（単糖類 2 つが結合）

や，デンプンなどの
- **多糖類**（多数の単糖類が結合）

なども含まれます 🔗18．全ての糖質は，消化管内で単糖類まで分解されたのちに体内へと吸収されます 🔗20．
単糖類にはいくつかの種類があります．そのうち最も重要なのは
- **グルコース**（ブドウ糖）

です．グルコースは，血液に溶けて全身をめぐっています．

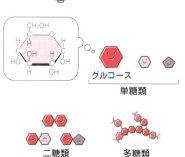

糖質（炭水化物）

グルコース
単糖類
二糖類
多糖類

エネルギー源としてのグルコース

グルコースは主に，細胞内で分解されることによって
- **エネルギー源**

として利用されます 🔗34．細胞内に取りこまれたグルコースは，解糖系 🔗37，クエン酸回路 🔗38，電子伝達系 🔗39 という代謝経路によって
- **水と二酸化炭素**

になり，取り出されたエネルギーがアデノシン三リン酸（ATP）という物質に詰めこまれます 🔗36．

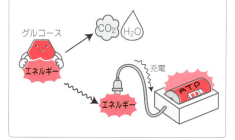

身体活動と生命維持のために，血中には常に一定範囲のグルコースが存在することが必要です．グルコースが豊富な食後にはこれを無駄遣いせず蓄え，空腹になりグルコースが枯渇してくると蓄えたものを放出する，というサイクルが繰り返されているのです．

グルコースはそのままでは貯蔵には適さず，右ページの 2 つの形態のどちらかに変換されて貯蔵されます．

168 イメージするカラダのしくみ

1. 代謝

グリコーゲン

1つ目は
- グリコーゲン

です．グリコーゲンは，数千～数万のグルコース分子を，ところどころ枝分かれさせながら結合させた
- 多糖類

の一種です〘40〙．筋肉などに貯蔵されたものからは，必要なときにすぐさまグルコースに分解して
- エネルギー

として取り出すことができます．また，肝臓などではグリコーゲンを
- グルコース

に戻して血中へと放出することもできます．

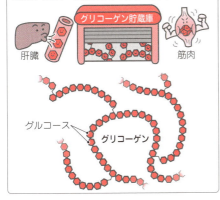

トリグリセリド

2つ目は，グリコーゲンよりもさらに貯蔵に特化した
- 脂質

の一種である
- トリグリセリド〘174〙

へと変換する方法です．トリグリセリドはグリセリンに3つの脂肪酸が結合した形をしていて，そのどちらもグルコースから合成することができます〘44〙．
　トリグリセリドは主に
- 脂肪組織に貯蔵

されます．

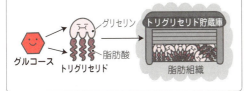

糖新生

さらに，ほかの栄養素をグルコースへと変換して血中へと放出する
- 糖新生〘41〙

が，主に肝臓で可能です．その材料となるのは，トリグリセリド分解で生じるグリセリンや蛋白質分解で生じるアミノ酸などです．

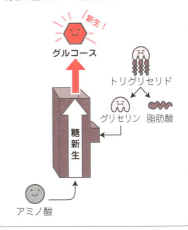

アミノ酸への変換

グルコースはほかに
- 非必須アミノ酸〘180〙

の材料となることもできます．

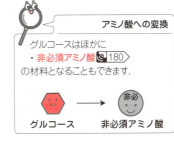

糖質の消化・吸収〘20〙
エネルギー，ATP〘30〙～〘35〙
グルコースの分解〘36〙～〘39〙
グリコーゲン，糖新生〘40〙～〘41〙
トリグリセリドの合成〘44〙

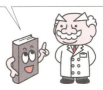

糖代謝1 〜食後のグルコースの動き〜
▶ 余剰のグルコースは備蓄にまわす

グルコース（ブドウ糖）は糖質のなかでも使い勝手がよく，人体のエネルギー源となる最も基本的な物質です．

血糖値
グルコースは常に血液に溶けて全身をめぐっていて，その濃度つまり
- 血中グルコース濃度は
- 血糖値

とよばれます．

血中のグルコースは，食物中の栄養素を消化，吸収して取り入れられたものです．したがって，グルコースは食事の度に間欠的に供給されていることになります．一方で身体は何もしていなくても常にエネルギーを必要としています．そこで，グルコースを無駄遣いせずに空腹に備えて備蓄するしくみがあり，そのスイッチはホルモンが握っています．

食後のホルモン分泌
食後，消化管から食物中の糖質が吸収され
- 血糖値が上昇

すると，それを感知して
- 膵臓からのインスリン分泌が
- 促進

されます（食物が消化管内にある段階でも，インクレチン🔍102によってインスリン分泌が多少増加する）．

グルコースの喪失
グルコースがそのままの形で体外へと出るのは例外的です．血糖値が非常に高くなったり🔍198，腎機能障害🔍130があったりすると
- 血液を濾過して尿をつくる際に
- 尿と一緒にグルコースが排出

され，尿糖🔍84が陽性となります．

インスリンが作用すると，グルコースはどのような動きをするのでしょうか．

食後のグルコースの移動
インスリンは
- 血中のグルコースを
- 組織に取りこませて貯蔵

させるホルモンです．インスリンの刺激によってグルコースを取りこむ主な臓器・組織は
- 脂肪組織，骨格筋

です．

肝臓では，グルコースは
- グリコーゲンの合成
- 脂質の合成（脂肪酸やトリグリセリド）
- アミノ酸（非必須アミノ酸）への変換と蛋白質の合成

などに用いられ，結果的に肝臓のグルコース取りこみは増加します．グリコーゲンはそのまま細胞内に貯蔵され，脂質はVLDL🔍176という形で血中へと放出され，全身，特に脂肪組織に向かいます．

骨格筋は，グルコースから
- グリコーゲンを合成

して貯蔵します．

脂肪組織は，取りこんだグルコースと肝臓由来の脂質を材料として，貯蔵に適した脂質である
- トリグリセリド

を合成し，細胞内に貯蔵します．

グルコースを血中から組織へと移行させるため，インスリンは
- 血糖値を低下させる

ホルモンであるといえます．食後にインスリンが増えることで，食物の吸収による血糖値の上昇がゆるやかになるのです．

また，血糖値が高いときには全身の組織が積極的にエネルギー源としてグルコースを利用します．

82 糖代謝1 〜食後のグルコースの動き〜

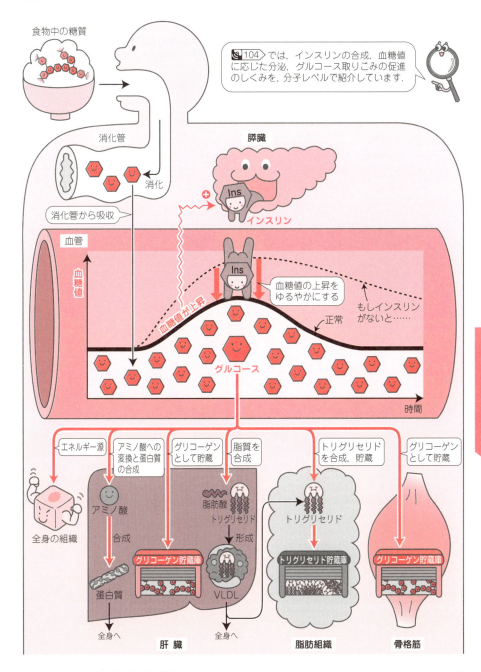

糖代謝2 〜空腹時の血糖維持〜
▶ 備蓄された栄養素を活用する

食後に貯蔵された栄養素は，必要なときに取り出して利用されます．それは，食事から時間が経って栄養素が不足してきたときです．このとき，ほかの栄養素を犠牲にしてでも，血中のグルコースを枯渇させないことが優先されます．その理由はどこにあるのでしょうか．

グルコースに依存する臓器

多くの組織は，血糖値が低下してくる空腹時には，グルコースではなく脂肪酸をエネルギー源として利用できます．しかし
- 脳

は脂肪酸を利用できません（脳細胞と血管の間には脳血液関門があって，グルコースは通すが脂肪酸は通さないため）．また，脳は全身の約20％のエネルギーを，活動時も，安静時や睡眠時にも消費し続けます．したがって，脳に対して常に安定したグルコース供給を行うために，血糖値がある一定の水準以下にならないようにすることが，非常に重要になるのです．

ほかにも
- 赤血球

などがグルコースに依存しています（脂肪酸を取りこんでもそれを燃焼する場であるミトコンドリアをもたないため）．

このために，血糖値が低下したときには，血糖値を上昇させるホルモンが分泌されます．そのようなホルモンは複数存在していて，これは長い間飢餓にさらされ続けてきた我々の祖先が培った，何重もの安全装置なのです．

低血糖に対処するホルモン

食事から時間が経って血糖値が下がってくると
- グルカゴン 📖102〉📖107〉
- アドレナリン 📖80〉
- コルチゾール 📖74〉
- 成長ホルモン 📖36〉

などの
- 分泌が促進

されます．抗インスリン作用（インスリンとは逆向きの作用）を示すこれらのホルモンを総称して
- **インスリン拮抗ホルモン**

といいます．

厳密なしくみはホルモンごとに異なりますが，これらのホルモンは
- 脂肪組織，骨格筋などの
- グルコース取りこみを抑制

することによって血中からグルコースが失われるのを妨げ，また
- 肝臓で
- グリコーゲン分解と糖新生 📖41〉を促進して
- 血中へとグルコースを放出

させます．つまり，インスリン拮抗ホルモンは
- **血糖値**を**上昇**させる

作用をもち，そのはたらきによって血糖値が下がりすぎないように維持することができます．

また，脂肪組織では
- トリグリセリド分解が促進

されて，遊離脂肪酸が血中に出て行きます．脳や赤血球などを除く全身の細胞は，脂肪酸からエネルギーを得るようになり，グルコースを節約できます．

その一方で，グルコースに依存している
- 脳や赤血球などは
- 通常通りグルコースを利用

し続けます．

83 糖代謝2 〜空腹時の血糖維持〜

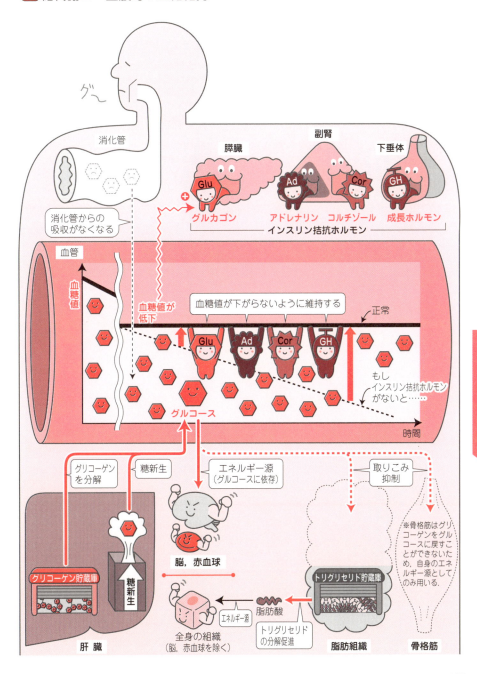

脂質の基礎知識
▶ リポ蛋白となって血中を輸送される

chat! 脂質は水に溶けづらいため，血中を輸送するには特別な形態をとる必要があります．

本書では，脂質の代謝のうち特に血中の脂質輸送について解説していきます．まず初めに，脂質の基本的知識と輸送のための粒子について説明します．

脂質の分類

脂質とは
- 生体内の疎水性の小分子

の総称です．脂質はさらに
- 脂肪酸
- トリグリセリド
- リン脂質
- コレステロール
  （遊離コレステロールとコレステロールエステル）

などのグループに分類されます．
　脂肪酸はほかの脂質の構成成分になり，トリグリセリドはエネルギーの貯蔵に，リン脂質は細胞膜の主成分として，コレステロールはステロイドホルモン ⑫ や胆汁酸 ⑦⑧ などの材料として，それぞれ主に用いられます．

リポ蛋白

疎水性の強い
- トリグリセリドやコレステロールエステル

は，水の中では寄り集まって大きな油滴をつくってしまうため，そのままでは血中を流れられません．しかし，水とも油ともなじむ両親媒性の
- リン脂質や遊離コレステロール

がそれらを包むことで，比較的小さな粒子になれます．この粒子にさらに
- アポリポ蛋白（アポ蛋白ともいう）

が表面に顔を出すように埋めこまれると
- リポ蛋白

とよばれるようになります．リポ蛋白は水に溶けることができます．

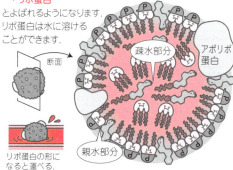

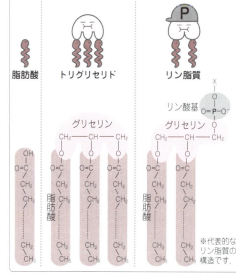

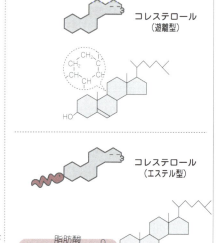

※代表的なリン脂質の構造です．

リポ蛋白の種類

リポ蛋白には，役割の異なるいくつかの種類があって，構成する脂質の割合が異なっているため，密度や直径が異なります．具体的には，密度が小さく直径が大きい順に

- カイロミクロン
- カイロミクロンレムナント
- 超低密度リポ蛋白
  （VLDL：very low density lipoprotein）
- 中間密度リポ蛋白
  （IDL：intermediate density lipoprotein）
- 低密度リポ蛋白
  （LDL：low density lipoprotein）
- 高密度リポ蛋白
  （HDL：high density lipoprotein）

があります．

リポ蛋白は血中を流れるうちに成分の割合が変化して名称も変わることがあります．具体的には，カイロミクロンはカイロミクロンレムナントに，VLDLはIDLを経てLDLになります 176．

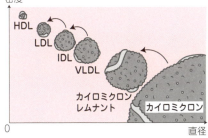

カイロミクロンとレムナント

カイロミクロンは

- トリグリセリドの割合が最も多い

リポ蛋白であり，直径が群を抜いて大きいです．カイロミクロンレムナントになると，直径はかなり小さくなりますが，やはりトリグリセリドを多く含みます．

VLDL・IDL・LDL

VLDLは，カイロミクロンに次いで

- トリグリセリドを多く含む

リポ蛋白であり，IDLを経てLDLへと変化していくにつれて

- トリグリセリドの割合が減少し
- コレステロールの割合が増加

します．

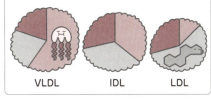

HDL

HDLは

- リン脂質の割合が最も多く
- 次に多いのはコレステロールで
- トリグリセリドはあまり含まない

リポ蛋白です．

最後に，リポ蛋白によらない脂質の血中輸送を紹介します．

遊離脂肪酸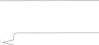

脂肪酸は，脂質の中では比較的小さな分子であるため

- 血中でアルブミンと結合

して溶けることができます．これを遊離脂肪酸といいます（遊離とは，ほかの脂質の構成成分ではなく単独の分子であるという意味で，アルブミンとは結合している）．

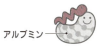

脂質代謝1 ～全身への脂質の分配～
▶ 消化管から入り肝臓で中継される

ここからの4ページでは、脂質の輸送について勉強していきます。脂質は消化管から吸収されて全身の細胞に配られるほか、肝臓がその合成・輸送センターとなっています。脂質の輸送の多くの場面で、リポ蛋白が利用されています。

それでは、消化管から吸収された脂質の輸送を見ていきましょう。

食餌由来脂質の行方

小腸の吸収上皮細胞は、消化された脂質を吸収し、細胞内でトリグリセリドを主成分とする
- カイロミクロン

というリポ蛋白を形成します。
カイロミクロンは
①リンパ管を経由して静脈に♡70
入り、全身の細胞へと向かいます。

全身の毛細血管にある
- リポ蛋白リパーゼ
  (LPL：lipoprotein lipase)

という酵素は、カイロミクロン中の
- トリグリセリドを
- 脂肪酸とグリセリンに分解

します。このうち脂肪酸は周囲の細胞に取りこまれ、脂肪組織では細胞内に貯蔵されるトリグリセリドの材料となり、ほかの細胞ではエネルギー源となります。グリセリンは血中を流れて肝臓に入ります。このようにして徐々にトリグリセリドを失ったカイロミクロンは
- カイロミクロンレムナント
  (レムナントは"残りかす"という意味)

と名前が変わり、最終的に
②肝臓に取りこまれて
解体されます。

肝臓は、脂質の取りこみや全身に向けての放出といった輸送作業のほか、③自分自身でほかの栄養素から脂質を合成することもできます。

肝臓からの脂質輸送

肝臓は、取りこんだリポ蛋白(前述のカイロミクロンレムナントやあとで述べるLDL, HDL)を解体して得られた脂質や、余った糖質やアミノ酸から合成した脂質 ▶44、さらにアポ蛋白を材料として
④VLDL

というリポ蛋白を形成し、静脈へと放出します。その主成分は
- トリグリセリドとコレステロール

です。

VLDLの役割は、カイロミクロンと同様に全身の細胞に脂質を供給することです。まず、LPLが
- トリグリセリドを
- 脂肪酸とグリセリンに分解

して、周囲の細胞に脂肪酸が分配されます(カイロミクロン由来の脂肪酸と同様に、貯蔵されたりエネルギーに変換されたりする)。

この過程でトリグリセリドの割合が小さくなりコレステロールの割合が大きくなってくると、VLDLは
- IDLを経てLDLへと名称が変化

します。そして、全身の細胞が
⑤LDLを取りこむことによって
- コレステロールを受け取る

ことになります。コレステロールは、細胞膜の成分やステロイドホルモン 12 の材料となります。

肝臓以外の細胞に取りこまれなかったLDL(および一部のIDL)は最終的に
- 肝臓に取りこまれて

再び解体されます。

84 脂質代謝 1

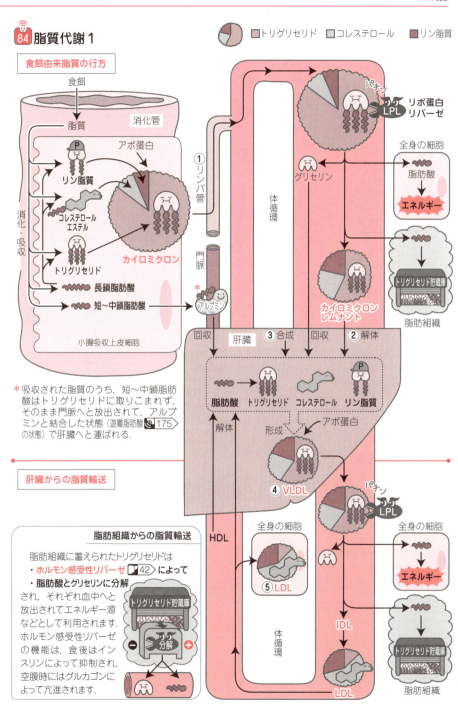

脂質代謝2 〜コレステロールの処理〜
▶ 肝臓へと集めて胆汁中に排泄する

　全身の細胞が利用するコレステロールの大部分は，前ページで述べたような方法で肝臓から送られてきたものです．一方で，全身で余剰となったコレステロールを肝臓へと送るシステムもあり，これをコレステロール逆転送系といいます．

> **コレステロール逆転送系**
> 　肝臓はアポ蛋白と少量の脂質から
> - 未熟HDL
>
> というリポ蛋白を形成し，体循環に放出します．全身の細胞から遊離コレステロールを受け取り
> - レシチン-コレステロール
>   アシルトランスフェラーゼ
>
> (LCAT : lecithin-cholesterol acyltransferase) という酵素によってコレステロールエステルへと変換し，リポ蛋白内に蓄積します．次第にコレステロールエステルの割合が大きくなり
> - 成熟HDL
>
> が生じます．
>
> 　HDLは，そのまま肝臓へと取りこまれることもできますが
> - コレステロールエステル転送蛋白
>
> (CETP : cholesteryl ester transfer protein) によってLDLなどほかのリポ蛋白へとコレステロールエステルを渡すこともできます（これは全身の細胞へと配られることになる 📖176）．
>
> 　最終的には全てのHDLが肝臓に取りこまれて解体され，得られたコレステロールはVLDLの材料として再利用されたり，次に述べるように排泄されたりします．

　コレステロールは，ほかの多くの生体分子のように小さな分子に分解して呼気（二酸化炭素の排泄経路）や尿（水や尿素などの排泄経路）へと出すことはできません．大きな疎水性部分をもったまま胆汁中へと排泄するために，ここでも肝臓が活躍します．

> **コレステロールの排泄**
> 　前で述べたカイロミクロンレムナントやLDL，HDLが肝臓に取りこまれて解体されると，コレステロールが生じます．また，肝臓はコレステロールの新規合成も行っています．これらのコレステロールを材料として，肝臓は
> - 胆汁酸を合成して
> - 胆汁中へと分泌
>
> します 📖78〉．
> 　胆汁は胆管を通って消化管に入ります．胆汁中の胆汁酸の一部は
> - 体内へと再吸収
>
> されます（腸肝循環）．そして，残りは
> - 糞便中に排泄
>
> されます．これが，コレステロールの主要な排泄経路となっています．

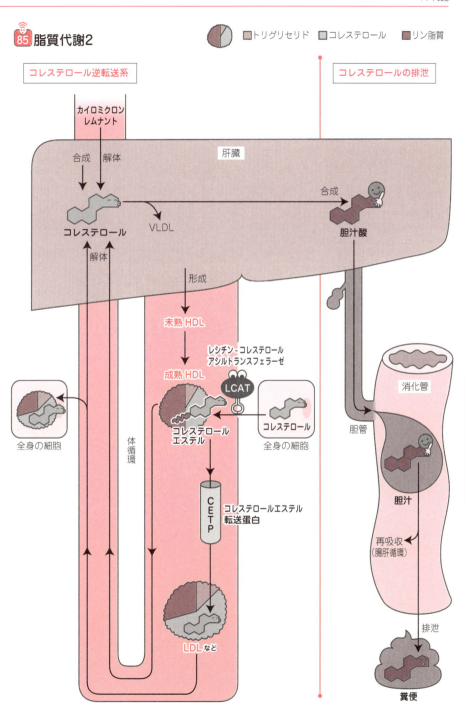

蛋白質とアミノ酸の基礎知識
▶ アミノ酸を結合させて蛋白質をつくる

蛋白質は三大栄養素に数えられます．その分解産物であるアミノ酸をもとに体内で新たに合成された蛋白質は，身体を構成し細胞をはたらかせるための最も重要な物質の一つです．

アミノ酸と蛋白質

蛋白質を構成する基本単位は
- アミノ酸 ▶48

と総称される物質です．アミノ酸同士は
- ペプチド結合

という方法で結合して一列に並んだ大きな分子をつくることができます．そのうち，アミノ酸が2つ，3つ，あるいは数個〜10個程度結合した物質を，それぞれ
- ジペプチド，トリペプチド，オリゴペプチド

といい，それ以上の多数のアミノ酸が結合すると
- ポリペプチド

とよばれます．
　ポリペプチドは折りたたまれて
- 立体構造

をとることによって，様々な機能をもつ蛋白質となります．

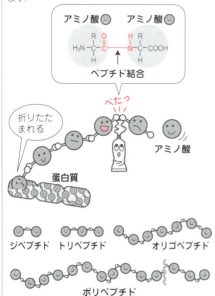

蛋白質の消化・吸収

食物中の蛋白質は，消化管内で消化酵素によってペプチド結合が切断されて
- アミノ酸まで消化 ▶82 ▶86

されて体内へと吸収されます．

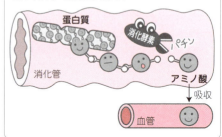

アミノ酸の分類

蛋白質を構成するアミノ酸は
- 20種類

あります．そのうちの半数弱が，ヒトの体内では合成できない
- 必須アミノ酸

で，残りはほかの栄養素から合成可能な
- 非必須アミノ酸

です．必須アミノ酸は食物中から十分な量を摂取する必要があります

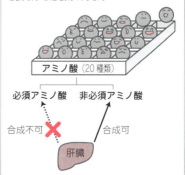

体内ではアミノ酸から蛋白質が合成されます．蛋白質の合成が盛んな臓器の代表は肝臓で，血中蛋白質の大部分が肝臓由来ですが，ほかの細胞も細胞内で用いたり外部に分泌したりする蛋白質を合成しています．

1. 代謝

蛋白質の合成

蛋白質の設計図（遺伝情報）は，核の中にある核酸の一種である
- DNA

という物質に収められています（実際にはDNA上の塩基 184 の配列として記録されている）．これを利用するときには，別の種類の核酸である
- RNA

の一種であるmRNA（メッセンジャーRNA）に情報を書き写します（DNAと同じ塩基配列をもつmRNAを合成する．転写という）．

核内でつくられたmRNAは細胞質へと出ていきます．細胞質にある
- リボソーム

という装置は，mRNAの情報を読み取って，アミノ酸を適切な順番でペプチド結合させていきます（翻訳という）．その結果，ポリペプチドや蛋白質ができます．

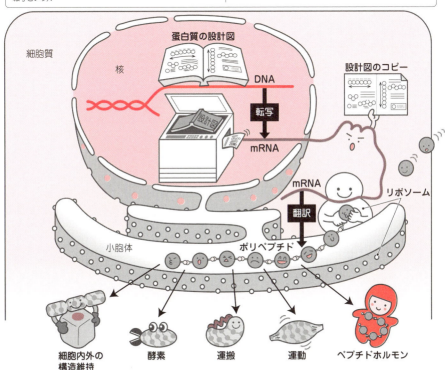

蛋白質の役割

蛋白質には
- 細胞内外の構造を維持する
- 酵素として体内の化学反応を進める
- 物質に結合して運搬する
- 伸縮のように物理的に運動する

などの多様な役割があります．また，蛋白質よりも短いポリペプチドにも
- ペプチドホルモン 10

などとして機能するものがあります．

ヒトは数万種類の蛋白質の設計図をもち，一つひとつの細胞がそのなかから必要なものを選んで合成しています．例えば，肝細胞はほかの細胞にはない多くの代謝酵素を合成しているため，多様な物質を代謝するという独自の機能を果たせます．このように
- 合成している蛋白質の種類によって
- 細胞のはたらきが決まる

のです．

蛋白質とアミノ酸の代謝
▶ アミノ酸はどこから来てどこへ行くのか

蛋白質とアミノ酸の代謝について説明しましょう．ここではまず，体内のアミノ酸から話を進めます．

アミノ酸プール
体内のアミノ酸の大部分は，多数結合して蛋白質となった状態で存在しています．しかし，一部は蛋白質を構成せず単独の
- 遊離アミノ酸

の状態で細胞内や細胞外液中，血中などに分かれて存在しています．これらの遊離アミノ酸全てをひとまとまりと考えた仮想の集合体のことを
- アミノ酸プール

といいます．

アミノ酸プールという概念を用いることで，体内のアミノ酸の動きが理解しやすくなります．まず，どこから来たアミノ酸がアミノ酸プールへと入っていくのかを考えてみましょう．

アミノ酸プールへの流入
アミノ酸プールは，消化管内で食物中の蛋白質を消化して
- ①アミノ酸を吸収

することによって補充されます．
また，糖代謝などの中間代謝産物やほかのアミノ酸からの変換によって

②非必須アミノ酸 ⑤180>を合成
し，アミノ酸プールへと追加することが可能です．
さらに
③体内の蛋白質の分解
で生じたアミノ酸は，アミノ酸プールへと戻っていきます．

次に，アミノ酸プールから流出するアミノ酸がどうなるのかを見てみます．

蛋白質の合成
アミノ酸の最大の利用目的は
④蛋白質合成 ⑤180>の材料
とすることです．蛋白質は常に合成と分解を繰り返していて，これを
- ターンオーバー（代謝回転）

といいます．健康な成人では，合成と分解が同じ速度で行われていて，体内の蛋白質の量は一定です．

アミノ酸のその他の利用法
アミノ酸は窒素（N）原子を含んでいるので ▷48>，ほかの物質の合成の際に必要となる窒素原子を提供できます．⑤アミノ酸から合成される代表的な物質は，赤血球中などに存在するヘムの構成成分である
- ポルフィリン ↑96>

や，ホルモン作用などをもつ
- カテコールアミン ⑤80>

のようなアミノ酸誘導体や
- ヌクレオチド ⑤184>

に含まれる塩基などです．

アミノ酸の分解
アミノ酸プールからは⑥分解によって常にアミノ酸が失われています．アミノ酸の分解過程では，有毒な
- アンモニア

が発生します．これは
- 肝臓の尿素回路 ▷50>

で処理されて無害な尿素に変換され，腎臓から排泄されます．
アンモニア以外の部分は，20種類のアミノ酸それぞれに応じた糖代謝の中間代謝産物へと変換され，エネルギー源となったり，糖新生や脂肪酸合成，ケトン体生成の材料となったりします ▷51>．

86 蛋白質とアミノ酸の代謝

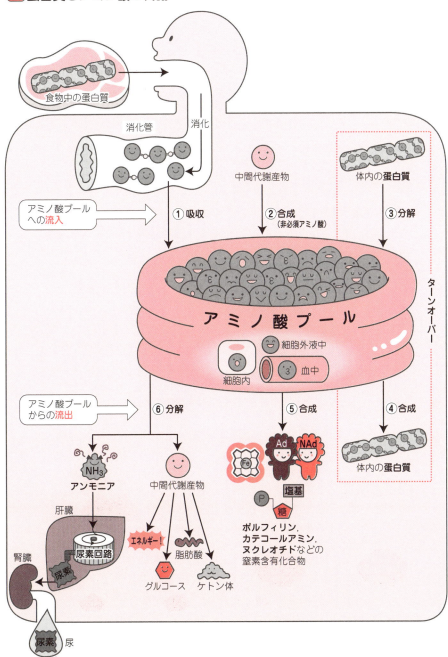

イメカラ代謝

ヌクレオチドの基礎知識
▸ 遺伝に関わる核酸の基本単位

ヌクレオチドという物質を紹介します．ヌクレオチドは，遺伝に関わる物質である核酸（DNAやRNA）の材料となります．また，例えばヌクレオチドの一種であるATPという物質が細胞内のエネルギーの運搬を行うというように，ヌクレオチドは代謝の様々なところで活躍します．

ヌクレオチドの構造

ヌクレオチドとは
- 糖，塩基，リン酸

が結合した分子です．糖と塩基については後述します．リン酸部分は
- リン酸基が1〜3個結合

した構造です（リン酸基は $H_2PO_3^-$ という構造で，以降は Ⓟ と略記する）．

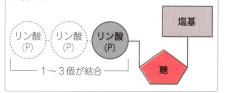

糖と塩基の部分には，それぞれ構造のバリエーションがあります．

糖の種類

ヌクレオチドの糖には
- デオキシリボース
- リボース

の2種類があります．

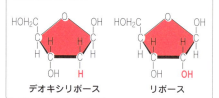

塩基の種類

ここでいう塩基は，化学一般でいう'塩基性（酸を中和する性質）の物質'という意味ではなく，ヌクレオチドの一部として含まれる特定の構造を指します．主な塩基は5種類で
- アデニン（A：adenine）
- グアニン（G：guanine）
- シトシン（C：cytosine）
- チミン（T：thymine）
- ウラシル（U：uracil）

です．これらは2グループに分けられ
- AとGはプリン塩基
- C，T，Uはピリミジン塩基

に属します．

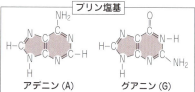

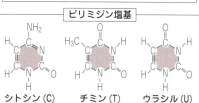

ヌクレオチドの例

これらの3つの部分を組み合わせると，多くの種類のヌクレオチドが考えられます．実際にいくつかつくってみましょう．

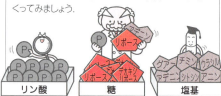

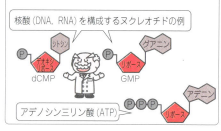

1. 代謝

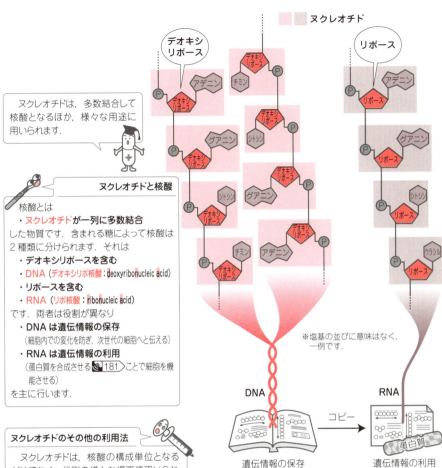

> ヌクレオチドは，多数結合して核酸となるほか，様々な用途に用いられます．

ヌクレオチドと核酸

核酸とは
- **ヌクレオチド**が一列に多数結合

した物質です．含まれる糖によって核酸は2種類に分けられます．それは

- **デオキシリボースを含む**
- **DNA**（デオキシリボ核酸：deoxyribonucleic acid）
- **リボースを含む**
- **RNA**（リボ核酸：ribonucleic acid）

です．両者は役割が異なり

- **DNA は遺伝情報の保存**
  （細胞内での変化を防ぎ，次世代の細胞へと伝える）
- **RNA は遺伝情報の利用**
  （蛋白質を合成させる 181 ことで細胞を機能させる）

を主に行います．

※塩基の並びに意味はなく，一例です．

DNA → コピー → RNA

遺伝情報の保存　　遺伝情報の利用

ヌクレオチドのその他の利用法

ヌクレオチドは，核酸の構成単位となるだけでなく，代謝の様々な場面で用いられます．例えば，アデノシン三リン酸（ATP）は細胞内でほかの栄養素から取り出されたエネルギーを運ぶ物質として利用されます 32．ほかにも，補酵素（CoA 38）などの成分となったり，細胞内情報伝達に関わったり（cAMP 16 など）するヌクレオチドがあります．

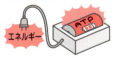
エネルギー　ATP

アセチル CoA　補酵素

サイクリック AMP

> 次のページでは，核酸とヌクレオチドが体内でどのように代謝されるかについて見ていきます．

ヌクレオチドの代謝
▶ 種類によって分解産物が異なる

ヌクレオチドと，ヌクレオチドを基本単位とする核酸の代謝を見ていきましょう．化学反応の詳細は略しますので，ここでは大まかな流れを理解してください．まずは，体内での核酸の代謝と食物から摂取する核酸について説明します．

> **体内での核酸の合成と分解**
> 核酸(DNAとRNA)は
> ①**ヌクレオチド**を材料に合成
> され，また不要になった核酸は
> ②**ヌクレオチド**へと分解
> されます．

> **核酸の消化・吸収**
> ヌクレオチドは次に述べるように全て体内で合成可能であり，またエネルギー源としての重要性も低いため，核酸はふつうは栄養素に数えられません．しかし，多くの動植物性の食品中には細胞とその中の核があるため，核に含まれる核酸も経口摂取されています．
> ③食物に含まれる核酸は，消化液中の酸や消化酵素によって消化され，④塩基の状態で体内に吸収されます．

次はヌクレオチドの代謝です．初めに合成の方から説明します．

> **ヌクレオチドの合成**
> ヌクレオチドは全て細胞内で合成可能です．このとき，塩基の部分はアミノ酸やCO_2を材料として組み立てられ，糖はリン酸とともに糖代謝経路から供給されます．このように塩基を一から合成する過程は
> ⑤**デノボ経路**
> とよばれます (*de novo* は'新たに'という意味のラテン語)．

次に，ヌクレオチドの分解を見ていきます．ここでは，塩基の種類がポイントとなります．疾患とも関わるので，よく理解しておきましょう．

> **ヌクレオチドの分解**
> ヌクレオチドが分解されると，リン酸と糖がはずれて塩基が残ります．そのあと塩基はさらに分解されますが，このとき
> ⑥**プリン塩基**からは**尿酸**が
> ⑦**ピリミジン塩基**からは**尿素**が
> それぞれ生じます．これらは
> ⑧**腎臓から尿中へと排泄**
> されますが
> ・尿酸は尿素に比べて
> ⑨**排泄されづらい**
> ため，血中に蓄積して痛風(🔖236)の原因となることがあります．

塩基はこのようにして分解される以外に，再利用も可能です．

> **塩基の再利用**
> ヌクレオチドから生じたプリン塩基は，再びヌクレオチドに戻って核酸の材料として利用することができます．このヌクレオチド合成経路は
> ⑩**サルベージ経路**
> とよばれます (サルベージは'救出する'という意味)．

87 ヌクレオチドの代謝

プリン体・ピリミジン体

代謝のされ方の違いから，プリン塩基そのものやプリン塩基を含むプリンヌクレオチドなどの物質を総称して
- **プリン体**

とよび，ピリミジン塩基そのものやピリミジン塩基を含むピリミジンヌクレオチドなどの物質を総称して
- **ピリミジン体**

とよぶことがあります．

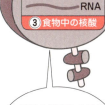

核酸の豊富な食品は，細胞成分の多い動物のレバーや魚の干物，甲殻類などです．

③ 食物中の核酸

DNA
RNA
核酸

② 分解 → ← ① 合成

塩基
糖
ヌクレオチド

消化 → 分解

P 糖

④ 吸収
塩基

⑦ ピリミジン塩基
シトシン，チミン，ウラシル

⑥ プリン塩基
アデニン，グアニン

⑩ 再利用＊
サルベージ経路

⑤ 合成
デノボ経路

アミノ酸　CO_2
P 糖
リボース5-リン酸

＊食物由来の塩基はほとんど再利用されずに分解，排泄される．

分解 → 尿素
分解 → 尿酸（痛風の原因）
⑨ 排泄されづらい

⑧ 腎臓

尿素　尿

※核酸の分解で生じるAMPは，ADPやATPとなることでエネルギーを受け取ることのできる，エネルギーの'容器'です（▶33）．しかし，この容器自体を分解（燃焼）しても，大したエネルギーは発生しません．

Visualizing Human Body | MEDIC MEDIA

骨の代謝
▶ 骨も常に新陳代謝されている

骨には，ヒトの身体を支えて運動を可能にするほかに，体内のカルシウム（Ca）とリン（P）の貯蔵庫としての役割もあります（全身のCaの99％，Pの約85％が骨に存在する）．ここではまず，骨の成分から説明します．

> **骨の成分**
> 骨は，結合組織（身体の骨組みとなる組織）の一種です．骨の大部分は細胞外の
> - **骨基質**（コラーゲンなどの線維蛋白を中心とする有機成分）と
> - **骨塩**（後述のハイドロキシアパタイトを中心とする無機成分）
>
> からなっていて，それに混じって
> - **骨芽細胞**
> - **骨細胞**
> - **破骨細胞**
>
> という3種類の細胞が存在します．

骨はどのようにしてつくられるのでしょうか．

> **骨の形成**
> 骨組織の形成は
> - **骨芽細胞が**
> - **周囲に線維成分を分泌**
>
> することで始まります．この状態を，類骨といいます．類骨に血中の
> - **CaとPが**
> - **ハイドロキシアパタイト**
>   （$Ca_{10}(PO_4)_6(OH)_2$）
>
> として沈着（石灰化）すると，骨になります．そのとき，骨芽細胞の一部が
> - **骨細胞**
>
> として骨基質の中に取り残されます．

一方で，骨の成分を再び体内へと吸収することも行われています．

> **骨の吸収**
> 骨を壊して骨基質を分解することを，骨吸収といいます．骨吸収は
> - **破骨細胞**
>
> によって行われます．破骨細胞は，周囲に酸を分泌することでハイドロキシアパタイトを溶解して血中へとCaとPを放出させ，また蛋白分解酵素を分泌して線維成分を分解します．骨吸収を促進する要因は
> - **副甲状腺ホルモン（PTH）** 〈58〉など
>
> であり，一方，骨吸収を抑制する要因は
> - **エストロゲン** 〈92〉など
>
> です．

骨は一定の形を保っているように見えますが，常に至るところで新陳代謝が行われて成分が置きかわっています（成人で1年に骨全体の約20％が更新される）．

> **骨のリモデリング**
> 骨を吸収し，そこに新たな骨組織を形成することを
> - **骨のリモデリング**（改変）
>
> といいます．リモデリングの目的は，顕微鏡レベルの微小な骨折の修復や，血中Ca濃度の維持であるといわれています．
>
> 成人では，長期的に見ると骨吸収と骨形成はバランスが取れていて，全体の骨量は不変です．このバランスが骨吸収の側に傾くと，骨粗鬆症〈238〉となります．逆に，運動などで骨に負荷をかけると，その部分の骨は太く強くリモデリングされます．

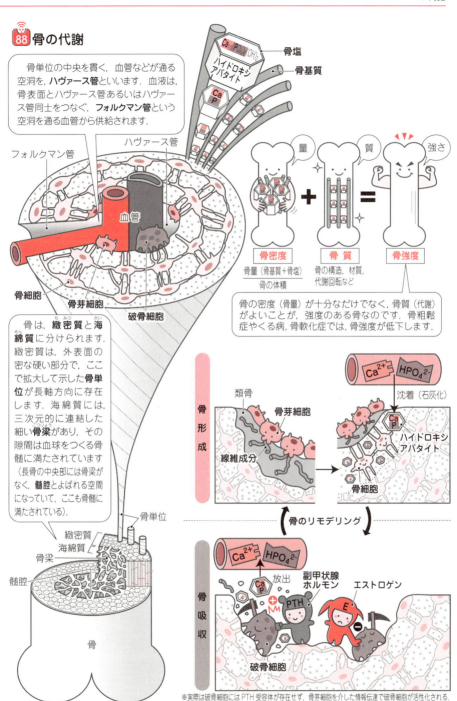

ビタミン
▶ 細胞の活動を助ける潤滑剤

ヒトにとって欠かせない栄養素であるビタミンについて説明しましょう．このページとあわせて，関連する疾患（欠乏症）🔖240を勉強すると，理解が深まります．

ビタミンの定義
ビタミンとは，三大栄養素に比べてはるかに少量ではあるものの
- **食物**から摂取する必要がある
- **有機化合物** 🔖192

の総称です．

ビタミンはこのように定義されているため，その構造や機能はバラバラですが，2つに分類するのが一般的です．

ビタミンの分類
ビタミンは，水に溶けづらく油となじむ
- **脂溶性ビタミン**

と，水に溶けやすい
- **水溶性ビタミン**

の2つに分類されます．

脂溶性ビタミンには
- **ビタミンA**
- **ビタミンD**
- **ビタミンE**
- **ビタミンK**

の4種類があり，水溶性ビタミンには
- **ビタミンB群**（8種類ある）
- **ビタミンC**

があります．

脂溶性ビタミンは体内に蓄積されやすいため，摂取量が多すぎると
- **過剰症**を起こす場合がある

ことが重要です．水溶性ビタミンは，摂りすぎても尿中などへの排泄が容易なため，過剰症を起こすことはまれです．

それでは，それぞれのビタミンの役割を見ていきましょう．

脂溶性ビタミン
ビタミンAは
- **視覚**
- 正常な皮膚や粘膜の維持

に関わります．

ビタミンDは，消化管からの
- **カルシウム**（Ca）**とリン**（P）**の吸収を促進** 🔖58

します．

ビタミンEには
- **抗酸化作用**

があります．

ビタミンKは，肝臓での
- **凝固因子**（止血に関わる蛋白質）

の合成に必須です．

水溶性ビタミン
ビタミンB群は
- **代謝**を円滑に進める作用

をもちます．

そのうち，ビタミンB_1，ビタミンB_2，ナイアシン，ビオチン，パントテン酸は
- **三大栄養素からのエネルギー産生**

に関わり，ビタミンB_1にはさらに
- **神経**機能を正常に保つ

というはたらきもあります．

ビタミンB_6は
- **アミノ酸の代謝**

に関わります．

ビタミンB_{12}と葉酸は
- **核酸合成** 🔖186

に必要です．

ビタミンCは
- **コラーゲン**合成

に関わり，また
- **抗酸化作用**

をもちます．

89 ビタミン

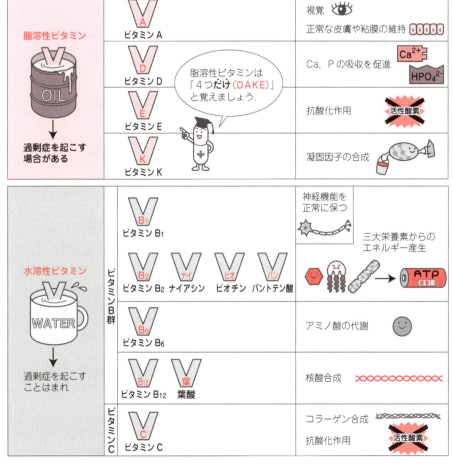

抗酸化作用

細胞は，酸素を利用することで，栄養素から効率的にエネルギーを取り出しています（34）．しかし，このとき利用される酸素の一部が
・**活性酸素**
という反応性の高い物質になります．活性酸素が増加した
・**酸化ストレス**
という状態は，DNA に損傷を与えたり，細胞膜上の脂質を変化させて細胞を破壊したりします．これが，悪性腫瘍や生活習慣病，老化と関わるという説もあります．生体には活性酸素を無害化するしくみが複数備わっていますが，その一つが，抗酸化作用をもつ
・**ビタミン C やビタミン E**
を利用することです．

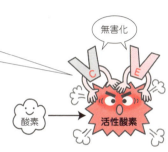

イメカラ代謝

身体を構成する元素とミネラル
▶ 元素を分類する様々な用語を知ろう

このページでは，体内の物質をさらに細かく調べていきます．栄養素としてのミネラルについても説明します．

初めに，体内の物質がどのような元素からできているかを見てみましょう．

原子と元素
あらゆる物質は1つ以上の原子という'つぶ'からできていて，それらの原子の種類のことを元素といいます．

体内に多くある物質と主要元素
人間の身体を構成する多様な物質は，大きく分けると
- 水
- 有機化合物
- 無機物

の3つに分類できます．右ページの人体は，身体の大部分を占める主な物質とその構成元素を示しています．ここにある11種類の元素を
- **主要元素**

と総称します．身体の大部分は主要元素からなる，ともいえます．これらは当然ながら，身体の正常な活動に欠かせない，必須なものです．

有機化合物
古くは生命体がつくり出す物質を有機化合物，生命体と関係なく存在する物質を無機物とよんでいました．しかし，化学の発展に伴って，生命力に頼らず人の手で有機化合物がつくられるようになり，この定義は役に立たなくなりました．それでもなお，有機化合物には共通の特徴があって，この分類は有用です．そこで，現在では物質の構造に着目して
- 炭素原子を含む化合物

を有機化合物と定義します（CO_2 や炭酸塩のような単純な物質を除く）．

それでは，ミネラルの定義と区分について説明します．

ミネラル
有機化合物の主な構成元素であるC（炭素），H（水素），O（酸素），N（窒素）の4種類以外の元素を
- **ミネラル**（無機質）

といい，主に無機物として体内に存在します（PやSは有機化合物にもある程度の量が含まれるが，ミネラルとされる）．

ミネラルのうち主要元素に属する7種類の元素は
- **マクロミネラル**

とよばれます．それ以外の体内量の少ないミネラルは
- **ミクロミネラル**（微量元素）

とよばれます．

必須微量元素
微量元素のうち，身体にとって必須であり，栄養素として食物からの摂取が必要なものを
- **必須微量元素**

とよびます．

Fe（鉄）は，ヘム ⟨96⟩ という物質の構成要素として
- **赤血球**

や筋肉で利用されています．
I（ヨウ素）は
- **甲状腺ホルモン** ⟨52⟩

の材料となるため，必須です．
Co（コバルト）はビタミンB_{12} ⟨190⟩
に含まれる元素です．
Cr（クロム），Mn（マンガン），Cu（銅），Zn（亜鉛），Se（セレン），Mo（モリブデン）は
- **酵素**

の構成成分などとして必須です．

身体を構成する元素とミネラル

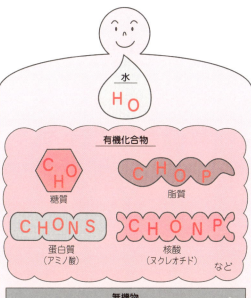

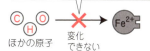
特定の種類の元素が'必須'なのは，原子が別の種類の原子に変化することは通常ありえないためです．

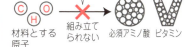
必須アミノ酸やビタミンが'必須'なのは，材料となる C, H, O などの原子はあってもその分子を組み立てる手段がないためです．

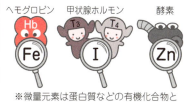

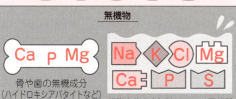

※微量元素は蛋白質などの有機化合物と結合したり，体液に溶けたり，様々な状態で体内に存在する．

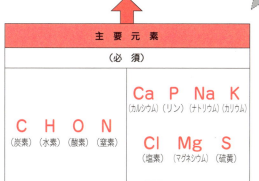

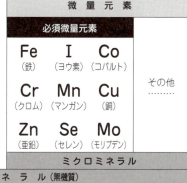

国試を読み解こう！
▶ 代謝に関する問題

PT/OT国試 37-35
エネルギー代謝で**誤っている**のはどれか．
1．ブドウ糖は筋で大量に消費される．
2．糖は肝臓や脂肪組織で脂肪へ変換される．
3．蛋白質は予備的なエネルギーとして使われる．
4．貯蔵エネルギーの大部分はグリコーゲンである．
5．グリコーゲンは肝臓と筋に貯蔵される．

○1．骨格筋では，ブドウ糖は単にエネルギー源として消費するだけでなくグリコーゲンとして貯蔵するため，大量に消費されます．
○2．ブドウ糖はグリコーゲンとしてだけでなく脂肪として肝臓や脂肪組織で貯蔵されます．
○3．蛋白質をアミノ酸へ分解し，肝臓でブドウ糖へ変換する(糖新生)ことでエネルギー源とします．
×4．グリコーゲンのほとんどは数時間の活動で枯渇してしまい，貯蔵エネルギーの大部分は脂肪です．
○5．グリコーゲンは肝臓と筋に多く，筋のグリコーゲンが多いと持久力も高まります．

以上より正解は4です．

看護師国試 98A16
脂肪の合成を促進するのはどれか．
1．インスリン
2．グルカゴン
3．アドレナリン
4．テストステロン

インスリンの役割は，血液中のグルコースを組織へ取りこませて貯蔵することです．肝臓や筋肉ではグリコーゲン，脂肪組織ではトリグリセリドとして貯蔵します．ただしそのままでは血液中のグルコースが足りなくなり血糖値が下がってしまうので，それに拮抗するホルモンとしてグルカゴン，アドレナリン，コルチゾール，成長ホルモンなどがあります．テストステロンには脂肪に対する直接の作用はありません．

以上より正解は1です．

1. 代謝

臨床検査技師 59A43
核酸を構成するプリン塩基はどれか．2つ選べ．
1. チミン
2. アデニン
3. ウラシル
4. グアニン
5. シトシン

核酸つまりDNAとRNAを構成する塩基は何か，という問題です．塩基は化学構造の違いからプリン塩基とピリミジン塩基に分けられます．プリン塩基はアデニンとグアニンで，ピリミジン塩基は残りのチミン，ウラシル，シトシンです．プリン塩基が分解されると尿酸が生じますが，排泄されにくいので血液中に蓄積し痛風の原因となることがあります．ピリミジン塩基は分解されると尿素となって排泄されます．

以上より正解は 2 と 4 です．

臨床工学技士国試 27P2
水溶性ビタミンはどれか．
1. ビタミンA
2. ビタミンB
3. ビタミンC
4. ビタミンD
5. ビタミンE

脂溶性ビタミンは4つだけしかありません．ビタミンA，ビタミンD，ビタミンE，ビタミンKです．したがって残りのビタミンBとビタミンCが水溶性のビタミンです．脂溶性ビタミンは体内に蓄積されるので，摂取量が多すぎると過剰症になる危険がありますが，水溶性のビタミンは尿へ排出されるので過剰症になりにくい，という特徴があります．

以上より正解は 2 と 3 です．

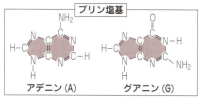

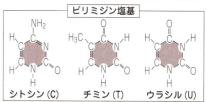

2．理解を深める疾患編（代謝・栄養疾患）

INTRO

　私達が摂取した食べ物に含まれる**栄養素**は，代謝を受けて生体内で利用され，エネルギーとなったり，身体のいろいろな組織をつくったりするなどの働きを助けています．栄養素とは，三大栄養素である糖質・脂質・蛋白質（アミノ酸）のほかに，ビタミン・微量元素などもあります．これらは代謝されエネルギーを取り出されたりする過程で，ほかの栄養素とも影響をおよぼしあいます．

　糖代謝異常で有名なのは**糖尿病**です．罹っている人はとても多く，軽度な場合には自覚症状は少ないものの，長期に罹患すると様々な合併症をもたらします．治療も食事療法・薬物療法など多岐にわたります．ほかに，糖原病などの糖尿病とは異なる系統の糖代謝異常もあります．

　脂質代謝異常には**脂質異常症**があり，こちらも聞いたことがある人もいるでしょう．トリグリセリドやLDLコレステロールなどが体内で増えてしまいます．

　アミノ酸代謝異常症については，先天的な異常で起こることがわかっています．

　ほかに，脂質代謝が異常でなくとも，脂肪が身体にある程度以上に溜まると**肥満**とよばれますが，治療が必要なものは**肥満症**として扱います．特に**内臓脂肪**が過剰に溜まると，脂肪細胞が変化して上記の代謝異常につながることがあります．その代謝異常は，**動脈硬化**による心筋梗塞などの重篤な病気を起こし得るものです．このような状態を**メタボリックシンドローム**とよび，内臓脂肪が蓄積する初期の段階で介入することで動脈硬化の発症や進行の予防ができます．

　さらに，この章では骨代謝異常による**骨粗鬆症**，および尿酸代謝異常による**高尿酸血症**と**痛風**，さらに**ビタミン欠乏症**や**微量元素欠乏症**についても触れていきます．

代謝・栄養疾患の全体像
▶ 栄養素バランスの偏りに注目しよう

91 代謝・栄養疾患の全体像

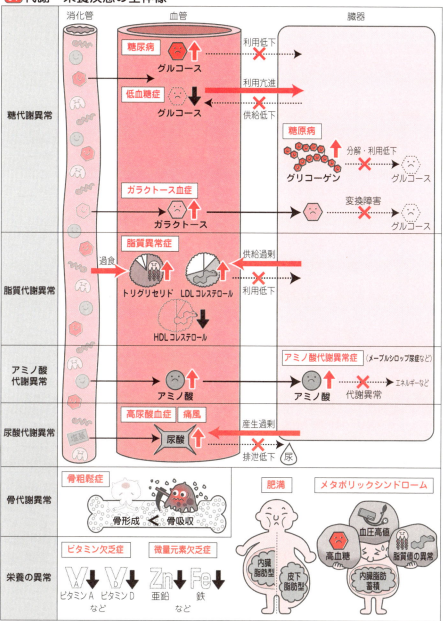

糖尿病はどんな病気か
▶ 高血糖状態が様々な弊害をもたらす

糖尿病は非常にありふれた疾患で，わが国の統計によると糖尿病の可能性が否定できない人は成人のおよそ5人に1人にのぼります．糖尿病について勉強していくにあたって，まずここで全体像を把握しておきましょう．

糖尿病では何が起きているのか
糖尿病は，歴史的には糖を含む大量の尿が現れる疾患とされてきましたが（右ページ参照），現代の医学では
- 持続的な
- 血中グルコース濃度の上昇
  （血糖値の上昇，つまり高血糖）

を認める状態と定義されます．その直接の原因は
- 血中のグルコースを
- 細胞内に取りこませるホルモンである
- インスリン 📖170 の作用不足

です．

インスリンの作用はなぜ不足するのでしょうか．1つは
- 膵臓のランゲルハンス島にある
- B細胞のインスリン分泌能が低下
  （血糖値の正常化に必要な量を分泌できない）

するためで，もう1つは
- インスリン抵抗性の増大
  （インスリンに対する細胞の反応性の低下）

が生じるためです．

高血糖がある程度以上になると尿糖や多尿，口渇・多飲などの症状 📖204 📖208 が現れますが，軽度な場合は
- 自覚症状がほとんどない

ため病識（疾患があるという認識）をもちにくく，次に述べる慢性合併症が潜在的に進行していくのが問題です（発症時から重度の高血糖による症状を伴う場合もある）．

糖尿病と合併症
急性合併症としては，高度のインスリン作用欠乏や脱水の進行による
- 糖尿病昏睡
  （糖尿病ケトアシドーシス 📖206 や
  高血糖高浸透圧症候群 📖209 など）

や，血糖降下療法の悪影響で生じる
- 低血糖性昏睡 📖226

があり，これらは脳機能や生命をおびやかす危険な状態です．

さらに糖尿病が恐れられる理由は
- 慢性合併症

の存在です．年単位に高血糖状態が続くと，全身の細い血管が障害され
- 三大合併症といわれる
- 糖尿病網膜症 📖210
- 糖尿病腎症 📖211
- 糖尿病神経障害 📖212

がひき起こされます．また
- 動脈硬化性疾患 📖213
  （メタボリックシンドローム 📖232 ）
- 易感染性，糖尿病足病変 📖213

も問題となります．

糖尿病にどう対処するのか
糖尿病の合併症は
- 適切な血糖コントロール

により予防や進行の阻止が可能で
- 食事療法 📖216 や運動療法 📖218

によって生活習慣の維持・改善を目指します．また，血糖を下げる経口薬や，インスリン製剤を注射する
- 薬物療法 📖220 📖222

が必須な場合もあります．

糖尿病は，長期（多くの場合は一生涯）にわたってつきあっていく必要のある疾患です．健康な人と変わらないQOL（quality of life：生活の質）や寿命を目指し，医師や管理栄養士，看護師などの協力体制のもとで，個々人に合った治療目標を設定しサポートしていくことが大切です．

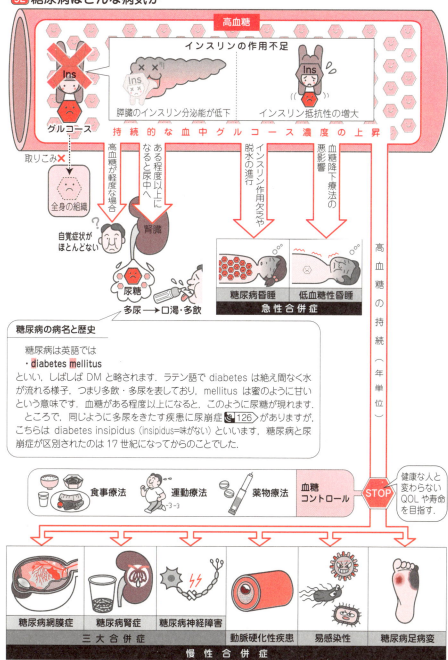

糖尿病の診断
▶ 血糖値とHbA1cを組み合わせる

ここでは，糖尿病の診断プロセスを説明します．最初に，血糖値を評価するための検査について見ていきましょう．

血糖検査
血糖検査とは
- **血中グルコース濃度**

を測定する検査です．

最後の食事から一定時間以上（通常，検査前日の夜から当日午前中まで）絶食し，空腹状態で測定されたものを
- **空腹時血糖値**

といいます．

また，空腹状態から決まった量の
- **グルコースを経口的に摂取**

したのちに時間をおいて血糖値を測定する検査を
- **経口ブドウ糖負荷試験**
  （OGTT：oral glucose tolerance test）

といい，糖尿病の診断にはグルコース75 gを摂取し2時間後に測定した
- **75g OGTT 2時間値**

という血糖値が用いられます．

一方，食事からの時間と無関係に測定された場合は
- **随時血糖値**

といいます．

HbA1c
血糖検査では採血した瞬間の状態しかわからないのに対して，赤血球中のヘモグロビンにグルコースが結合した物質を測定する
- **HbA1c**（ヘモグロビンエーワンシー）
  （全ヘモグロビン中の割合で示す）

という指標は
- **過去1〜2カ月の平均血糖値**

を反映しています（赤血球寿命が約120日であるため）．

診断では，検査値に対する'糖尿病型'という概念がまず登場します．

糖尿病型
血糖値に関しては
- 空腹時血糖値 **126** mg/dL以上
- 75 g OGTT 2時間値 **200** mg/dL以上
- 随時血糖値 **200** mg/dL以上

のどれかをみたせば糖尿病型です．
HbA1cに関しては
- HbA1c **6.5**%以上

であれば糖尿病型です．

糖尿病であるとの診断を下すには，その定義(📖198)に従って2つの異常の存在を確認します．

糖尿病の診断
糖尿病の診断では
- **高血糖状態の存在**および
- **高血糖状態の持続**

の両方を示すことが必要です．
高血糖状態の存在は，必ず
- **血糖値が糖尿病型であること**

によって確認します．

高血糖状態の持続をどうやって示すのかによって，診断に至るパターンが2つに分けられます．

1つ目のパターンは
- **日を分けて2回の検査を行い**
- **どちらも糖尿病型血糖値**

である場合で，これには高血糖状態が持続的に存在することが直接示されています．

2つ目のパターンは
- **糖尿病型血糖値を1回確認**

して検査時点で高血糖状態が存在していることを示し，それとは別に
- **糖尿病型HbA1cあるいは**
- **症状や合併症の存在**
  （口渇・多飲，多尿，体重減少，網膜症）

によって過去に高血糖状態が持続していたことを証明できた場合です．

93 糖尿病の診断

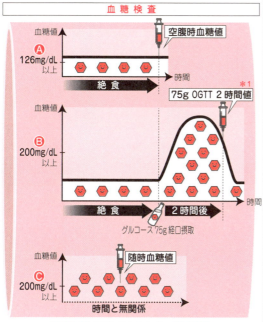

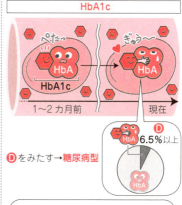

赤血球中の HbA（成人型ヘモグロビン↑96）にグルコースが不可逆的に結合した物質を **HbA1c** といいます．赤血球がつくられてから壊されるまでの約 120 日の間，血糖値に比例する速度で HbA1c が生成されていくため，HbA1c の測定値には過去 1〜2 カ月の血糖値が反映されています．

＊1 重度の高血糖や糖尿病ケトアシドーシス 206 では，OGTT をせずに診断可能である．

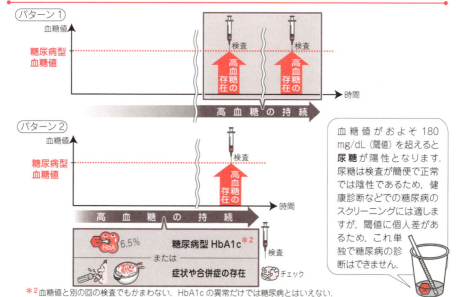

血糖値がおよそ 180 mg/dL（閾値）を超えると**尿糖**が陽性となります．尿糖は検査が簡便で正常では陰性であるため，健康診断などでの糖尿病のスクリーニングには適しますが，閾値に個人差があるため，これ単独で糖尿病の診断はできません．

＊2 血糖値と別の回の検査でもかまわない．HbA1c の異常だけでは糖尿病とはいえない．

糖尿病の分類
▶ 成因と進行度によって分類される

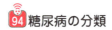**糖尿病の分類**

糖尿病を分類してみましょう．糖尿病は，様々な病態がひき起こす糖代謝異常を総称する用語であり，そのしくみによって大きく4つに分類されます．

成因による分類
糖尿病は，発症の原因によって
- 主に自己免疫が関与する
  1型糖尿病 📖204
- 環境因子（生活習慣など）と
  遺伝因子の両方の影響が重要な
  2型糖尿病 📖208
- その他の特定の機序，疾患
  による糖尿病（右ページ）
- 妊娠中に現れた糖代謝異常である
  妊娠糖尿病（右ページ）

の4つに分類されます．

糖尿病の進行度は，治療との関連で表現されます．

インスリンの必要性による分類
糖尿病の病期は，治療に用いるインスリン📖222との関係によって，糖代謝異常があまり進行しておらず
- インスリン投与が不要，または
  高血糖是正のためのみに必要な
- **インスリン非依存状態**

と，それよりも進行した状態である
- 生存のために
  インスリン投与が必須な
- **インスリン依存状態**

との2期に分類されます．

1型糖尿病と2型糖尿病のうち，インスリン依存状態になりやすいのは
- **1型糖尿病**

であり，なりにくいのは
- **2型糖尿病**

です．

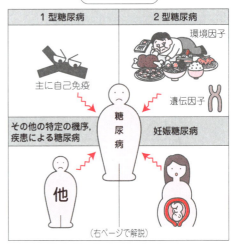

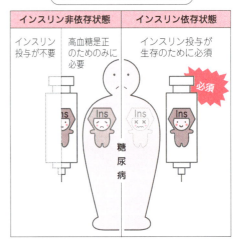

2. 理解を深める疾患編（代謝・栄養疾患）

重要な糖尿病の型である1型糖尿病と2型糖尿病の解説は次の見開き以降に譲り，ここでは先にそれ以外のものを説明します．

妊娠糖尿病

妊婦は耐糖能の低下（血糖値が上昇しやすくなること）を起こしやすい状態にあります．糖尿病の素因がある人に生じる

① **妊娠中**に表面化し発見された
- **糖尿病よりも軽い**糖代謝異常

を妊娠糖尿病といいます．軽度の糖代謝異常でも

- 先天奇形や流産，巨大児

などのリスクが高くなるほか

- 出産後に真の糖尿病を発症しやすい

ため，その診断と治療（食事療法〈216〉とインスリン療法〈222〉）が重要です．

一方，妊娠中に妊娠糖尿病よりも重度の糖代謝異常が発見された場合

② **妊娠中の明らかな糖尿病**

と診断され，妊娠前から糖尿病だと

③ **糖尿病合併妊娠**

とよばれます．

その他の特定の機序，疾患による糖尿病

この分類には

- 原因遺伝子が確定している糖尿病
  （インスリン受容体遺伝子の異常など）
- ほかの疾患，条件に伴う糖尿病

の2種類が含まれます．後者の原因には，膵臓を直接傷害する

- 慢性膵炎〈214〉

や，内分泌疾患である

- 先端巨大症〈120〉
- クッシング症候群〈144〉
- グルカゴノーマ〈154〉

などのほか

- ステロイド薬
- インターフェロン〈162〉

などの薬物の投与による医原性のものもあります（これらがインスリン依存状態に陥るかどうかは原因による）．

95 妊娠糖尿病

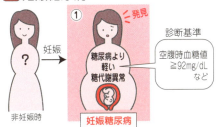

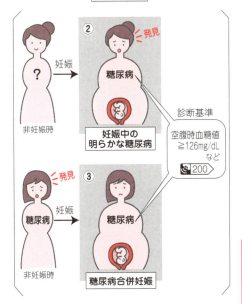

96 その他の特定の機序，疾患による糖尿病

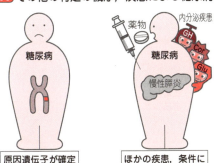

1型糖尿病
▶ インスリンがほとんど枯渇する

ここでは，1型糖尿病について説明します．まず，1型糖尿病の原因と特徴についてまとめておきます．

1型糖尿病の成因
1型糖尿病は
- 主に**自己免疫**が原因で
- 膵臓のランゲルハンス島にある
- B細胞が破壊され
- **インスリンの分泌が極度に低下**

した疾患です（遺伝性素因をもつ人で，感染などを契機にB細胞の破壊とインスリン分泌低下が不可逆的に進行するといわれている）．このために
- **絶対的なインスリン作用不足**

が生じ，最終的に
- **インスリン依存状態** 📖202

となります．

1型糖尿病の特徴
1型糖尿病は
- **若年**（多くは25歳以下）で発症し
- 体型は**正常〜やせ型**で
- **自己抗体が検出される**
  (GAD抗体, IA-2抗体, IAAなど)

という特徴をもちます．

自己免疫疾患と自己抗体
免疫系は本来，自己と異物を見分けて自己を攻撃しないように制御されていて，これを免疫寛容といいます．何らかの原因で免疫寛容が破綻すると
- **自己に対する免疫反応が生じる**
- **自己免疫疾患**

が起こります．自己免疫疾患では
- **正常の体内物質に結合する**
- **自己抗体**

が血中に現れることがあります．

1型糖尿病の症状はどのようなしくみで生じるのでしょうか．

1型糖尿病の症状
糖代謝に対するインスリンの作用 📖170 が不足するため
- 組織へのグルコース流入の低下
- 肝臓での糖新生 📖41 と
  グリコーゲン分解 📖40 の亢進

によって
- **高血糖**状態，尿糖出現

となります．すると，腎臓の集合管（尿をつくる際に水を再吸収する部位）に流入したグルコースが水を引きつけてしまうために尿中の水が増加する
- 浸透圧利尿により**多尿**

となり，多尿で体内水分量が減ると
- **口渇**と**多飲**

が現れます．

それに加えて，飲水が不十分な場合などでは脱水傾向となって
- 全身倦怠感や易疲労感

といった症状が生じたり，後述する異化（蛋白や脂肪の分解）の亢進によって
- **体重減少**

が起こったりする場合もあります．

インスリンの作用不足は細胞内のグルコースを枯渇させるため，各器官は飢餓状態に対応する作用を発揮するようになります．脂肪組織では
- トリグリセリドの分解が促進

されて血中に放出され
- 肝臓でケトン体 📖43 に変換され
- **ケトーシス**（血中ケトン体濃度の上昇）

を起こします（ケトン体は酸性であり，高度のケトーシスではアシドーシスとなる 📖206）．
また，骨格筋での
- 蛋白質分解の亢進（グリセリンとともに糖新生 📖40 に用いられる）

も生じ，脂肪組織の減少とあいまって体重減少が徐々に進行します．

97 1型糖尿病

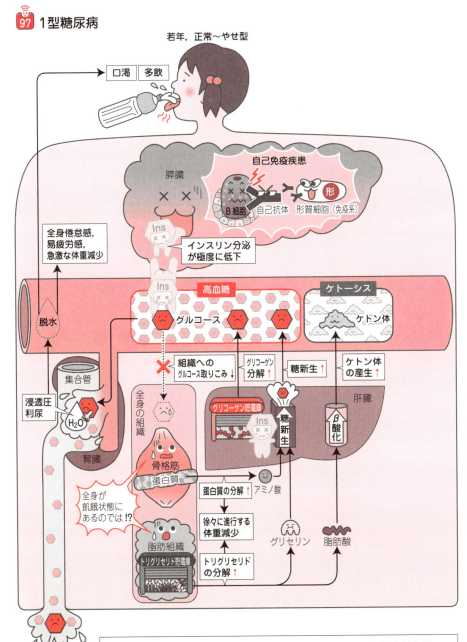

GAD抗体：glutamic acid decarboxylase antibody（グルタミン酸脱炭酸酵素抗体）
IA-2抗体：insulinoma-associated antigen-2 antibody（インスリノーマ関連抗原2抗体）
IAA：insulin autoantibody（インスリン自己抗体）

糖尿病ケトアシドーシス
▶ 脂質代謝への悪影響が前面に出る

糖尿病ケトアシドーシスは，糖尿病の急性合併症の一つです．まず，急性合併症全体について説明します．

糖尿病の急性合併症

糖尿病に合併する急性の病態は，治療されないと昏睡 (強い刺激でも覚醒しないような意識障害) に陥る危険性があるため，糖尿病昏睡と総称されます．
糖尿病昏睡は，狭義には
- 糖尿病ケトアシドーシス
- 高血糖高浸透圧症候群 ⑤209

という糖尿病に特徴的な2つの病態をいい，広義には糖尿病に伴う
- 乳酸アシドーシス
- 低血糖性昏睡 ⑤226

を含めることもあります．

乳酸アシドーシス

糖尿病に限らず，組織の低酸素状態または乳酸代謝の異常をきたす疾患が原因で
- 血中乳酸値上昇による
- 代謝性アシドーシス

がみられます．全身倦怠感，嘔吐，腹痛などから急激に意識障害に至り，予後不良です．

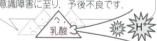

糖尿病ケトアシドーシスはどのようにして生じるのでしょうか？

糖尿病ケトアシドーシスの成因

糖尿病ケトアシドーシスは
- 1型糖尿病の発症時

のようなインスリン分泌がかなり低下している状況にインスリン需要の増大 (感染やストレスなど) が加わったり，すでにインスリン療法中の人で
- 突然のインスリン中断

によって体内のインスリンが極度に不足したりした場合に，急激に高度のインスリン作用不足が生じ，その症状が重篤になる急性合併症です．

糖尿病ケトアシドーシスの病態は，1型糖尿病の重度の状態といえます．1型糖尿病の様子をふまえて，どのようなことが起きているのか見ていきましょう．

糖尿病ケトアシドーシスの病態

高度のインスリン作用欠乏は
- 重度の高血糖状態に伴う多尿と強い口渇や多飲
- 脱水に伴う体重減少や頻脈，低血圧

などの症状をひき起こします．
また，脂肪細胞でのトリグリセリド分解の促進により，組織で利用しきれないほどのスピードで肝臓がケトン体を産生，放出するようになり
- 高度のケトーシス

が生じます．すると，ケトン体に含まれる酸を緩衝しきれなくなって
- ケトアシドーシス

という代謝性アシドーシスになります．

ケトン体中の揮発成分であるアセトンが呼気に含まれて排出されるため
- アセトン臭 (甘酸っぱい果実臭)

を発します．また，アシドーシスを呼吸性に代償するために
- クスマウル大呼吸
  (規則正しい深く大きな呼吸 ⑰74)

という呼吸パターンがみられます．
そして，治療が遅れると
- 意識障害から昏睡

に至ります．

ペットボトル症候群

主に無治療の2型糖尿病患者で，口渇から
- 糖質を含む清涼飲料水

を多量摂取することで
- 高血糖と口渇がさらに増悪

するという悪循環が生じた状態です．急激なインスリン需要の増大とB細胞の疲弊により重度のインスリン欠乏状態となるため，ケトーシスやケトアシドーシスを起こします．

98 糖尿病ケトアシドーシス

酸塩基平衡

体内では代謝によって常に酸が産生されていますが，血液のpH（酸塩基バランスの指標）は常にごく狭い範囲内に調節されています．代謝によって生じた

- **揮発性酸は肺から呼気中へと排泄**
- **不揮発性酸は腎臓から尿中へと排泄**

されることで，血液が酸性に傾くことが防がれています．さらに，血中では

Ⓐ $CO_2 + H_2O \rightleftarrows H^+ + HCO_3^-$

という化学反応が，pHの急激な変化を防ぐ緩衝系 G60 となっています（ほかにもいくつかの緩衝系がある）．この式は，H^+ が増加する（pHが下がる）と反応が左に進む（つまり HCO_3^- が消費されて CO_2 と H_2O が産生される）ことで H^+ の増加がやわらぎ，H^+ が減少すると反応が右に進む（つまり CO_2 と H_2O が消費されて HCO_3^- が産生される）ことで H^+ の減少がやわらぐ，ということを示しています．

代謝性アシドーシスと呼吸性代償

酸塩基平衡の用語では，何らかの状態によって

- **血液が酸性に傾こうとする動きを**
- **アシドーシス** G62

といいます（逆はアルカローシス）．アシドーシスのうち

- **発生した酸を中和するために HCO_3^- を消費**

し，その濃度が低下することが原因であるものを

- **代謝性アシドーシス** G66

といいます（CO_2 の増加が原因であるものは呼吸性アシドーシス）．代謝性アシドーシスは

- **肺からの CO_2（酸の一種）の排出を促進**

させてⒶの式の反応を左に進めることによってやわらげることが可能です．このしくみを

- **代謝性アシドーシスの呼吸性代償**

といいます（呼吸性アシドーシスは代謝性に代償される）．

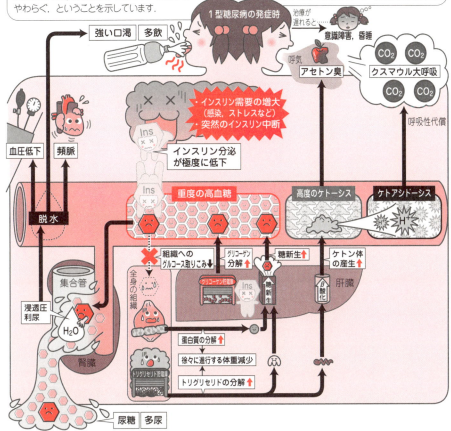

イメカラ代謝

2型糖尿病
▶ 必要な量のインスリンを分泌できない

2型糖尿病はどのような疾患でしょうか. その成因から説明していきます.

2型糖尿病の成因
2型糖尿病は
- 複数の遺伝因子と
- 過食, 運動不足, 肥満などの環境因子

が複合的に関与し
- インスリン抵抗性の増大
  （環境因子と遺伝因子の両方が影響する）
- インスリン分泌能の低下
  （遺伝因子の影響とB細胞の疲弊による）

の両方（どちらの要素が強いかは様々）が生じて
- 相対的なインスリン作用不足

をきたす疾患です. 多くの場合, 進行しても
- インスリン非依存状態 202

にとどまります.

2型糖尿病の特徴
2型糖尿病は
- 中年以降で発症することが多く
- 肥満, または正常～小太り程度

であるなどの特徴があります.

2型糖尿病の症状
インスリンの作用不足により, 1型糖尿病 204 と同じしくみで
- 高血糖状態

となります. 一般に進行は緩徐であり初期は無症状ですが, 徐々に
- 浸透圧利尿 204 による多尿

が原因となって
- 口渇と多飲

が生じます. さらに進行すると
- 全身倦怠感, 易疲労感

などの症状が現れ, ついには体重減少に至ることもあります.

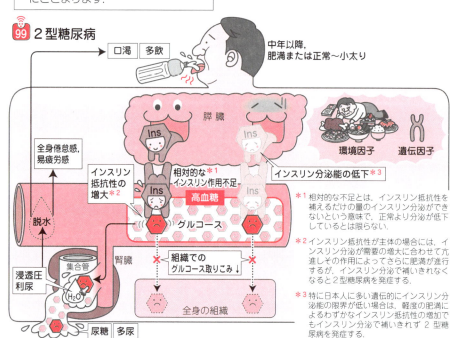

99 2型糖尿病

*1 相対的な不足とは, インスリン抵抗性を補えるだけの量のインスリン分泌ができないという意味で, 正常より分泌が低下しているとは限らない.

*2 インスリン抵抗性が主体の場合には, インスリン分泌が需要の増大に合わせて亢進しその作用によってさらに肥満が進行するが, インスリン分泌で補いきれなくなると2型糖尿病を発症する.

*3 特に日本人に多い遺伝的にインスリン分泌能の限界が低い場合は, 軽度の肥満によるわずかなインスリン抵抗性の増加でもインスリン分泌で補いきれず2型糖尿病を発症する.

2. 理解を深める疾患編（代謝・栄養疾患）

高血糖高浸透圧症候群
▶ 悪循環による脱水が神経を障害する

次に，2型糖尿病に多い糖尿病昏睡〈p.206〉である高血糖高浸透圧症候群を紹介します．

高血糖高浸透圧症候群の成因
高血糖高浸透圧症候群は
- 主に**2型糖尿病**をもつ高齢者が
- **脱水**をきたすような状態
  （感染や利尿薬投与，下痢など）

を契機として
- 極度の**高血糖**状態および
- 大幅な**血漿浸透圧上昇**

をきたした状態です．高血糖による
- 浸透圧利尿により
- さらなる**脱水**が生じ
- 血糖値や血漿浸透圧がさらに上昇

する悪循環が生じています．

高血糖高浸透圧症候群の病態
脱水の進行によって
- 体重減少や頻脈，血圧低下

などが増悪し，高血糖の進行によって
- 多尿と強い口渇や多飲

などが増悪します（脂質代謝に影響をおよぼすほどのインスリン欠乏はないため，1型糖尿病と違ってケトアシドーシスとなることはまれ）．

特徴的なのは，高い血漿浸透圧によって細胞から水が失われる
- **細胞内脱水**

があり，その影響を強く受ける
- 神経細胞の機能障害によって
- けいれんや振戦，言語障害

などの精神神経症状が生じやすいことで，最終的に
- **意識障害**から**昏睡**

に至ることもあります．

100 高血糖高浸透圧症候群

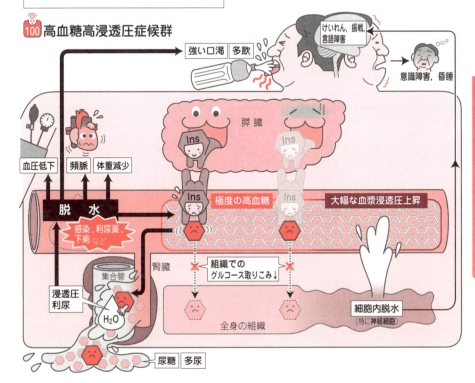

糖尿病の慢性合併症1 〜糖尿病網膜症〜
▶ 硝子体出血や網膜剥離から失明に至る

糖尿病で慢性的に血糖コントロールの悪い状態が続くと、細い血管が侵されて眼や腎臓、神経が障害されます。QOLを低下させるこれら糖尿病の三大合併症を、ここから3ページで解説していきます。

最初は、成人中途失明の原因の一二を争う、糖尿病網膜症です。

糖尿病網膜症
糖尿病網膜症では、網膜（眼球の後面にあり、視細胞によって光を感知する部位）が侵されます。その直接の原因は
- 高血糖の持続による細小血管障害

であり、罹患しても
- かなり進行するまで無症状

ですが、最終的には
- 視力低下から失明

に至ります。

糖尿病網膜症の病期と病態
糖尿病網膜症の進行度は
- 網膜症なし
- 単純網膜症
- 増殖前網膜症
- 増殖網膜症

の4期で記載されます。

網膜血管の障害による眼底所見には
- 網膜浮腫、網膜出血、硬性白斑
  （血管から血液成分が漏出するため）
- 毛細血管瘤、軟性白斑
  （血管の内腔が閉塞するため）
- 新生血管や増殖膜の発達

などがあり、これに伴って生じる
- 硝子体出血（新生血管の破綻による）
- 牽引性網膜剥離（増殖膜の収縮による）

は失明の原因となります。

これらの異常を早期に発見するために、糖尿病患者は眼科医による
- 眼底検査（眼底鏡を用いた網膜の視診）

を定期的に受ける必要があります。

101 糖尿病の慢性合併症1 〜糖尿病網膜症〜

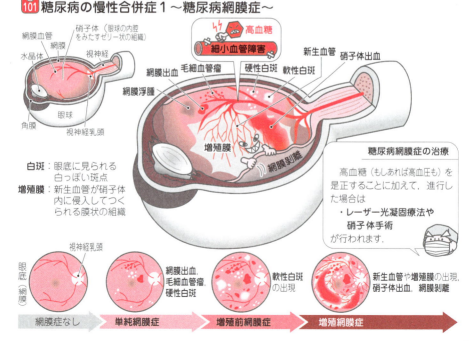

白斑：眼底に見られる白っぽい斑点
増殖膜：新生血管が硝子体内に侵入してつくられる膜状の組織

糖尿病網膜症の治療
高血糖（もしあれば高血圧も）を是正することに加えて、進行した場合は
- レーザー光凝固療法や硝子体手術

が行われます。

2. 理解を深める疾患編（代謝・栄養疾患）

糖尿病の慢性合併症2 〜糖尿病腎症〜
▶ 慢性腎不全となり最終的に人工透析

1998年以降，糖尿病腎症は血液透析〈148〉導入原因の第1位となっています．その詳細は腎臓の巻の当該項目〈129〉にて解説してありますが，ここでは重要なポイントにしぼって述べてみます．

糖尿病腎症
糖尿病腎症は，腎臓において血液を濾過し原尿とする装置である
- 糸球体〈38〉の障害

といえます．その直接の原因は
- 高血糖の持続による細小血管障害
  （具体的には血液成分の漏出と基底膜の肥厚）

です．糸球体が障害されると，正常では濾過されない
- アルブミンをはじめとする蛋白質が尿中に出現

するようになるとともに
- 糸球体濾過量（原尿の生成速度）の低下

がみられます．

糖尿病腎症の病期と病態
糖尿病腎症の進行度は
- 第1期（腎症前期）
- 第2期（早期腎症期）
- 第3期（顕性腎症期）
- 第4期（腎不全期）
- 第5期（透析療法期）

の5期で記載されます．

第1期は，糸球体の変化が始まっているが臨床的な検査では診断がつかない時期です．第2期は
- 微量アルブミン尿

をもって定義されます．第3期は
- 糸球体濾過量が低下していき
- 持続性蛋白尿が出現

します．第4期は
- 糸球体濾過量が著明に低下して
- 腎不全〈140〉（慢性腎不全〈143〉）
  （老廃物や水の排泄などの腎機能全般の低下）

に陥った状態です．第5期は文字通り人工透析に頼っている状態です．
また，腎症に伴って進行する高血圧も，糸球体を痛めつけます．

糖尿病腎症の治療
第2期までであれば厳重な血糖，血圧のコントロールで改善が可能です．血圧に対しては，腎保護作用をもつとされる
- ACE阻害薬やARB（RAA系〈72〉を抑制する）

が第一選択です．
第3期以降は腎臓への負担を避けるため
- 蛋白制限食

が必要となります．

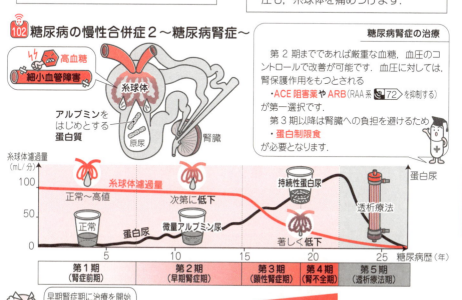

102 糖尿病の慢性合併症2〜糖尿病腎症〜

早期腎症期に治療を開始することが非常に大切．

糖尿病の慢性合併症3 〜糖尿病神経障害〜
▶ 自律神経系や知覚，運動が障害される

糖尿病神経障害は最も高頻度な慢性合併症です．主に生じるのは複数の自律神経（内臓機能の調節などを行う）や感覚神経を巻きこむ多発神経障害ですが，単一の神経だけが侵される単神経障害もあります．

自律神経障害
自律神経障害では
- 起立性低血圧（立ちくらみなどの原因）
- 消化管運動の障害（悪心・嘔吐，便秘・下痢など）
- 低緊張性膀胱（膀胱の収縮障害）
- 勃起障害

などの症状が生じます．また，自律神経障害のある人では
- 無自覚性低血糖 ☎226
 （交感神経症状が現れづらいため）
- 無痛性心筋虚血 ♡120
 （内臓感覚低下による）

となりやすく，注意が必要です．

感覚神経障害
感覚神経では，左右対称に
- 足先から始まり下肢では靴下状，上肢では手袋状に広がる
- 四肢末端のしびれや疼痛

などの自覚症状が生じます．他覚的な身体所見としては
- 振動覚の低下（音叉などで調べる）
- アキレス腱反射の低下

があります．

単神経障害
単神経障害は，片側性の
- 外眼筋麻痺（眼球運動が障害される）
- 顔面神経麻痺（表情筋が障害される）

が多く，一般に予後は良好です（大部分は数カ月以内に自然寛解する）．

糖尿病神経障害の治療
血糖コントロールで進行を防ぎつつ，症状を軽減する目的で薬物療法（アルドース還元酵素阻害薬やビタミンB12）が行われます．

103 糖尿病の慢性合併症3〜糖尿病神経障害〜

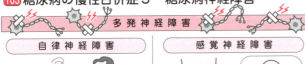
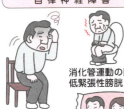
起立性低血圧

消化管運動の障害，低緊張性膀胱
勃起障害
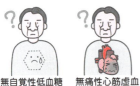
無自覚性低血糖　無痛性心筋虚血
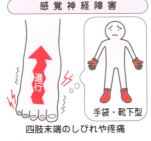
手袋・靴下型
四肢末端のしびれや疼痛

音叉
振動覚の低下　アキレス腱反射の低下
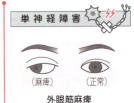
（麻痺）（正常）
外眼筋麻痺
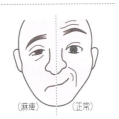
（麻痺）（正常）
顔面神経麻痺

※多発神経障害は代謝異常，単神経障害は血流異常によると考えられている．

2. 理解を深める疾患編（代謝・栄養疾患）

糖尿病のその他の慢性合併症
▶ 糖尿病は全身に様々な悪影響をおよぼす

糖尿病網膜症，糖尿病腎症，糖尿病神経障害という三大合併症以外にも，糖尿病の弊害はまだまだあります．

動脈硬化性疾患
三大合併症は細い血管の障害でしたが，心臓の冠動脈♡14や脳の動脈などの中程度の太さの血管でも
- 粥状硬化♡112

が起こり，それによって
- 虚血性心疾患♡120
- 脳梗塞

などがひき起こされます．また
- 閉塞性動脈硬化症（大腿動脈などの閉塞による下肢の安静時痛や潰瘍，壊死♡111）

という太い血管の障害による合併症も起こします．
これらの異常は，糖尿病に加えて
- 脂質異常症と高血圧

が関与します（内臓脂肪の増加を背景とするメタボリックシンドローム🔗232）．

易感染性
糖尿病は免疫力を低下させることで感染症のリスクを上昇させ
- 尿路感染症 🔗153
- 消化管感染症（感染性腸炎 🔗185）など
- 呼吸器感染症（肺炎 🔗138）などが中心で，結核 🔗144 もまれではない）

などをひき起こします．なかには
- 日和見感染（免疫が正常な人では発症しない，感染力が弱い病原体による感染症）

を生じるような場合もあります．

糖尿病足病変
糖尿病足病変とは，糖尿病に伴う
- 足潰瘍（皮膚の欠損を伴う組織の損傷）
- 足壊疽（組織が壊死し，腐敗すること）

のことで，これまでに述べた動脈硬化による血流障害や易感染性による白癬（水虫）などが複合して生じます．感覚障害のために自覚症状が現れにくいため，足の観察による早期発見とフットケアが重要です．

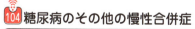
104 糖尿病のその他の慢性合併症

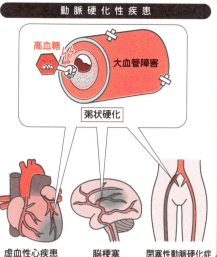

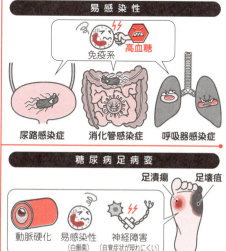

糖尿病の治療方針 〜2型糖尿病を例に〜 *chat!*

▶ 血糖をコントロールしていくことが重要

実際の糖尿病の治療はどのような流れで行われるのでしょうか？ ここでは2型糖尿病と診断されたばかりのAさんと、医師やほかのスタッフとのやりとりを見てみましょう。

Aさんは一連の検査によって糖尿病と診断されましたが、糖尿病についてご存知のこと、特に治療について印象はありますか？

初期の自覚症状

糖尿病は怖い病気だと聞きますが、今は
・**全く症状もなく実感がわかない**
ですね。本当に治療が必要なんですか？

治療の目的

なるほど、そのようにおっしゃる方は非常に多く、これを専門的には
・**病識を欠いている**
と表現します。しかし、自覚症状がない時期から治療を行うことで
・**様々な合併症**の予防と寿命の延長
が可能なことがわかっています。我々と一緒に治療を進めていきましょう！

わかりました。

糖尿病の治療方法

それでは、糖尿病の治療について順番に説明していきます。糖尿病の治療の三本柱は
・**食事**療法
・**運動**療法
・**薬物**療法
です。2型糖尿病ではまず食事療法と運動療法を行って生活習慣を改善し、効果が不十分であれば薬物療法を併用するのが一般的です。

効果が十分とか不十分とかいうのはどうやって判断されるのでしょうか？

糖尿病の治療目標

鋭い質問ですね。糖尿病の治療は
・**血糖コントロール**（血糖値を低下させ維持すること）
の一言につきます。まずはじめにAさんの血糖コントロール目標を定めましょう。それには
・**HbA1c**
という検査値が主に利用されます。

HbA1cはこの前も測りましたが、あれにはどういう意味があるんですか？

血糖評価の指標

血糖の評価方法はいくつかあります。血糖値そのものは採血した瞬間の血糖を示し、食事などの影響が大きいです。それに対して、赤血球中のヘモグロビンにどの程度グルコースが結合しているかを示す値である
・**HbA1cは過去1〜2カ月の平均血糖値を反映**
しているため、治療の評価に適しているのです。ほかにも、アルブミンにグルコースが結合した物質であり過去2週間程度の血糖値を反映するグリコアルブミンや、グルコースとよく似た構造をもつ物質であり過去数日間の血糖値を反映する1,5-AGも利用されます。
ところで、よく耳にする尿糖は、健康診断などでのスクリーニング、つまり糖尿病の可能性のある人のふるい分けには有用ですが
・**尿糖**が出現する血糖値には個人差がある
ため、診断や治療目標には利用できません。

なるほど、そうすると私の場合はHbA1cがどのくらいになればいいのでしょうか？

血糖コントロール目標

血糖コントロールの目標は、年齢や併存疾患、体力に応じて、HbA1cで
・**6.0未満、7.0未満、8.0未満**
のどれかに設定するのが一般的です。Aさんの場合には合併症を予防するためにまずは7.0未満を目標とし、治療が順調であれば完全に血糖が正常化する6.0未満を目指すことにしましょう。

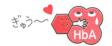
ぎゅぅ〜

治療に際して注意点などはありますか？

わかりました．私の今の HbA1c は 8.1 ですが，まずは食事療法と運動療法で 7.0 未満を目指すわけですね．

糖尿病の治療は
・**多くの場合は一生涯にわたって続く**
ものですから，患者さん自身による
・**自己管理**
が重要です．また，精神面のサポートやご家族をはじめ周囲の理解も必要です．そのあたりについて，看護師さんから説明があります．

その通りです．食事療法は管理栄養士さんに，運動療法は理学療法士さんに，それぞれ解説してもらいましょう．

食事療法

糖尿病の食事療法の原則は
・適切な**摂取エネルギー量**を守り
・食事の**栄養素バランス**を整え
・**規則正しく食事をとる**
ようにすることです．それによって
・糖や脂質の**代謝**を正常化する
という効果があります．

療養指導

糖尿病の患者さんには，健康な生活習慣を身につけることができるように，糖尿病についての教育を受けていただく必要があります．われわれ看護師，管理栄養士，薬剤師，理学療法士，臨床検査技師は，専門的な知識と経験によって糖尿病療養指導士という資格を取得でき，医師を含めて専門的なチームを組んで患者さんをサポートしていきます．

また，日常生活で起こり得るトラブルについて，患者さん自身や周囲の方が理解しておく必要があります．なかでも特に重要なのは
・**低血糖**への対処法
です．具体的には，常にブドウ糖（グルコース）を携行して摂取できるようにしておき，もしなければ糖分を多く含む清涼飲料水などを摂ります．

運動療法

糖尿病の運動療法の方法には
・**有酸素**運動と**レジスタンス**運動
があります．これらを行うことで
・**食後高血糖**の是正や**インスリン抵抗性**の改善
などが期待できます．

いかがでしょうか．糖尿病の治療の方法や意義について理解できましたか？

薬物療法にはどんなものがあるのですか？

はい，積極的に治療に取り組む意欲がわいてきました．今日はありがとうございました．

薬物療法

薬物療法には
・**インスリン療法**
・**経口血糖降下薬**の投与
の 2 つの方法がありますが，2 型糖尿病では多くの方が経口血糖降下薬のみで十分です．

ここで紹介した治療法については，次のページからそれぞれ説明していきます．
そして，これからの時代，2 型糖尿病は早期発見・早期治療（二次予防という）に加えて発症自体の予防（一次予防という）が重要になってくるということも知っておきましょう．

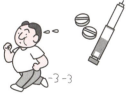

糖尿病の治療1 〜食事療法〜
▶ エネルギーと栄養素バランスを考える

食事療法は，全ての糖尿病患者に有効であり，特に2型糖尿病においては治療の中心となるものです (1型糖尿病においても血糖の安定のために食事療法が必要)．

食事療法の効果

糖尿病の食事療法では，第一に
- 健常者同様の日常生活のために必要な栄養素を摂取

することを目的とし，さらには
- 適正なエネルギー量で
- 栄養素バランスのとれた食事を
- 毎日規則正しくとること

を目指します．これによって，過剰な栄養素の是正や，栄養素の吸収を穏やかにする食物繊維の増加などで
- 直接的に食後の血糖上昇を抑制

できます．さらには
- 糖代謝や脂質代謝などが改善

されて，糖尿病発症の原因となった肥満などの環境因子が取り除かれ
- インスリン抵抗性の改善

が期待できます．これらの結果として，血糖が低下・安定化し
- 合併症の発症，進展を抑える

ことができます．

食事療法の方法

成人の食事療法では，まず
- 体重(kg) / [身長(m)]^2

で求められる値である
- BMI (body mass index) が
  22 (最も寿命が長くなるとされる値)

になるように逆算して，身長から
- 標準体重を設定 ([身長]^2×22)

します．そして，標準体重に
- 身体活動量
  (座り仕事など：25〜30 kcal /標準体重
  立ち仕事など：30〜35 kcal /標準体重
  力仕事など：35〜 kcal /標準体重)

を掛け合わせることで
- 1日あたりの適正な摂取エネルギー量

が求められます．

これを実際の食事に適用するには
- 食品交換表

を利用します．摂取エネルギー量(kcal)を'単位'(1単位は80 kcal)に換算し，1回の食事で糖質，蛋白質，脂質からそれぞれ何単位のエネルギーを摂るのかを決めます (糖質から50〜60%, 蛋白質からは20%以下を目安とする)．そして，その単位数を朝食，昼食，夕食に割り振って，食品交換表の表1〜6に載っている食材を選び，献立を決定していきます．

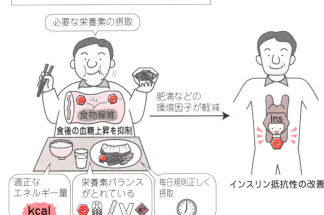

インスリン抵抗性の改善

性別，年齢，身長，肥満度，身体活動量，合併症の有無などを考慮し，個々人のライフステージや食事の嗜好に合わせて計画します．

105 糖尿病の治療1 〜食事療法〜

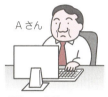

Aさん
170cm, 80kg
身体活動量：座り仕事

*1 食品交換表では，同じ番号の表に載っている食品であれば同じ単位数同士で交換してかまいません．例えば，ある日の朝食で表1からの1単位をごはん茶碗半分でとる予定だったとすると，これを同じ表1にある食パン半枚に交換可能です．

*2 同じ単位数でも別の表の食材とは交換できません．例えば，白身魚の代わりにバナナを食べるのはいけません．

Aさんが目指す体重は？

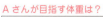

身長		最も長命なBMI		標準体重
1.7 m²	×	22	=	64 kg

Aさんが1日の食事で摂取してよいエネルギー量は？

標準体重		身体活動量		1日あたりの適正な摂取エネルギー量
64 kg	×	25 kcal/標準体重	=	1,600 kcal

摂取エネルギー量を'単位'に換算すると？

1日あたりの適正な摂取エネルギー量		1単位		1日の指示単位
1,600 kcal	÷	80 kcal	=	20 単位

食品交換表（1日の指示単位が **20単位**の場合）

群	分類	食品の種類	1単位（80kcal）の目安	1日の単位配分の例
糖質を多く含む	表1	穀類、いも類、豆類	*1 交換できる／ごはん茶碗半分　食パン半枚	11 単位
	表2	果物	バナナ1本　みかん2個	1 単位
蛋白質を多く含む	表3	肉、魚介、卵、チーズ、大豆	*2 交換できない／白身魚1切れ　卵1個	4 単位
	表4	牛乳、乳製品	牛乳120mL　ヨーグルト120g	1.5 単位
脂質を多く含む	表5	油脂、多脂性食品	バター10g　植物油10g	1 単位
ビタミン、ミネラルを多く含む	表6	野菜、海藻、きのこ、こんにゃく	にんじん100g　ほうれん草100g	1 単位
	調味料	みそ、砂糖など	みそ40g　砂糖20g	0.5 単位
				計 20単位

カロリー比が糖質50〜60％，蛋白質20％以下となるように各表にバランスよく配分

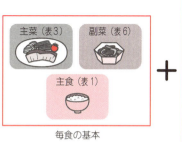

毎食の基本
主菜（表3）　副菜（表6）
主食（表1）

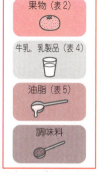

果物（表2）
牛乳、乳製品（表4）
油脂（表5）
調味料

3食のいずれかに加えたり、間食として摂る

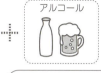

アルコール

アルコールはエネルギーにはなりますが栄養素は含まれず，ほかの食品と交換できません．可能であれば禁酒し，条件がよく飲酒が許される場合でも，主治医の指示に従って最大でも2単位以内（日本酒なら140mL，ビールなら200mL）とします．

例えば1日20単位であれば，朝食8単位，昼食6単位，夕食6単位のようにエネルギー量をバランスよく割り振ります．

糖尿病の治療2 〜運動療法〜
▶ 有酸素運動と筋肉増強運動がある

運動療法は，代謝に好影響を与えるとともに生活習慣を改善し，2型糖尿病に対して有効です（1型糖尿病でも運動を行うことは推奨されていて，合併症がなく血糖コントロールが良好であれば健常者と同様の運動が可能）．

運動療法の効果
食後の運動は，骨格筋での
- グルコースの利用を促進し
- 食事による血糖上昇を緩和

します．さらに，ある程度以上の期間にわたって運動を継続すると
- インスリン抵抗性の改善

が期待できます．また，筋力増強と筋肉量の増加により
- 基礎代謝量が上昇

します．これらの効果によって環境因子が軽減され
- 合併症の発症，進展が抑制

されます．

運動療法の方法
栄養素の利用促進のためには
- 有酸素運動

が有用です．これには，歩行，ジョギング，水泳，自転車など全身の大きな筋を使う運動が適していて
- 軽く息が弾む程度の強度で
- 20分以上にわたって
- 週3〜5日以上の頻度で

行います．また，筋肉量の増加は，自重や器具による負荷をかけて行う
- レジスタンス運動
 （スクワットや腹筋などの，いわゆる"筋トレ"）

によって得られます．

運動療法の注意点
運動療法の開始にあたっては，血糖コントロール状態や合併症についての評価が必要です．特に
- 新鮮な眼底出血 210
- 進行した糖尿病腎症 211

がある場合などは激しい運動を行ってはいけません（運動療法の禁忌）．

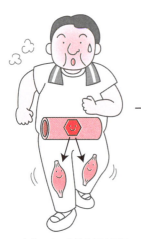

食事による血糖上昇を緩和

運動を継続 → 糖尿病合併症を増悪させる高血圧や脂質異常症を改善し，精神的な健康を保つことで治療に対する意欲を継続させるなどの効果も期待できます．

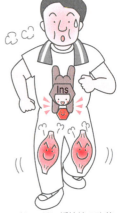

インスリン抵抗性の改善，基礎代謝量の上昇

106 糖尿病の治療2〜運動療法〜

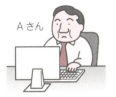

Aさん
・車移動
・運動は月1回のゴルフくらい

Aさんの目標計画は？
・まずは1日1万歩を目指そう
・慣れてきたら，週3回以上時間をつくって有酸素運動
・ほかに，週2〜3回の筋トレ

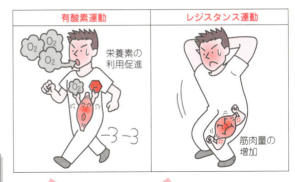

有酸素運動 — 栄養素の利用促進
レジスタンス運動 — 筋肉量の増加

新鮮な眼底出血　進行した糖尿病腎症

これらの場合は運動療法を行ってはいけません．

有酸素運動

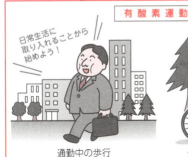

日常生活に取り入れることから始めよう！

通勤中の歩行

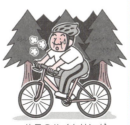

休日のサイクリング

レジスタンス運動

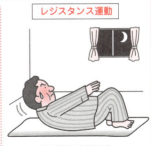

就寝前の腹筋運動

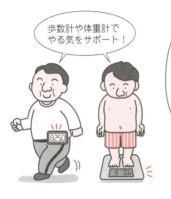

歩数計や体重計でやる気をサポート！

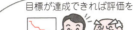
目標が達成できれば評価を

失敗したときは原因をふまえて再計画

楽しく行うこと!!

生活習慣改善の実感
↓
継続

食事療法との相乗効果で合併症を予防！

糖尿病の治療3 〜経口血糖降下薬〜
▶ 生活習慣改善に次ぐ2型糖尿病治療

糖尿病で薬物療法が必要となった場合の一つの手段が，経口血糖降下薬です．

経口血糖降下薬
経口血糖降下薬は
- インスリン非依存状態の
- 2型糖尿病患者で
- 食事療法と運動療法を行っても血糖コントロールが良好でない

場合に用いられる経口製剤です．

ただし，経口血糖降下薬は
- 妊娠中，または妊娠を希望する場合
- 授乳中である場合

は使用できないため，このような場合にはインスリンを用います．

経口血糖降下薬の分類
経口血糖降下薬はそのしくみから
- インスリン分泌促進薬
- インスリン抵抗性改善薬
- 糖吸収・排泄調節薬
- インクレチン関連薬

に分類され，それぞれがさらに構造の違いなどで分類されます．

それぞれのタイプの薬剤について見ていきましょう．

インスリン分泌促進薬
この作用を示す薬物には
- スルホニル尿素薬
  （SU薬：sulfonylurea）
- グリニド薬（速効型インスリン分泌促進薬）

の2種類があります．いずれも
- 膵臓のβ細胞に直接作用して
- インスリン分泌を促進

します（具体的には，SU受容体に結合することでATP感受性K⁺チャネル〈104〉が閉鎖し，それによって細胞膜の脱分極が起こり，細胞内へのCa²⁺の流入による開口分泌が促進される）．

インスリン抵抗性改善薬
この作用を示す薬物には，
- ビグアナイド薬
- チアゾリジン誘導体

の2種類があります．これらは
- 肝臓での糖新生の抑制
- インスリン抵抗性の改善

などによって血糖を低下させます．

糖吸収・排泄調節薬
このタイプに属する薬剤の一つは
- α-グルコシダーゼ阻害薬

です．この薬剤には，小腸粘膜上で二糖類を単糖類（グルコースなど）に分解して体内に吸収できるようにするα-グルコシダーゼ（スクラーゼなど〈86〉の総称）の作用を抑える機能があり
- 食後の急激な血糖上昇を抑制

します．

もう一つは，従来のものとは全く別の考え方に基づいて開発された
- SGLT2阻害薬

というものです．この種の薬剤は，腎臓でグルコースの再吸収（尿中に出ようとする物質を体内に取り戻すこと〈42〉）に関わる共輸送体であるSGLT2（sodium-glucose cotransporter 2：Na⁺/グルコース共輸送体〈47〉）の機能を抑制し
- グルコース排泄を促進

することで血糖を低下させます．

インクレチン関連薬
インクレチン関連薬には
- DPP-4阻害薬

があります．これは，食後に消化管から分泌されるインクレチン（GIPやGLP-1〈102〉）を分解，不活性化するDPP-4（dipeptidyl peptidase 4）という酵素の作用を抑制することで
- インクレチンの作用を増強して
- インスリン分泌を促進

する薬剤です．

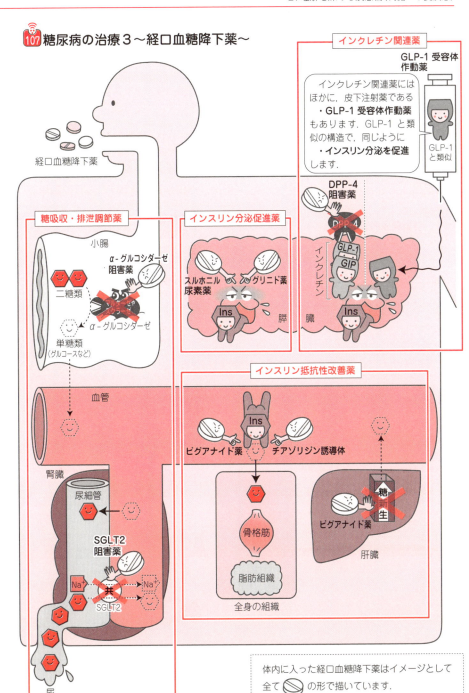

糖尿病の治療4 〜インスリン療法〜
▶ 枯渇したインスリンを体外から補う

インスリン療法は，膵臓から分泌されたインスリンと同様の効果をもつインスリン製剤を体外から投与する治療法です．

インスリン療法の適応
継続的なインスリン製剤の投与が必要となるのは
- **インスリン依存状態** 202
となった人で，典型的には
- **1型糖尿病** 204
の患者です．また，短期的には
- **緊急に血糖値を下げる必要性**
のある場合(糖尿病ケトアシドーシス 206 や高血糖高浸透圧症候群 209 など) にも，インスリンが用いられます．

インスリン製剤にはどのような種類のものがあるのでしょうか．

インスリン製剤の種類
膵臓からのインスリン分泌は，常に少しずつ分泌されて血糖のバランスをとる基礎分泌と，毎食後に一気に分泌されて栄養素の吸収による血糖上昇を抑える追加分泌とに分けられます．

基礎分泌を補うインスリン製剤は，効果が長く続く
- **中間型**インスリン
- **持効型**インスリン

です．追加分泌を補うものは，効果の出現が早く持続時間も短い
- **速効型**インスリン
- **超速効型**インスリン

です．

2型糖尿病などでインスリン非依存状態であっても，より良好な血糖コントロールを目指してインスリン療法を行うことがあります．また，食事療法のみでは血糖コントロールのつかない妊婦は，経口血糖降下薬が利用できない 220 のでインスリン療法が必要です．

108 インスリン製剤の種類

※速効型または超速効型インスリンと，中間型または持効型インスリンとを混合した，混合型インスリン製剤もある．

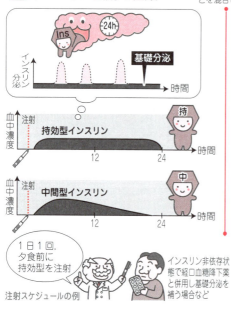
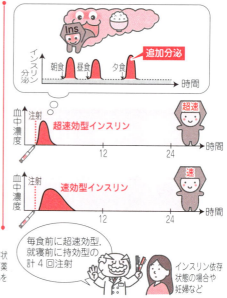

2. 理解を深める疾患編（代謝・栄養疾患）

インスリンの投与計画は，1日の中での血糖値の変動をもとに決められます．

インスリン療法と血糖値の測定

血糖値のデータは，主に患者自身が簡易血糖測定器を用いて行う

- 自己血糖測定
  (SMBG：self-monitoring of blood glucose)
  (指先を針で傷つけ少量の血液を採取する)

で得られるような1日数回の値または

- 連続グルコースモニタリング
  (CGM：continuous glucose monitoring)
  (腹部に記録装置を取り付けてグルコース濃度の変動を詳細に記録し，取りはずして解析する)

などで得られる連続的なデータのいずれかです．

インスリン製剤は注射薬であり，日常生活の中では原則として患者自身によって投与されます．

インスリン自己注射

インスリン製剤は
- 腹壁，大腿，上腕，臀部に
- 皮下注射（真皮の下にある皮下組織に注入）

します．インスリン療法導入の際は
- 毎回少しずつ位置を変える

などの実際的な点に加えて，インスリン療法の目的や使用する薬剤それぞれの効果などについても，可能な限り理解してもらうようにします．

109 血糖値の測定とインスリン自己注射

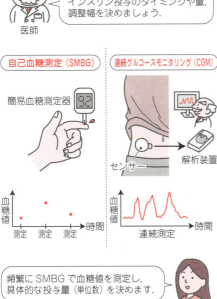
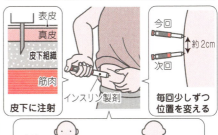
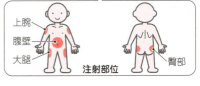
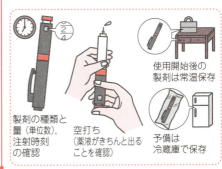

インスリン療法の実践
▶ 自己管理を徹底し万一の事態に備える

chat!

Bさんはどんなふうにインスリン療法を行っているのでしょうか？

インスリン療法は，糖尿病患者本人が注射を行うという特殊性があり，また様々なトラブルの可能性がある治療法です．今回は，インスリン療法に関して医療チームで行われた勉強会を見学させてもらいましょう．

今回のテーマは，1型糖尿病患者であるBさんのインスリン療法です．1型糖尿病は，若年で発症してインスリン依存状態となることが多く，日常生活で注意する点がいろいろとあります．
　まず，Bさんが発症からどのような経過をたどってきたのかを再確認しておきましょう．

Bさん，22歳女性．
　20歳時，口渇と多尿，体重減少に気づいていたが放置していたところ，かぜをひいて体調をくずしたまま昏睡状態で家族に発見され救急搬送された．加療により回復し，精査によって1型糖尿病と診断されたためインスリン療法導入となった．
　その後は外来にてインスリン量を調整しつつ経過をみており，HbA1cは6.8%前後であった．
　身長160cm，体重53kg
　BMI 20.7
　網膜症，腎症，神経障害なし．

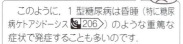
このように，1型糖尿病は昏睡（特に糖尿病ケトアシドーシス → 206）のような重篤な症状で発症することも多いのです．

強化インスリン療法

Bさんの現在の治療は，できる限り正常の分泌パターンに近くなるようにインスリン投与を行って良好な血糖コントロールを目指す

- **強化インスリン療法**

とよばれるものであり

- **簡易血糖測定器による自己血糖測定**
- **カーボカウント**
　[食餌中の糖質（carbohydrate，略してカーボ）の量を計算（カウント）して，それに見合った量のインスリンを投与することで食後の血糖値を管理する方法]

を参考に投与量を調整しています．
　具体的な投与スケジュールとしては

- **1日1回，就寝前に持効型インスリン**

を注射して基礎分泌を補い，さらに

- **毎食前に超速効型インスリン**

を注射して追加分泌を補っています．このような投与方法を

- **頻回注射法**

といいます．

インスリンポンプの利用

一歩進んだ強化インスリン療法として

- **持続皮下インスリン注入療法**
　（**CSII**：**c**ontinuous **s**ubcutaneous **i**nsulin **i**nfusion）

があります．これは，腹壁などの皮下にカテーテルを留置し，インスリンポンプを用いて

- **超速効型インスリンを持続的に**

注入する方法で，通常は自己血糖測定などを参考に食事や運動に合わせて注入速度を調節しますが，リアルタイムに血糖値がポンプに表示される装置も開発されています．
　CSIIには，血糖の乱れが少なくなる，注射のわずらわしさから解放されるなどのメリットがあります．さらに，リアルタイムに血糖値が表示される装置により，血糖値の上下を参考に，患者自身がよりきめ細かくインスリン投与量を調節できたり，低血糖や高血糖に対する警告を自動的に発する機能によって緊急事態（特に夜間）を回避できたりもします．
　Bさんは治療に対する理解や積極性も高いので，希望次第で導入を検討してもいいのではないかと思います．

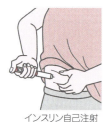
インスリン自己注射

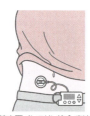
持続皮下インスリン注入療法（CSII）

インスリン療法中に注意しなければならないことを確認したいのですが．

ところで，インスリン療法では就寝時の血糖コントロールが難しいと耳にしました．

低血糖症

最も頻度が高い合併症は，低血糖症です．誤ってインスリンを投与しすぎたり，インスリンを投与したのに食事がとれなかったりしたときに，低血糖症の危険性があります．Bさんに対しては，動悸や冷や汗などの症状が出てきたら低血糖症が起こっていると考え

・**ブドウ糖（グルコース）の摂取**

（用意がなければ，糖分を多く含む清涼飲料水など）を行うよう指導してあります．また，ご家族には，万一意識消失に至ってしまった場合に

・**グルカゴン**（血糖を上昇させるホルモン）**の筋注**

を行う方法をお伝えしてあります（意識が戻ったらもちろん糖質を摂取させます）．

シックデイ・ルール

また，感染症や胃腸障害をきっかけとして，発熱や嘔吐，食欲不振などにより食事がとれなかったり，ストレスへの反応でインスリン拮抗ホルモン〈172〉が増加したりすることで血糖コントロールが乱れやすくなった状態を

・**シックデイ（sick day = 体調不良の日）**

といい，その対応を患者と医師の間であらかじめ決めたものを

・**シックデイ・ルール**

といいます．Bさんやご家族にはすでに以下のように伝えてありますが，折に触れて再確認するとよいでしょう．

まず第一に，食べられないからといって

・**インスリン注射を中止しない**

ことです．自己判断でインスリン注射を中止すると昏睡（糖尿病ケトアシドーシスなど）に至る危険性もあります．そして

・主治医に連絡して指示を受けること
・十分量の水分を摂取すること
・可能であれば糖質を補給すること
　（食べやすいおかゆや果物，ジュースなど）
・血糖値をこまめに測定し
　インスリン投与量の調節を行うこと

も重要です．

暁現象とソモジー効果

インスリン療法で特に対処しづらいのが

・**朝方の血糖上昇**

で，これには2つのしくみがあります．
1つは，夜間に生理的にインスリン拮抗ホルモン（主に成長ホルモン）が分泌され，インスリンの作用が不足することによって生じる

・**暁現象**

です．これは健常者にも起こり得る現象であり，ある程度は仕方がないものですが，インスリンポンプを用いているなら朝方の基礎インスリン投与量を増やすことで改善します．また，持効型インスリンを投与しているなら中間型に変えることで改善を目指します．

もう1つは，インスリン作用の過剰によって夜間の低血糖が生じ，それに対抗するためにインスリン拮抗ホルモン（グルカゴンなど）の分泌が増加することによる

・**ソモジー効果**

です（つまり低血糖の反動で高血糖となる）．就寝前のインスリンの減量によって対処します．

Bさんも，インスリン量の調整中はソモジー効果がみられ，現在も軽度の暁現象があります．先ほど述べたCSIIは，就寝中のインスリン投与速度を調整することでこれらを防げるというメリットもあります．

Bさんはインスリン療法がうまくいっていて，今のところ発症時以外に大きく体調をくずすことなく経過しているそうです．

そうですね．インスリン療法は精神的な負担も大きい治療法ではありますが，一方で自己管理を適切に行えば健常者同様の生活を送ることが可能です．一人ひとりに合わせたやり方を患者さんと一緒に考えていくことが大切ですね．

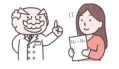

低血糖症
▶ 血糖値の低下はすぐ症状として現れる

低血糖症は，血糖値だけを見ると糖尿病と正反対の状態ですが，糖尿病と関係が深く，急性合併症の一つです．

低血糖症の定義と原因
低血糖とは
- **血糖値がおおむね70 mg/dL未満**

である状態で，低血糖症はさらに
- **特徴的な症状**(後述)**が現れている**

状態と定義されます．

低血糖症は，グルコースの①利用亢進や②供給低下をきたす様々な状態が原因で生じます．特に③インスリン作用の過剰による利用亢進が重要で
④糖尿病に対する薬物療法の弊害として生じるもの，なかでも
- インスリン療法 📖222
- 経口血糖降下薬としてはSU薬
  （強力なインスリン分泌促進薬 📖220）

に伴う医原性のものが高頻度です
（⑤ほかには，右ページの図に記した疾患などがある）．

低血糖症状
血糖値が低下すると，各種のインスリン拮抗ホルモン 📖172 が分泌されて血糖値を上昇させようとしますが，そのうちアドレナリンのみが
- **動悸，頻脈，不安感，手指振戦，発汗，顔面蒼白などの**
- ⑥交感神経刺激症状

という自覚症状をひき起こします．

さらに血糖値が低下すると，エネルギー源をグルコースに依存している脳細胞の機能が障害されて
- **頭痛，生あくび，目のかすみ，奇異な行動，傾眠**
- **けいれん，昏睡**(低血糖性昏睡)

などの
⑦中枢神経症状
が生じます．

交感神経刺激症状は血糖値の低下を自覚させ，命に関わる中枢神経症状を未然に防ぐことができるため，警告症状ともよばれます．しかし，警告症状なしに中枢神経症状が現れることもあり（無自覚性低血糖という）とても危険な現象です．

無自覚性低血糖
⑧無自覚性低血糖の原因には
- 糖尿病による自律神経障害 📖212
  （血糖値の低下を感知してそれを副腎髄質 📖80 に伝達する経路が障害されてしまう）
- **低血糖症の反復**
  （血糖値がかなり低下しないと警告症状が生じない，いわゆる"慣れてしまった"状態で，これを閾値の低下という）

があります．

低血糖症にはどのように対処すればよいのでしょうか．

低血糖症への対応と治療
低血糖症に対しては，早急に
- **血糖値を上昇させる**

ことが重要です．

まず，交感神経刺激症状などによって低血糖症に気づいているが意識状態に異常がない場合には
⑨**患者自身が**
- グルコース（ブドウ糖）**を**経口摂取

するのが最も簡単かつ確実です（ブドウ糖がない場合，飴やジュースなどの糖分で代用）．しかし意識状態が悪い場合は，用意があれば
⑩**家族など周囲の人が**
- **グルカゴン** 📖102 **を筋注**

することで血糖値が上昇し意識を取り戻すことが期待できます．意識が回復したらグルコースを摂取させます．もし血管確保が可能ならば
⑪50%グルコースの静注
も有効です．

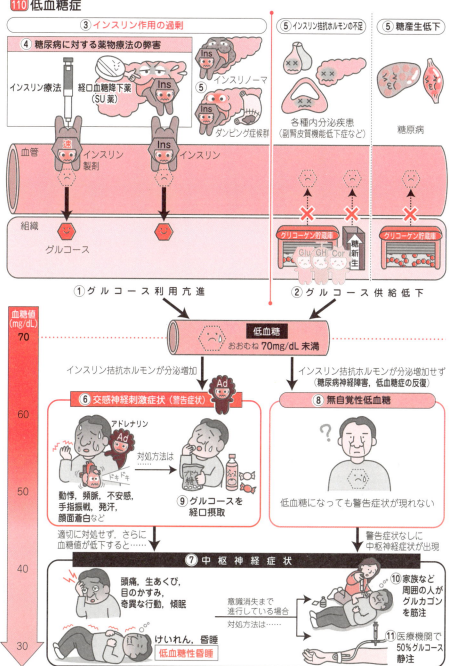

脂質異常症
▶ 血中の脂質の量に異常が生じた状態

コレステロール(Chol : cholesterol)やトリグリセリド(TG : triglyceride)といった脂質は，血中では様々なリポ蛋白の構成成分として存在しています🔖175．脂質異常症では，血中のリポ蛋白がある一定の基準を超えて増減しています．

血液検査による脂質の評価
血液検査では通常
- 総コレステロール（TC : total cholesterol）
- LDL コレステロール（LDL-C）
- HDL コレステロール（HDL-C）

という3種類のコレステロール値が測定されます．TC は全リポ蛋白中のコレステロールの量です．LDL-C と HDL-C は，LDL や HDL というリポ蛋白中のコレステロールのみを測定した値で，それぞれのリポ蛋白粒子の増減を反映します．また，全リポ蛋白中の TG の量である
- トリグリセリド（TG, 中性脂肪）

も測定されます．

これらの検査値のうち，LDL-CやTGの上昇，あるいはHDL-Cの低下があると，脂質異常症と診断されます．

脂質異常症の診断基準
空腹時に行われた血液検査で
- LDL-Cが140 mg/dL以上である
高LDLコレステロール血症
- HDL-Cが40 mg/dL未満である
低HDLコレステロール血症
- TGが150 mg/dL以上である
高トリグリセリド血症

のうち1つ以上に該当すると，脂質異常症と診断されます（LDL-Cが120〜139 mg/dLなら境界域高LDLコレステロール血症）．
　このような異常があると動脈硬化が進行しやすくなります．つまり，脂質異常症を診断，治療する目的は
- **動脈硬化性疾患**（脳梗塞や虚血性心疾患♡120 など）**の発症予防**

にあるのです🔖232．

脂質異常症は，成因によって原発性と続発性の2つに分類されます．

脂質異常症の原因分類
原発性脂質異常症には
- 遺伝子異常による家族性のもの
- **体質**（遺伝的素因）**に生活習慣などの環境因子が加わったもの**

などがあります．

続発性(二次性)脂質異常症には
- 糖尿病🔖198
- 甲状腺機能低下症🔖134
- 胆汁うっ滞（PBC）📖186 など
- ネフローゼ症候群📖116
- 肥満🔖230
- 薬剤や過剰なアルコールの摂取

などの明らかな原因があります．

脂質異常症では自覚症状がなく血液検査以外に異常がない場合が多いですが，脂質が極度に増加した場合は次のような症状や合併症が現れることもあります．

脂質異常症の症状・合併症
高コレステロール血症では
- **眼瞼黄色腫**や**腱黄色腫**

が，高トリグリセリド血症では
- **発疹性黄色腫**や**急性膵炎**📖210

が生じることがあります．

脂質異常症と高脂血症
脂質異常症にあたる病名として，以前は高脂血症という言葉が用いられていました．しかし
- **低 HDL コレステロール血症も含まれる**

ような状態を'高'脂血症とよぶことには違和感があったため，2007 年に脂質異常症という病名に改められました（現在でも，脂質値が高くなる病態のみを指す場合は，高脂血症という用語を用いてよい）．

111 脂質異常症

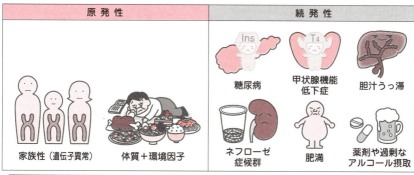

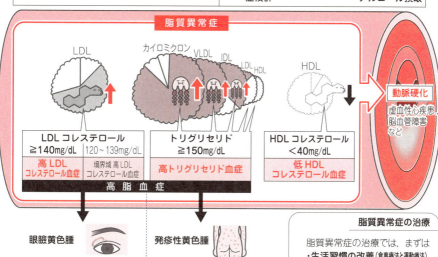

肥満
▶ 脂肪はつく部位によって性質が異なる

肥満とは，全身に脂肪が蓄積した，いわゆる'太りすぎ'のことです．ここでは成人の肥満について説明します．

肥満の判定
ある人が肥満にあたるかどうかは
- BMI (body mass index：体格指数)

という指標で評価されます．BMIは
- [体重 (kg)] ÷ [身長 (m)]^2

で求められます．

BMIに関して
- 18.5未満を低体重
- 18.5以上25未満を普通体重
- 25以上30未満を肥満 (1度)
- 30以上35未満を肥満 (2度)
- 35以上40未満を肥満 (3度)
- 40以上を肥満 (4度)

とするのが，わが国の肥満の判定基準です．そして
- **BMIが25以上**であれば**肥満**
- BMIが35以上であれば高度肥満

とされます．

肥満は，その成因によって原発性肥満と二次性肥満とに分類されます．

原発性肥満と二次性肥満
原発性肥満とは明らかな原因のない肥満のことであり
- **遺伝的素因** (太りやすい体質) に
- **生活習慣** (摂取カロリー過多，運動不足，ストレスなど) **を中心とする環境因子**

が加わることで発症します．このタイプが肥満の大部分を占めます．

一方，二次性肥満には
- 内分泌異常 (クッシング症候群 📖144 など)
- 視床下部 📖26 の障害
- 薬剤 (例えばステロイド薬や向精神薬)

などの明らかな原因があります．

肥満のもう1つの分類として，脂肪の蓄積する部位によって内臓脂肪型肥満と皮下脂肪型肥満とに分けられます．

内臓脂肪型肥満と皮下脂肪型肥満
健診などで一般集団から内臓脂肪型肥満の可能性の高い人を拾い上げるためのスクリーニングでは
- 臍レベルで測定した腹囲が
- 男性で85 cm以上，女性で90 cm以上

という基準が用いられます．次に
- 腹部CT 📖124 による計測で
- 内臓脂肪面積が100 cm^{2}以上

であれば診断が確定します．

皮下脂肪型肥満は，内臓脂肪型肥満に該当しない肥満です．

一般的には，皮下脂肪がこれ以上蓄積できないくらいまで増加すると内臓に脂肪が蓄積すると考えられています．

肥満のうち医学的に見て治療が必要なものは，肥満症として区別されます．

肥満による健康障害と肥満症
内臓脂肪が蓄積すると，脂肪組織の質的異常 (内分泌や代謝の変化) が生じ
- 脂質値の異常，高血糖，血圧高値

を合併するため，動脈硬化性疾患 (冠動脈疾患や脳梗塞) の発症リスクが高まる
- メタボリックシンドローム 📖232

につながります．また
- NAFLD (非アルコール性脂肪性肝疾患 📖178)
- CKD (慢性腎臓病 📖141)

などのリスク要因でもあります．

また，脂肪組織の量的異常 (主に皮下脂肪として蓄積する) は
- 睡眠時無呼吸症候群 📖160
- 整形外科疾患 (変形性関節症や腰痛症)

などをひき起こします．

これらの健康障害がすでに存在するか将来の発症が予測される場合，あるいはそうでなくても内臓脂肪型肥満の診断が確定している場合はそれだけで，肥満症と診断されます．

2. 理解を深める疾患編（代謝・栄養疾患）

112 肥満

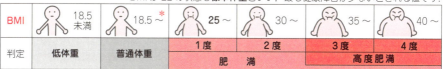

*BMI が 22 の状態を**標準体重**といい，最も健康障害が少ないとされる値です．

BMI	18.5未満	18.5〜*	25〜	30〜	35〜	40〜
判定	低体重	普通体重	1度	2度	3度	4度
			肥　満		高度肥満	

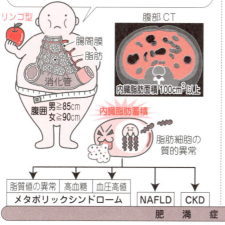

内臓脂肪型肥満

内臓脂肪は，腹腔内にあって主に腸間膜に付着している脂肪組織です．血流が豊富で代謝が活発であり（蓄積しやすいが，体重が減少するときは最初に減少する），内分泌器官としても重要です．内臓脂肪型肥満では上半身を中心として脂肪組織が発達するため，'リンゴ型肥満' となります．

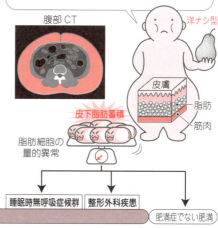

皮下脂肪型肥満

皮下脂肪は文字通り，皮膚とその下の筋肉との間にある脂肪組織です．血流は比較的少なく代謝はゆっくりです．皮下脂肪型肥満では下半身に脂肪が蓄積しやすい傾向があるため，'洋ナシ型肥満' となります．

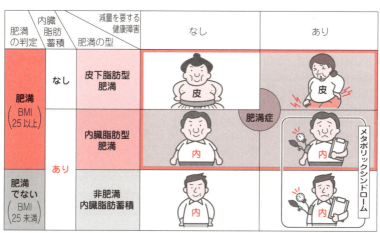

メタボリックシンドロームの病態
▶ 内臓脂肪の内分泌代謝異常から生じる

'メタボ'という言葉は広く知られていますが、その正確な概念についてはそれほど理解されていないのが実情ではないでしょうか．メタボリックシンドロームとは，内臓脂肪の蓄積が原因で生じる全身的な代謝や循環の異常が複合した状態のことであり，動脈硬化性疾患(冠動脈疾患や脳梗塞など)をひき起こします．

診断基準
メタボリックシンドロームの診断は
① **内臓脂肪蓄積** 〈230〉
（臍の高さで測定した腹囲が
男性で85 cm以上，女性で90 cm以上）
の存在を前提とします．それに加えて
② **脂質値の異常**
③ **高血糖**
④ **血圧高値**
のうち2つ以上が確認されれば，メタボリックシンドロームと診断されます(具体的な基準値は右ページの図を参照)．

腹囲の基準値は内臓脂肪型肥満と同じですが，必須なのは内臓脂肪蓄積であり，肥満でない（BMIが25未満の）人でもメタボリックシンドロームの可能性があります．

内臓脂肪の蓄積にはどのような弊害があるのでしょうか．

脂肪組織の形態・機能の異常
内臓脂肪が増加すると
・**一つひとつの脂肪細胞の大型化**
という形態的な異常とともに，脂肪組織の機能である
・**代謝や内分泌に異常をきたして**
・**脂質や糖の代謝や血圧調節**
などへの影響が全身的に生じます．

内臓脂肪の機能の変化がこれらの異常をひき起こすしくみを説明します．

脂質代謝異常
内臓脂肪が蓄積すると，そこから
・**遊離脂肪酸**(FFA：free fatty acid)
が大量に放出されて
・**血中**(特に門脈血中)**の濃度が上昇し**
・**脂肪肝**(肝臓への異常な脂肪沈着〈176〉)
が生じます．

脂肪肝が生じると
・**肝臓でのVLDL産生，放出が亢進**
するため，その中に多く含まれる
・**トリグリセリド**が血中に増加
します(HDL減少のしくみは未解明)．

糖代謝・血圧調節の異常
内臓脂肪が蓄積すると，アディポサイトカイン〈106〉のうち
・アンジオテンシノゲン，
・TNF-α，レプチンなどの
・分泌が亢進
します．

TNF-αの増加は，肝臓や骨格筋でのインスリン作用の減弱，すなわち
・**インスリン抵抗性**〈198〉**による**
・**血糖値の上昇**
が生じます(2型糖尿病〈208〉と同じしくみ)．

アンジオテンシノゲンはRAA系〈72〉の構成要素であり，増加すると
・**RAA系が亢進して血圧が上昇**
します(さらに，内臓脂肪組織が発達することで，そのぶんに回すためより多くの血流が必要となり，内分泌系や自律神経系が昇圧物質を分泌する．またインスリン抵抗性を補おうと分泌が増加したインスリンが腎臓に作用して体内にNaを貯留させることも，血圧上昇を増悪させる要因となる)．

一方，アディポサイトカインのうち
・**アディポネクチン**の分泌は**低下**
します．その影響は多岐にわたり
・**代謝や血圧の異常を増悪させる**
だけでなく，動脈硬化も促進します
〈234〉．

113 メタボリックシンドロームの病態

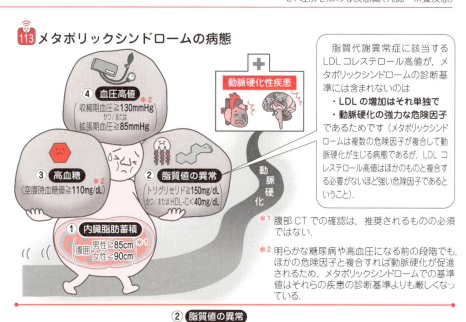

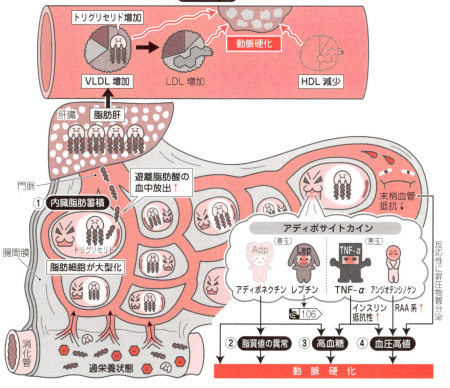

メタボリックシンドロームから動脈硬化へ
▶ 様々な異常が複合して血管がボロボロに

動脈硬化のしくみは循環器の巻♡112〉でも解説してありますが，ここではメタボリックシンドロームで生じる代謝や循環の異常が動脈硬化の過程にどのように関わるのかを中心に説明します．

血管内皮の損傷
動脈硬化の最初の引き金は
- 血圧高値による物理的負荷の持続
- 高血糖状態の持続による細胞表面の蛋白質などの糖化
- 脂質値の異常（リポ蛋白の増加）による血液の粘性の増大

といった現象が原因となって
- 内皮細胞♡43〉の表面が傷つく

ことです．

脂質代謝の異常は，これ以外に後述の泡沫細胞の形成にも深く関与します．

血管内皮が損傷すると，細胞や物質が血管内から内皮の下へと出ていきます．

単球が定着しマクロファージへ
傷ついた内皮細胞は，血中の
- 単球（白血球の一種）をとらえて
- 内皮下へと誘導して定着

させます．単球は，内皮下で
- マクロファージへと変化

し，様々なサイトカイン（TNF-α☞232〉や成長因子など）を分泌します．これが周囲の細胞の機能に影響を与えて
- 線維質（コラーゲンなど）の増生

などが生じます．また，マクロファージ自身はその表面に，次に述べる酸化LDLと結合できる
- スカベンジャー受容体
  （スカベンジャー=「掃除人」「廃品回収」）

を発現するようになります．

114 メタボリックシンドロームから動脈硬化へ

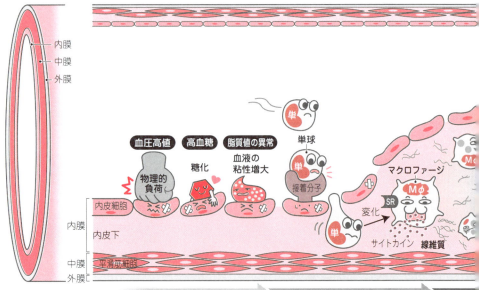

2. 理解を深める疾患編（代謝・栄養疾患）

LDLの取りこみと泡沫細胞化

ここでいったんメタボリックシンドロームから離れ，LDLの関与を説明します．内皮細胞が傷つくと，LDLが

- 内皮下に侵入し酸化LDLへと変化

し(変性)，それをマクロファージが

- 貪食(細胞内に取りこむこと)して
- 脂質(主にコレステロール)の小胞をもつ泡沫細胞へと変化

します．LDLが増加すると，この過程が促進されます．

HDLとトリグリセリドの影響

一方，HDLには血管壁から余剰のコレステロールを取りこんで運び去る役割があるため，HDLが減少するとコレステロール沈着が進みます．

マクロファージはまた，カイロミクロンレムナントやIDLなどの

- トリグリセリドに富むリポ蛋白

も取りこめるため，高トリグリセリド血症も泡沫細胞化を促進します．

泡沫細胞の増加はやがて，血管に目に見える変化をひき起こします．

アテロームの形成と破綻

貪食と成長を続けて大きくなりすぎた泡沫細胞はやがて崩壊します．その残骸が石灰化，線維化すると

- アテローム(粥腫)となって
- 血管内腔が狭窄

します．この状態がアテローム性動脈硬化(粥状硬化)です．最終的に

- アテロームは破綻し
- そこに血栓が形成されて
- 血管内腔の狭窄が増悪し
  場合によっては完全に閉塞

します．

これが心臓の冠動脈や脳の動脈で起こったものが，虚血性心疾患や脳梗塞などの動脈硬化性疾患です．

アディポネクチン不足の影響

アディポネクチン🔍106には単球の誘導や泡沫細胞化などを抑制する作用があるため，内臓脂肪蓄積によるアディポネクチン分泌量の低下は，代謝や循環の異常を介する以外に直接的にも動脈硬化を促進します．

メタボリックシンドローム対策

メタボリックシンドロームの治療戦略は，個々の代謝・循環異常に対して個別に対処するにとどまらず，その上流にある内臓脂肪蓄積を阻止，改善することによって，動脈硬化性疾患の発症を予防するというものです．
わが国では2008年に

- 特定健康診査(特定健診)と
- 特定保健指導

が開始され，早期発見による

- 内臓脂肪を減らすための
- 生活指導(食事療法，運動療法)

などの支援が実施されています．

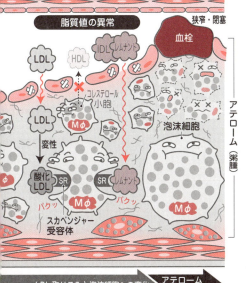

高尿酸血症と痛風
▶ 男性に多く強い疼痛を伴う生活習慣病

DNAなどを構成する核酸の一成分であるプリン体が分解されて生じる尿酸🔖186 は，血中に蓄積しやすい性質があるため容易に高尿酸血症を生じます．

高尿酸血症の定義と分類
高尿酸血症とは
- 血中尿酸濃度が
- 7.0 mg/dLを超える

ような状態のことです．

高尿酸血症は，遺伝的素因と環境因子(主に過食，飲酒，肥満，ストレスなどの生活習慣)とが複合して生じる
- 原発性高尿酸血症

と，ほかの疾患(血液腫瘍や腎不全など)や薬剤などの外的要因に伴う
- 二次性高尿酸血症

に分けられます．

また，細胞内で産生されて腎臓から排泄されるという尿酸の動きに着目すると，高尿酸血症は
- 産生過剰型と排泄低下型

に分類できます(両方の要素を併せもつ混合型もある)．

高尿酸血症そのものに症状はありませんが，痛風の原因となります．

痛風
持続的な高尿酸血症が原因で
- 溶けきれなくなった尿酸が
- 様々な部位に析出，沈着

した疾患が，痛風です(ただし，発症時の尿酸値が高いとは限らない)．最も頻度が高く症状も顕著なのは，尿酸が
- 関節内に沈着した痛風関節炎

です．さらに長期化すれば
- 皮下などに沈着した痛風結節
- 腎臓に沈着した痛風腎

も現れます．

痛風関節炎の症状は，一般に'痛風'とよばれている強い痛みです．

痛風関節炎
痛風関節炎は，下肢の関節，特に
- 第1中足趾節関節
  (いわゆる'足の親指のつけ根'の関節)

に生じやすい病変です．関節内で
- 針状の尿酸塩結晶が析出し
- 白血球がそれを貪食
  (細胞内に取りこむこと)

することで種々の免疫系細胞などからの生理活性物質(サイトカインなどの，周囲の細胞の機能を変化させる物質)の放出が誘発され，急激な炎症がひき起こされて
- 激烈な疼痛，腫脹，発赤

が生じ歩行困難となります．

痛風関節炎は通常，急激に発症して徐々に終息するため，この現象を
- 痛風発作

とよびます．特に治療をしなくても
- 7～10日程度で自然に軽快

し，次の発作までは全く無症状です．しかし，高尿酸血症を改善しなければ発作は頻発するようになり，長年にわたって放置されれば慢性関節炎(関節の破壊，変形)も生じます．

痛風・高尿酸血症の治療
痛風発作の前兆が現れたら，発作を頓挫させるために
- コルヒチン(白血球の作用を抑える効果がある)

を内服します．すでに発作が起こっている段階で疼痛や炎症を抑えたい場合には
- NSAIDs(非ステロイド性消炎鎮痛薬)

や副腎皮質ステロイドが有効です．
根本原因である高尿酸血症を改善するには
- 生活習慣の改善(減量，禁酒，有酸素運動など)

をしっかり行うとともに，病型に応じて
- 尿酸生成抑制薬(アロプリノールなど)
- 尿酸排泄促進薬(プロベネシドなど)

を継続的に服用します．
段階や目的に応じた治療が重要です．

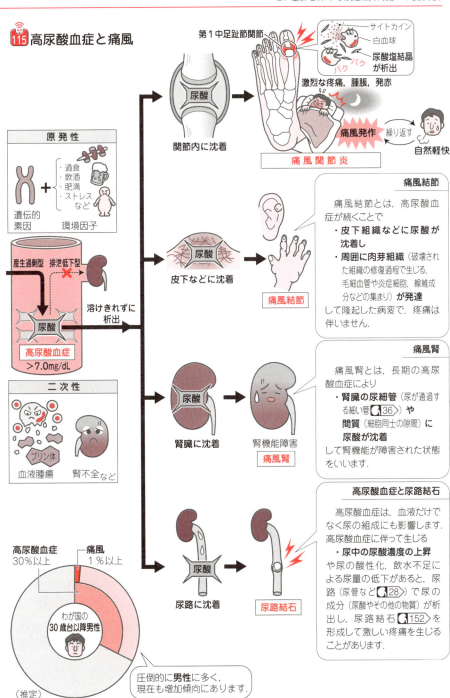

骨粗鬆症
▶ 閉経後の女性に好発し骨折を起こす

骨は，常に壊されてはつくり直されている生きた組織です．骨粗鬆症は，その代謝の異常で生じます．

骨粗鬆症の概念
骨粗鬆症は
- 骨吸収が骨形成を上回って
- 骨強度が低下するために
- **骨折**が起こりやすくなる

（易骨折性をきたす，と表現される）

疾患です（骨密度と骨質が骨強度を決める📞189）．骨密度の低下の影響が大きいが，骨質の劣化も影響する）．

骨強度低下のしくみによって，低代謝回転型骨粗鬆症と高代謝回転型骨粗鬆症に分けられます．

骨粗鬆症の病態
低代謝回転型骨粗鬆症は
- **骨形成が低下**

した状態であり，その原因は
- **加齢**（男性骨粗鬆症の場合）
- **糖質コルチコイド過剰**（クッシング症候群📞144やステロイド薬投与による）

などです．

高代謝回転型骨粗鬆症は
- **骨吸収が亢進**

した状態であり，その原因は
- **エストロゲン**📞92**不足**
（女性に生じる閉経後骨粗鬆症の場合）
- **副甲状腺ホルモン**📞58**過剰**
（副甲状腺機能亢進症📞138による）

などです．

原発性骨粗鬆症（閉経後骨粗鬆症や男性骨粗鬆症など）と続発性骨粗鬆症（ほかの疾患や薬剤などに伴う）という分類方法もあります．

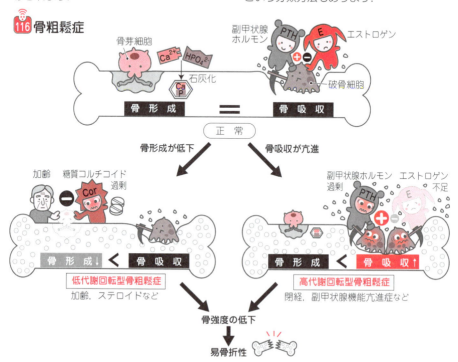

116 骨粗鬆症

次に，症状と検査について説明します．

骨粗鬆症の症状

骨粗鬆症では，転倒などで容易に
- **脆弱性骨折**（わずかな外力による骨折）

を起こします．なかでも頻度の高い
- **椎体圧迫骨折**では
- **身長の低下や円背**

が起こるため，また
- **大腿骨近位部骨折**は
- **寝たきりの誘因となる**

ため，大きな問題です．

骨粗鬆症の検査

骨密度測定の標準検査は，X線を用いて面積あたりの骨塩量を調べる
- **二重X線吸収法**
  （DXA：**d**ual-energy **X**-ray **a**bsorptiometry）

です．また，椎体骨折の評価には
- **胸椎と腰椎の骨X線撮影**

を行います．血液検査では
- **骨代謝マーカー**
  （骨形成や骨吸収の程度の指標）

を測定して治療方針などの参考にします（血中Ca，P濃度は原則として正常）．

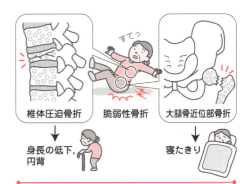

椎体圧迫骨折 / 脆弱性骨折 / 大腿骨近位部骨折
身長の低下，円背 / 寝たきり

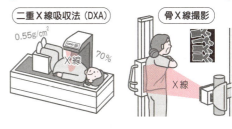

二重X線吸収法（DXA） 0.55g/cm² / 骨X線撮影

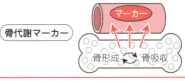

骨代謝マーカー / 骨形成 骨吸収

骨粗鬆症の治療と予防

骨粗鬆症の治療では
- **日常生活の改善**
  （Caなどの栄養素摂取，適度な運動など）
- **薬物療法**
  （骨吸収を抑制するビスホスホネート製剤や選択的エストロゲン受容体調節薬，骨形成を促進する副甲状腺ホルモン製剤，腸管からのCa吸収を促進する活性型ビタミンD₃など）

によって骨折の予防を目指します．
　骨粗鬆症自体を予防するためには，成人するまでに高い骨密度を獲得しておくこと（十分なCa摂取と運動負荷），骨密度を低下させる因子（やせ，運動不足，CaやビタミンDの摂取不足，喫煙，過度のアルコールなど）を避けることが重要です．

くる病・骨軟化症

様々な原因によって
- 骨の**石灰化**が障害されることがあり
- 小児（骨端線 120 閉鎖以前）であれば**くる病**
- 成人であれば**骨軟化症**

という疾患になります．くる病では
- **低身長や骨変形**（O脚となりやすい）

などが，骨軟化症では
- **骨痛や筋力低下，病的骨折**

などが生じます．骨粗鬆症との違いは
- **血中Ca，P濃度の異常**
- **類骨**（石灰化されていない骨基質）**の増加**

があることです（骨強度の低下は共通している）．

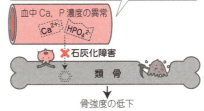

血中Ca，P濃度の異常 Ca²⁺ HPO₄²⁻ / 石灰化障害 / 類骨 / 骨強度の低下

ビタミン・微量元素の欠乏症
▶ 食べ物から適量を摂取することが大切

大部分が体内で合成できないにもかかわらず人体にとって必須であるビタミン〈190〉と微量元素〈192〉は，基本的に食べ物からの供給に頼っていて，それらが足りなくなることを欠乏症とよびます．ではビタミン欠乏症から始めます．

主なビタミン欠乏症
- **ビタミンAが欠乏**

すると，眼に存在して光を感知する物質の合成ができなくなる
- **夜盲症**（暗さに眼が順応できないこと）

や皮膚・粘膜の異常などが現れます．

- **ビタミンDが欠乏**

すると，血液や骨のカルシウムとリンの調整ができなくなり，
- **骨軟化症・くる病**〈239〉

が生じます．

- **ビタミンKが欠乏**

すると，血液の凝固因子が不足して
- **出血傾向**（止血の遅さや，正常では出血に至らないような状況や部位における出血）

をきたし，特に新生児の消化管出血や頭蓋内出血に注意が必要です．

- **ビタミンB₁が欠乏**

すると，細胞（特に心筋細胞や神経細胞）がエネルギーを産生しづらくなり
- **脚気**（末梢神経障害，心不全♡130〉による浮腫）
- **ウェルニッケ脳症**（記憶障害など）

が起こります．

- **ビタミンB₁₂が欠乏**

すると，核酸の合成〈186〉が障害されるため，主に赤血球の細胞分裂に異常をきたすことで
- **巨赤芽球性貧血**（巨大な赤芽球が骨髄に現れることを特徴とする貧血）

などが起こります．

- **ビタミンCが欠乏**

すると，コラーゲン合成の障害による
- **壊血病**（皮膚や歯肉の出血など）

や免疫能の低下が生じます．

次に微量元素の欠乏症です．

主な微量元素欠乏症
- **亜鉛が欠乏**

すると，細胞分裂や様々な代謝過程に必要な酵素が障害されます．具体的な症状は
- **味覚障害**

や皮膚の異常，免疫能低下などです．

- **鉄が欠乏**

すると，鉄を内部に含む蛋白であるヘモグロビン〈96〉が合成できなくなり赤血球の産生が低下することで
- **鉄欠乏性貧血**

が生じます．

ビタミン・微量元素の過剰症

脂溶性ビタミンは，摂りすぎると脂肪組織や肝臓に蓄積され有害になります．例えば，ビタミンA過剰になると頭痛や嘔気が，妊婦では胎児奇形も起こり得ます．ビタミンD過剰になると血液中のカルシウムも過剰になり，口渇や嘔気などの症状や腎臓の障害が出ます．

微量元素も同様に多すぎると有害になり，例えば鉄の場合，皮膚・心臓・肝臓に溜まって心不全や肝障害などの原因となります．

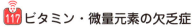
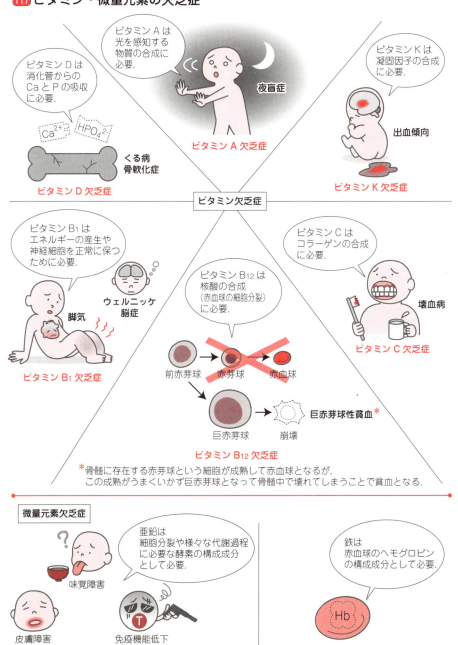

先天性糖代謝異常
▶ 糖質の分解や変換の経路に異常がある

advanced!

酵素の欠損などが原因で糖質の代謝経路に先天的な異常があると，特定の糖質が体内に蓄積する疾患が，多くの場合，小児期に発症します．まずは，備蓄型の糖質であるグリコーゲン〈169〉が関係する糖原病です．

糖原病の定義と分類
糖原病は
- **グリコーゲンの分解，利用**

に関わる代謝経路の異常によって
- **特定の組織に**グリコーゲンが**蓄積**

する疾患の総称で，主な疾患には番号が振られています．疾患ごとに原因となる異常や生じる病態が異なりますが，大まかにはグリコーゲンが蓄積する部位によって
- **肝型**糖原病（糖原病Ⅰ型，Ⅲ型など）
- **筋型**糖原病（糖原病Ⅴ型，Ⅶ型など）

の2つのグループに分けられます．

肝型糖原病は糖原病Ⅰ型を，筋型糖原病は糖原病Ⅴ型を例に説明します．

糖原病Ⅰ型
糖原病Ⅰ型は，肝臓においてグリコーゲンの分解によって生じた
- **グルコース6-リン酸を**
- **グルコースへと変換できない**

ために生じる疾患です．空腹時にグリコーゲンからグルコースを産生して血中へと放出〈172〉できず
- **低血糖**〈226〉

が起こるとともに，グルコース6-リン酸がほかの代謝経路に進んで
- **高尿酸血症**〈236〉
- **高乳酸血症**（血中乳酸濃度の上昇）

が生じます．また
- **グリコーゲンが肝臓に蓄積して**
- **肝腫大**

が起こります．

糖原病Ⅴ型
糖原病Ⅴ型は，骨格筋において
- **グリコーゲンを**
- **グルコース6-リン酸へと分解できない**

ために生じる疾患です（厳密に言うと，グリコーゲンからグルコース1-リン酸を産生できない．グルコース6-リン酸はグルコース1-リン酸が変換されて生じる）．運動中にグリコーゲンからエネルギーを取り出すことができなくなるため
- **運動持続能の低下や筋肉痛**

が生じます．また，筋生検を行うと
- **骨格筋へのグリコーゲン蓄積**

が確認できます．

> "**糖原**" とはグリコーゲンのことです．糖尿病と漢字や響きが近いですが，全く別の疾患なので混同しないようにしましょう．

ガラクトースは単糖類〈168〉の一種で，体内で利用するにはグルコースに変換する必要があります．その代謝に異常があるとガラクトース血症となります．

ガラクトース血症
ガラクトース血症では，消化管から血中へと吸収され肝臓に運ばれた
- **ガラクトースをグルコースへと変換**〈54〉**できない**

ために，血中にガラクトースが蓄積します．最も重症な古典型とよばれるタイプは，乳児期に発症して
- **嘔吐**や体重増加不良
- **肝障害**や凝固異常，敗血症

などを起こす致死的な疾患ですが，新生児マススクリーニング〈245〉の対象となっていて，早期に適切な治療（ガラクトースの摂取制限）を開始すれば救命可能です．

118 先天性糖代謝異常

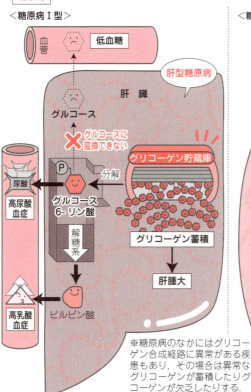
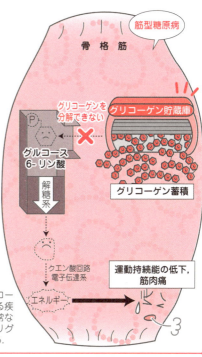
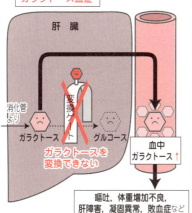
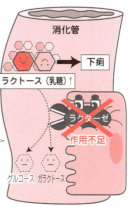

先天性アミノ酸代謝異常
▶ アミノ酸から始まる代謝経路の異常

advanced!

酵素の欠損などが原因でアミノ酸の代謝経路〈🔍182〉に先天的な異常があると，アミノ酸やその代謝産物が体内に蓄積する疾患が，多くの場合，小児期に発症します．ここでは，そのなかでも代表的な2つの疾患を取り上げます．

メープルシロップ尿症
メープルシロップ尿症は
- **分岐鎖アミノ酸**
 （バリン，ロイシン，イソロイシンの総称）

の代謝異常です．分岐鎖アミノ酸の代謝が途中のα-ケト酸〈🔍51〉で止まってしまい，分岐鎖アミノ酸やそれらのα-ケト酸が体内に蓄積して
- **メープルシロップ尿臭**（甘いにおい）
- **哺乳力低下や嘔吐**
- **精神運動発達遅滞**

などが生じます．

フェニルケトン尿症
フェニルケトン尿症は
- **フェニルアラニン**

というアミノ酸の代謝異常です．フェニルアラニンから別のアミノ酸であるチロシンへの変換ができないため，フェニルアラニンとその別経路の代謝産物であるフェニルケトンが体内に蓄積して
- **ネズミ尿臭**（カビのような異臭）
- **赤毛，色白の皮膚**（チロシンを材料とするメラニン色素の欠乏による）
- **精神運動発達遅滞**

などがみられます．

この2疾患は右ページで述べる新生児マススクリーニングの対象疾患であり，早期に治療（アミノ酸組成を調整したミルクや食餌）を開始することで障害を予防できます．

119 先天性アミノ酸代謝異常 ※症状は，最も重症な病型で無治療だった場合のもの．

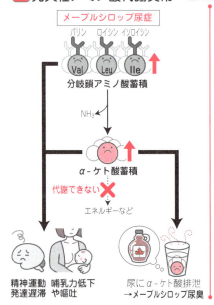
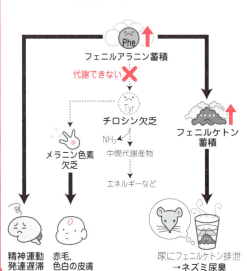

新生児マススクリーニング
▶ 治療可能な先天異常を拾い上げる

新生児マススクリーニングは，先天性の代謝異常や内分泌異常を早期に発見して治療に結びつけるためのしくみです．

> **新生児マススクリーニング**
> 新生児マススクリーニングとは
> - **国内で出生した全ての新生児**
>
> に対して，1977年から国策によって行われている障害予防事業です．対象となるのは
> - **有効な治療法があり**
> - **早期に治療を開始すれば障害を防ぐことができる**
>   (逆に言えば，発症してしまってからでは適切な治療を行っても障害が残り得る)
>
> ような疾患です．

> **新生児マススクリーニングの手順**
> 新生児に対して
> - 通常，<u>生後4〜5日に</u>
>   (授乳によりある程度代謝産物が生じてから)
> - 踵を穿刺して少量出血させ
> - その血液を濾紙にしみこませて
>
> 検査所に送ります．陽性の項目があった場合は，確定診断のための検査を行って (必要な場合には検査と並行して) 治療を進めていきます．

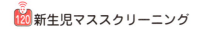
新生児マススクリーニング

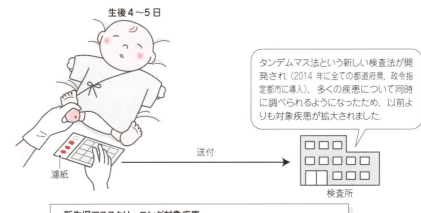

タンデムマス法という新しい検査法が開発され (2014年に全ての都道府県，政令指定都市に導入)，多くの疾患について同時に調べられるようになったため，以前よりも対象疾患が拡大されました．

新生児マススクリーニング対象疾患

アミノ酸代謝異常 (5疾患)
・メープルシロップ尿症
・フェニルケトン尿症 ほか
有機酸代謝異常 (7疾患)
脂肪酸代謝異常 (4疾患)

糖代謝異常 (1疾患)
・ガラクトース血症 242
内分泌異常 (2疾患)
・先天性甲状腺機能低下症 134
・先天性副腎皮質過形成 148

国試を読み解こう！
▶ 代謝・栄養疾患に関する問題

診療放射線技師国試 65-17
骨粗鬆症の**原因でない**のはどれか．
1．加齢
2．閉経
3．甲状腺機能低下症
4．副甲状腺機能亢進症
5．クッシング症候群

骨粗鬆症では，加齢や閉経によるエストロゲン分泌の低下によるものが有名です．このほかに骨強度を低下させるホルモンが分泌されてしまう疾患によっても起こります．具体的には，副甲状腺機能亢進症（PTHの過剰分泌）およびクッシング症候群（コルチゾールの過剰分泌）などが挙げられます．甲状腺ホルモンには骨代謝（特に骨吸収）を亢進させる作用があるため，骨密度は，バセドウ病などでは低下しますが，甲状腺機能低下症では低下しません．

以上より正解は 3 です．

医学CBT 329F1-8-2
メタボリックシンドロームの診断基準に**含まれていない**のはどれか．
1．血圧
2．血糖
3．腹囲
4．LDLコレステロール
5．HDLコレステロール

メタボリックシンドロームの診断基準を復習してみましょう．

臍周囲径が，男性は85ｃｍ以上，女性は90ｃｍ以上であることに加え，
(1) トリグリセリド150mg/dL以上かつ/またはHDLコレステロール40mg/dL未満
(2) 収縮期血圧130mmHg以上かつ/または拡張期血圧85mmHg以上
(3) 空腹時血糖値110mg/dL以上
のうちの2つ以上があてはまるとメタボリックシンドロームと診断されます．

LDLコレステロール値は脂質異常症の診断の基準となりますが，メタボリックシンドロームの診断には必要ではありません．

以上より正解は 4 です．

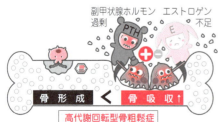

閉経，副甲状腺機能亢進症など

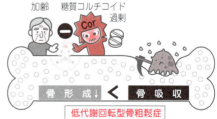

加齢，ステロイドなど

2. 理解を深める疾患編（代謝・栄養疾患）

介護福祉士国試 27-99

糖尿病（diabetes mellitus）のある人の身支度の介護で，異変の有無について特に観察すべき部位として，適切なものを1つ選びなさい．
1．毛髪
2．耳介
3．鼻腔
4．手指
5．足趾(指)

糖尿病の慢性合併症として，糖尿病性腎症，網膜症および神経障害についての問題です．特に症状として現れやすい感覚神経障害は，左右対称に足先から始まり，下肢では靴下状，上肢では手袋状に広がる四肢末端のしびれや疼痛などが生じます．さらに血流障害や易感染性を生じますが，神経障害のため自覚症状が現れにくいため，観察が重要です．

以上より正解は 5 です．

医学CBT 545 F1-8-2（改題）

50歳の男性．会社員．身長160cm，体重80kg，血圧110/70mmHg．血液生化学検査で空腹時血糖値140mg/dL，ブドウ糖負荷試験後血糖値200mg/dL．最近，生活習慣が不規則である．
この患者に行う**必要が無い**のはどれか．
1．食事療法
2．プリン体の摂取制限
3．運動療法
4．コレステロール値測定
5．トリグリセリド値測定

さて，実際の治療についての問題です．空腹時血糖値およびブドウ糖負荷試験後血糖値はいずれも糖尿病型なので，この男性は糖尿病である可能性があります．まずは食事療法と運動療法を行います．また，体型からは肥満があることがわかります．内臓脂肪型かどうかはわかりませんが，メタボリックシンドロームなどについても考えておかなければいけません．このためには，脂質値の異常や血圧高値の有無も調べておく必要があります．

以上より正解は 2 です．

和文索引

あ

アイソトープ治療	132
暁現象	225
亜急性甲状腺炎	*130,132
悪性高血圧	150
悪性リンパ腫	136
足壊疽	213
アジソン病	146
アシドーシス	207
アセチルコリン	81
アップレギュレーション	21
アディポサイトカイン	*106,232
アディポネクチン	*106,232,235
アデニル酸シクラーゼ	16
アデニン	184
アデノシン三リン酸	168,184
アテローム性動脈硬化	235
アドレナリン	63,*80,108,150,172
アポ蛋白	174
アポリポ蛋白	174
アミノ酸	10,166,170,*180,182
アミノ酸代謝	166,*182
アミノ酸プール	182
アミノ酸誘導体ホルモン	8,*13
アルギニンバソプレシン	41
アルコール代謝	165
アルドステロン	70,*72,78,108,142,146,148,158
アルドステロン症	*142,158,159
アルブミン	175
アロマターゼ	97
アンジオテンシノゲン	*72,106,232
アンジオテンシンⅠ	72
アンジオテンシンⅡ	*72,78,108
アンジオテンシン変換酵素	*72,158
アンドロゲン	34,70,*71,76,85,*90,92,96
アンドロゲン不応症	152
アンドロステンジオン	71,78
アンモニア	182

い

イオンチャネル型受容体	18
易感染性	198,*213
医原性クッシング症候群	144
異所性ACTH産生腫瘍	144
異所性AVP産生腫瘍	128
遺伝子の転写	9,*14
遺伝子の翻訳	14
イノシトール三リン酸	16
イノシトール三リン酸・ジグリセリド系	16
インクレチン	*102,104,170,220
陰茎	86
インスリノーマ	154
インスリン	*102,104,154,*170
インスリン依存状態	*202,204
インスリン拮抗ホルモン	172
インスリン抵抗性	*198,208,216,218,220,232
インスリン非依存状態	*202,208
インスリン様成長因子Ⅰ	36
インスリン療法	*222,224
陰嚢	86,*90
インヒビン	34

う

ウェルニッケ脳症	240
ウェルマー症候群	156
ウォルフ管	86
ウラシル	184

え

エクソサイトーシス	10,52,104
エステル型コレステロール	174
エストラジオール	71,97
エストリオール	71,97
エストロゲン	34,38,70,*71,76,85,*92,94,97,188
エストロン	71,79,97
エネルギー	168
エネルギー代謝	166
エピネフリン	80
塩基	*184,186
炎症	74
エンドサイトーシス	12,54

お

黄体	93,*95
黄体期	95
黄体形成ホルモン	*32,*34,85,90,92,94,96
黄体細胞	97
黄体ホルモン	70,*71,84,95,97
オキシトシン	40

か

カーボカウント	224
壊血病	240
開口分泌	10,52,104
概日リズム	101
外分泌	3
海綿質	189
カイロミクロン	*175,176
カイロミクロンレムナント	*175,176
下下垂体動脈	28
核酸	*184,186,190
核酸代謝	186
核内受容体	14
下甲状腺静脈	48
下甲状腺動脈	48
下垂体	6,24,26,*28,30
下垂体茎	26,28
下垂体後葉	*28,30
下垂体後葉ホルモン	24,30,*40
下垂体性巨人症	118,*120
下垂体腺腫	*118,120,122,130,144,156
下垂体前葉	*28,30
下垂体前葉機能低下症	*124,134,146,153
下垂体前葉ホルモン	24,30,*32,34,36,38
下垂体門脈	28
ガストリノーマ	*154,156
ガストリン	*102,154
家族性甲状腺髄様癌	156
脚気	240
褐色細胞腫	*150,156
活性型ビタミンD	58
活性型ビタミンD_3	141
活性酸素	191
カテコールアミン	63,*80,150
下副腎動脈	66
カプトプリル試験	142,*158

※数字の前にある*印は,その項目が主要記載されているページを示します.

ガラクトース血症 242	グルココルチコイド 70	甲状腺機能亢進症
カリウム 72,193	くる病 *239,240	118,*130,*132
顆粒膜細胞 *92,97	グレーブス病 130	甲状腺機能低下症
カルシウム	クレチン症 134	122,124,*134
*58,167,188,190,193	グレリン 102	甲状腺クリーゼ 132
カルシウム結合性蛋白 16,19	クロム親和性細胞 *69,80,150	甲状腺刺激ホルモン *32,*34,
カルシトニン 50,*58		45,52,57,124,130,132,134
カルチノイド 155	**け**	甲状腺刺激ホルモン放出ホルモ
眼瞼黄色腫 228		ン *32,34,45,57
緩衝系 207	経口血糖降下薬 220	甲状腺腫 131
甘草 142	経口ブドウ糖負荷試験	甲状腺静脈叢 48
肝臓 170,172,176,178	120,*200	甲状腺中毒症 130,132
間脳 26	月経 95	甲状腺の触診 46
	結節性甲状腺腫 131	甲状腺ペルオキシダーゼ 52
き	血糖コントロール 198,214	甲状腺ホルモン 34,44,50,*52,
	血糖値 102,*170,172,*200	54,56,130,132,134
飢餓 172	ケトアシドーシス 206	甲状腺ホルモン不応症 135
偽性アルドステロン症 142	ケトーシス 204,206	甲状軟骨 46
偽性副甲状腺機能低下症 140	牽引性網膜剥離 210	酵素共役型膜貫通型受容体
基礎体温 95	腱黄色腫 228	*18,105
基礎分泌 222	原発性アルドステロン症	高張食塩水負荷試験 126,*158
キナーゼ 17	*142,158,159	高トリグリセリド血症 228
キナーゼドメイン 18	原発性甲状腺機能低下症 134	高尿酸血症 236
弓状核 30	原発性副甲状腺機能亢進症 138	後腹膜器官 64
球状層 68	原発性副腎皮質機能低下症	高プロラクチン血症
急性副腎不全 146	*146,159	118,*122,158
強化インスリン療法 224		高密度リポ蛋白 175
凝固因子 190	**こ**	抗利尿ホルモン *41,126,158
胸鎖乳突筋 46		抗利尿ホルモン不適合分泌症候
莢膜細胞 *92,96	高Ca血症 138	群 128
巨赤芽球性貧血 240	高LDLコレステロール血症 228	呼吸性代償 207
許容作用 75	抗TPO抗体 134	骨塩 188
起立性低血圧 150	交感神経 69,80	骨格筋 170,172
	交感神経系 81	骨芽細胞 188
く	交感神経節 81	骨基質 188
	高血圧 120,132,142,144,150	骨吸収 58,*188,238
グアニン 184	高血糖 150,154,*198,200,	骨強度 *189,238
グアノシン三リン酸 17	232,234	骨形成 *188,238
グアノシン二リン酸 17	高血糖高浸透圧症候群	骨細胞 188
クヴォステック徴候 140	198,206,*209	骨質 189
空腹時血糖値 200	抗甲状腺ペルオキシダーゼ抗体	骨粗鬆症 138,144,*238
クスマウル大呼吸 206	134	骨代謝 188
クッシング症候群 *144,159	抗甲状腺薬 132	骨単位 189
クッシング病 118,*144	抗サイログロブリン抗体 134	骨端線 92,*120
クラインフェルター症候群 152	抗酸化作用 190	骨軟化症 *239,240
グリコーゲン *169,170,172	高脂血症 228	骨密度 *189,238
グリセリン *174,176	鉱質コルチコイド	骨梁 189
グリチルリチン 142	63,70,*72,78	骨量 189
グリニド薬 220	甲状頸動脈 48	ゴナドトロピン *32,124,153
グルカゴノーマ 154	恒常性 7	ゴナドトロピン放出ホルモン
グルカゴン *102,154,*172	甲状腺 6,34,44,*46	*32,34,85,90,92
グルコース *168,170,172	甲状腺癌 136	固有卵巣索 92
グルコース代謝 165		コルチゾール 70,*74,78,144,
		146,148,159,172
		コレシストキニン 102

コレステロール	シックデイ 225	錐体葉 46
12,70,78,＊174,176,178	シップル症候群 156	膵ポリペプチド 102
コレステロールエステル	室傍核 30	膵ホルモン 102
78,＊174,178	シトシン 184	髄様癌 ＊136,156
コレステロールエステル転送蛋	脂肪細胞 6	水溶性ビタミン 190
白 178	脂肪酸 172,＊174,176	水溶性ホルモン 8,10,13,14
コレステロール逆転送系 178	脂肪組織 76,＊106,＊169,	スカベンジャー受容体 234
コロイド 50	170,172,176	ステロイド 12,144,146
	脂肪被膜 64	ステロイドホルモン
	射乳 40	8,＊12,63,70,78,85,96
さ	周期性四肢麻痺 132	ステロール核 ＊12,70
	粥状硬化 213,＊235	スルホニル尿素薬 220
サーカディアンリズム 101	出血傾向 240	
サイクリックAMP系 ＊16,104	主要元素 192	
細小血管障害 210,211	消化管ホルモン 102	**せ**
サイトカイン 3	上下垂体動脈 28	
細胞質受容体 14	松果体 6,＊101	精管 86,＊90
細胞内受容体 9,＊14	上甲状腺静脈 48	精細管 90
細胞膜受容体 9,14,＊16,＊18	上甲状腺動脈 48	精細胞 90
サイロキシン 45,＊52,54	硝子体出血 210	精索 88,＊90
サイロキシン結合グロブリン	脂溶性ビタミン 190	精子 90
54	脂溶性ホルモン 8,12,14	脆弱性骨折 239
サイログロブリン 50,＊52,54	常染色体 86	性周期 94
サルベージ経路 186	上皮小体 6,＊46	生殖器 86
酸塩基平衡 207	上副腎動脈 66	性腺 ＊6,34,84,86
酸化LDL 235	小胞体 10,12,16	性腺機能低下(症)
酸化ストレス 191	食品交換表 216	118,122,124,＊153
	女性ホルモン 70,71	性腺刺激ホルモン 32
	心因性多飲症 ＊127,158	性染色体 86
し	腎筋膜 64	精巣 6,85,86,＊90
	神経核 31	精巣決定因子 86
シーハン症候群 124	神経性下垂体 28	精巣上体 86,＊90
ジェロタ筋膜 64	神経伝達物質 ＊4,18,80	精巣静脈 88
子宮 86,92	神経内分泌 5	精巣動脈 88
子宮内膜 94	神経内分泌腫瘍 155	正中隆起 26
軸索輸送 30	新生児マススクリーニング 245	成長曲線 125
シグナルペプチド 10	腎性尿崩症 ＊126,138,158	成長ホルモン
ジグリセリド 16	身体活動量 216	33,＊36,120,124,172
持効型インスリン 222,224	シンチグラフィ ＊133,150	成長ホルモン刺激試験 125
自己血糖測定 ＊223,224	新陳代謝 165	成長ホルモン分泌不全性低身長
自己抗体 204	浸透圧利尿 204	症 124,＊125
自己分泌 3	心房性ナトリウム利尿ペプチド	成長ホルモン放出ホルモン
自己免疫疾患 204	108	＊33,36
視索上核 30		精嚢 86
脂質 166,170,＊174,176		正のフィードバック 93,＊94
脂質異常症 120,＊228	**す**	性分化 ＊86,90
脂質代謝 166,＊176,＊178		性分化疾患 148,＊152
脂質輸送 176	水牛様肩 144	性ホルモン
思春期早発症 153	髄腔 189	63,70,＊71,76,96,153
思春期遅発症 153	随時血糖値 200	性毛 76,90
視床下部 6,24,＊26,30	膵・消化管神経内分泌腫瘍	セカンドメッセンジャー 16
視床下部ホルモン 24,30,＊32	＊155,156	赤色皮膚線条 144
視神経交叉 ＊27,118	膵神経内分泌腫瘍 154	セクレチン 102
持続皮下インスリン注入療法	水素イオン 72	石灰化 ＊188,239
224	膵臓 170	セルトリ細胞 90

腺細胞	4	
穿刺吸引細胞診	136	
腺性下垂体	28	
選択的副腎静脈サンプリング	142, *159	
先端巨大症	118, 120	
先天性アミノ酸代謝異常	244	
先天性甲状腺機能低下症	134	
先天性糖代謝異常	242	
先天性副腎皮質過形成	*148,152,153	
前立腺	86	

そ

総コレステロール	228
増殖期	94
増殖網膜症	210
束状層	68
続発性アルドステロン症	142
続発性副甲状腺機能亢進症	138
続発性副甲状腺機能低下症	140
続発性副腎皮質機能低下症	*146,159
鼠径管	88
速効型インスリン	222
ソマトスタチン	*33,36, *102,104,154
ソマトスタチノーマ	154
ソモジー効果	225

た

ターナー症候群	152
ターンオーバー	182
第1中足趾節関節	236
代謝	164
代謝性アシドーシス	207
大腿骨近位部骨折	239
体内時計	101
ダウンレギュレーション	21
脱感作	21
多糖類	168
多発性内分泌腫瘍症	156
ダブルフロア	118
胆汁	178
単純網膜症	210
炭水化物	168
男性ホルモン	70, *71,84, *90
単糖類	168
蛋白質	10,14,166, *180,182
蛋白質代謝	166, *182

ち

チアゾリジン誘導体	220
腟	86, *92
緻密質	189
チミン	184
中間型インスリン	222
中間密度リポ蛋白	175
中甲状腺静脈	48
中心性肥満	144
中枢性甲状腺機能低下症	134
中枢性尿崩症	*126,158
中副腎動脈	66
超速効型インスリン	*222,224
超低密度リポ蛋白	175
チロシン	13,52,80

つ

追加分泌	222
椎体圧迫骨折	239
痛風	186, *236
蔓状静脈叢	88

て

低Ca血症	140
低HDLコレステロール血症	228
低K血症	143
低Na血症	128
低血圧	146
低血糖	146,154,172,215
低血糖症	225, *226
低血糖性昏睡	198,206, *226
低身長(症)	124, *125,135,152
低密度リポ蛋白	175
デオキシリボース	184
デオキシリボ核酸	185
デキサメタゾン抑制試験	144, *159
テストステロン	*71,79,86, *90,96
デスモプレシン	127
テタニー	140
鉄	192
鉄欠乏性貧血	240
鉄代謝	167
デノボ経路	186
デヒドロエピアンドロステロン	71, *78
電位依存性Ca^{2+}チャネル	104
電解質コルチコイド	70
電解質代謝	165,167
転写	14,181
転写調節因子	14

と

糖原病	242
糖質	166, *168
糖質コルチコイド	34,63,70, *74,78,144,146,238
糖新生	*169,172
糖代謝	166, *170, *172
糖尿病	120,144, *198,200,202
糖尿病足病変	198, *213
糖尿病型	200
糖尿病合併妊娠	203
糖尿病ケトアシドーシス	198, *206
糖尿病昏睡	198, *206
糖尿病神経障害	198, *212
糖尿病腎症	198, *211
糖尿病網膜症	198, *210
動脈硬化	234
動脈硬化性疾患	120,198, *213,228,232
洞様毛細血管	68
特発性副甲状腺機能低下症	140
ドパミン	*33,38, *80,122,158
トリグリセリド	169,170,172, *174,176,228
トリヨードサイロニン	45, *52,54
トルコ鞍	*26,118
トルソー徴候	140
トレーサー	133

な

ナイアシン	190
内臓脂肪	*230,232
内臓脂肪型肥満	230
内分泌	*3,4
内分泌器官	6
内分泌系	2,4,6
内分泌細胞	2, *4,8
ナトリウム	72,193

に

二次性徴	90,92,153
二重X線吸収法	239
二糖類	168
乳酸アシドーシス	206
乳汁分泌	38
乳汁漏出	122
乳汁漏出・無月経症候群	123
乳頭癌	136
乳糖不耐症	243
尿酸	*186,236
尿生殖洞	86
尿素	182,186
尿素回路	182
尿糖	*170,199,201,214
尿崩症	*126,158,199
妊娠糖尿病	202,*203

ぬ

ヌクレオチド	*184,186
ヌクレオチド代謝	186

ね

ネガティブ・フィードバック	20

の

脳性ナトリウム利尿ペプチド	108
ノルアドレナリン	63,*80,150

は

ハイドロキシアパタイト	188
排卵	93,*94
ハヴァース管	189
破壊性甲状腺炎	130
白体	93,*95
白膜	90
破骨細胞	58,*188
橋本病	134
バセドウ病	130,132
バソプレシン	*41,108,126,128,158
バソプレシン分泌過剰症	128
バッファロー・ハンプ	144

ひ

パラガングリオーマ	150
バルーニング	118
パントテン酸	190

ひ

ビオチン	190
皮下脂肪型肥満	230
ビグアナイド薬	220
ビタミン	190
ビタミンA	190
ビタミンB群	190
ビタミンC	190
ビタミンD	58,138,*190
ビタミンE	190
ビタミンK	190
ビタミン過剰症	240
ビタミン欠乏症	240
左副腎静脈	66
必須アミノ酸	180
必須微量元素	192
非必須アミノ酸	169,*180,182
肥満	230
肥満症	230
びまん性甲状腺腫	*131,132,134
標準体重	216
標準偏差	125
標的細胞	2,5,9
ピリミジン塩基	*184,186
ピリミジン体	187
微量アルブミン尿	211
微量元素	192
微量元素過剰症	240
微量元素欠乏症	240
ビリルビン代謝	167

ふ

フェニルケトン尿症	244
フォルクマン管	189
副甲状腺	6,44,*46
副甲状腺機能亢進症	*138,156
副甲状腺機能低下症	140
副甲状腺ホルモン	44,50,*58,138,140,188
副腎	6,62,*64
副腎アンドロゲン	34,63,*76,78,144,146,148
副腎クリーゼ	146
副腎静脈	66
副腎髄質	63,64,*68

副腎髄質ホルモン	63,*80
副腎皮質	34,63,64,*68
副腎皮質機能低下症	124,*146,159
副腎皮質刺激ホルモン	*32,34,63,75,77,78,124,144,146,148,159
副腎皮質刺激ホルモン放出ホルモン	*32,34,63,75,77
副腎皮質ホルモン	34,63,72,74,76
副腎不全	*146,148
腹膜	64
腹膜後隙	64
負のフィードバック	*20,116
プランマー病	130
プリン塩基	*184,186
プリン体	*187,236
プレグネノロン	78
プレプロホルモン	10
プレプロインスリン	104
プロインスリン	104
プロゲステロン	34,38,70,*71,85,95,97
プロテインキナーゼA	16
プロテインキナーゼC	16
プロホルモン	10
ブロモクリプチン試験	122,*158
プロラクチノーマ	*122,156
プロラクチン	33,*38,122,124,158
プロラクチン放出因子	33
プロラクチン抑制因子	*33,38
分泌顆粒	8,10,13,104
分泌期	95

へ

ペットボトル症候群	206
ペプチド	10
ペプチド結合	10,*180
ペプチドホルモン	8,*10,181

ほ

放射性同位元素	133
傍神経節腫	150
傍分泌	3
泡沫細胞	235
傍濾胞細胞	50
ホスホリパーゼC	16
発疹性黄色腫	228

骨	188	
ホメオスタシス	7	
ポリペプチド	180	
ホルモン	2, *4,8,10	
ホルモン活性	71	
ホルモン感受性リパーゼ	177	
ホルモン不応症	117	
翻訳	14,181	

ま

マクロファージ	234
満月様顔貌	144
慢性甲状腺炎	134
慢性腎臓病	138

み

味覚障害	240
右副腎静脈	66
ミクロミネラル	192
水制限試験	126, *158
水代謝	167
ミネラル	192
ミネラルコルチコイド	70
未分化癌	136
未分化性腺	86
ミュラー管	86
ミュラー管退縮物質	86

む

ムーン・フェイス	144
無機質	192
無機物	192
無自覚性低血糖	212, *226
無痛性甲状腺炎	130

め

メープルシロップ尿症	244
メタボリックシンドローム	106,230, *232,234
メッセンジャーRNA	14
メラトニン	101
メルゼブルクの三徴	132

も

網状層	68
モチリン	102

や

薬物代謝	167
夜盲症	240

ゆ

有機化合物	192
有酸素運動	218
遊離(型)コレステロール	174
遊離サイロキシン	132,134
遊離脂肪酸	175
遊離トリヨードサイロニン	132,134

よ

葉酸	190
ヨウ素	52,192
洋ナシ型肥満	231

ら

ライディッヒ細胞	*90,96
卵管	86, *92
ランゲルハンス島	6, *102,104
卵細胞	92
卵子	92
卵巣	6,85,86, *92
卵巣静脈	88
卵巣提索	88
卵巣動脈	88
卵胞	*92,94
卵胞期	94
卵胞腔	92
卵胞刺激ホルモン	*32, *34,85,90,92,94
卵胞ホルモン	70, *71,76,84, *92,94,97

り

立位フロセミド負荷試験	142, *159
リボース	184
リボ核酸	185
リボソーム	14, *181
リボ蛋白	*174,176,178
リボ蛋白リパーゼ	176
リモデリング	188
両耳側半盲	118
両親媒性	174
リン	*58,167,184,188,193
リンゴ型肥満	231
リン酸化	16,18,19
リン脂質	174
輪状軟骨	46

る

類骨	*188,239

れ

レジスタンス運動	218
レシチン-コレステロールアシルトランスフェラーゼ	178
レニン	*72,142,159
レニン-アンジオテンシン-アルドステロン系	63, *72
レプチン	*106,232
連続グルコースモニタリング	223

ろ

漏斗	26,28
濾胞	50
濾胞癌	136
濾胞細胞	50

数字・欧文索引

数字

10% disease	150
^{123}I	132
^{123}I-MIBG	150
^{131}I	132,145
^{131}I-MIBG	150
17α-ヒドロキシプロゲステロン	148
1型糖尿病	202,*204,224
21-水酸化酵素	78
21-水酸化酵素欠損症	148
2型糖尿病	202,*208,214
45,X	152
47,XXY	152
75g OGTT	200

ギリシャ文字

α-グルコシダーゼ阻害薬	220
α細胞	102
β細胞	*102,104
δ細胞	102
ε細胞	102

A

ACE	*72,158
Ach	81
ACTH	*32,*34,63,75,77,78,124,144,146,148,159
ACTH連続刺激試験	146,*159
ADH	*41,126,128,158
ADH不適合分泌症候群	128
ALP$_3$	138
ANP	108
ATP	104,166,*168,184
ATP感受性K$^+$チャネル	104
AVP	*41,126,128,158
A細胞	102

B

BMI	216,*230
BNP	108
B細胞	*102,104

C

Ca	*58,167,188,190,193
Ca^{2+}	16,19
cAMP	16
CETP	178
CGM	223
CKD	138
CKD-MBD	138
CRH	*32,34,63,75,77
CSII	224
Cushing症候群	*144,159
Cペプチド	104

D

DHEA	71,*78
DNA	14,181,*185,186
DPP-4阻害薬	220
DXA	239
D細胞	102

F

Fe	192
FSH	*32,*34,85,90,92,94,124,153
FT$_3$	132,134
FT$_4$	132,134
F細胞	102

G

GDP	17
GH	33,*36,120,124
GHRH	*33,36
GIP	*102,220
GLP-1受容体作動薬	221
GLP-1	*102,220
GLUT2	104
GLUT4	105
GnRH	*32,34,85,90,92
GTP	17
G細胞	102
G蛋白共役型膜貫通型受容体	*16,104

H

H$^+$	72
HbA1c	*200,214
HDL	*175,178
HDLコレステロール（HDL-C）	228

I

I（ヨウ素）	52,192
IDL	*175,176
IGF-I	*36,120
I細胞	102

K

K	193
K$^+$	72

L

LCAT	178
LDL	*175,176,178
LDLコレステロール（LDL-C）	92,*228
LH	*32,*34,85,90,92,94,96,124,153
LHサージ	94
LPL	176

M

MEN	156
MIS	86
mRNA	14,181

N

Na	193
Na$^+$	72,108
NET	155
NH$_3$	183

O

OGTT	120,*200
OT	40

P

P（リン）	*58,167,184,188,190,193
PIF	*33,38
PP細胞	102
PRF	33

PRL	33, *38,122,124
PTH	45,50, *58,138,140,188
PTHrP	139

R

RAA系	63, *72
RNA	181, *185,186

S

SD	125
SGLT2阻害薬	220
SIADH	128
sick day	225
SMBG	223
SRY	86
SU薬	220
S細胞	102

T

T_3	44, *52,54
T_4	44, *52,54
TC	228
TG	228
TNF-α	106, *232
TPO	52
TRAb	*130,132
TRH	*32,34,45,57
TSH	*32, *34,45,52,57, 124,130,132,134
TSH受容体	57
TSH受容体抗体	130

V

VIPoma	154
VLDL	170, *175,176

X

X染色体	86

Y

Y細胞	102
Y染色体	86

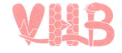

監修
長谷川　行洋
東京都立小児総合医療センター
内分泌・代謝科　部長

執筆・編集
岸野　敦志

イラスト・編集
山本　祐歌

企画・編集
青木　裕美

・・・・・・・・・・・・・・・・・・・・・・・

編集・監修協力
土井　賢
土井内科胃腸科医院　糖尿病・内分泌内科　院長
東京医科歯科大学　糖尿病・内分泌・代謝内科　臨床教授

大谷　悠祐
医療法人社団 焔　やまと診療所

🍎・・・・・・・・・・・・・・・・・・・・・・・🍎

デザイン
渡部　拓也

イラスト協力
松永　えりか

・・・・・・・・・・・・・・・・・・・・・・・

編集協力
藤田　和香子　　中道　倫子

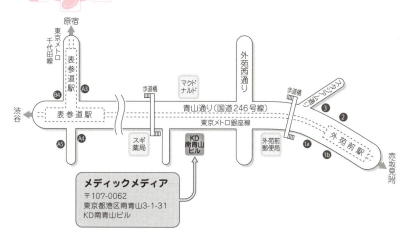

- 落丁・乱丁はお取替えいたしますので，小社営業部までご連絡ください．
  eigyo@medicmedia.com
- 書籍の内容に関するお問い合わせは，「書籍名」「版数」「該当ページ」を明記のうえ，下記からご連絡ください．
  https://medicmedia.com/inquiry/
- 本書および付録の一部あるいは全部を無断で転載，インターネットなどへ掲載することは，著作者および出版社の権利の侵害となります．予め小社に許諾をお求めください．
- 本書を無断で複写・複製する行為（コピー，スキャンなど）は，「私的使用のための複製」など著作権法上の限られた例外を除き，禁じられています．自らが複製を行った場合でも，その複写物やデータを他者へ譲渡・販売することは違法となります．
- 個人が営利目的ではなく「本書を活用した学習法の推奨」を目的として本書の一部を撮影し，動画投稿サイトなどに収録・掲載する場合に限り，事前の申請なく，これを許可いたします．詳細については必ず小社ホームページでご確認ください．
  https://medicmedia.com/guideline/

イメカラ（イメージするカラダのしくみ）内分泌・代謝
第1版

2017年	12月21日	第1版第1刷	発行
2019年	2月 5日	第1版第2刷	発行
2021年	1月27日	第1版第3刷	発行
2024年	1月15日	第1版第4刷	発行

編　集　　医療情報科学研究所
　　　　　岸野敦志・山本祐歌・青木裕美

発行者　　岡庭　豊

発行所　　株式会社　メディックメディア
　　　　　〒107-0062　東京都港区南青山3-1-31
　　　　　　　　　　　KD南青山ビル
　　　　　（営業）TEL　03-3746-0284
　　　　　　　　　FAX　03-5772-8875
　　　　　（編集）TEL　03-3746-0282
　　　　　　　　　FAX　03-5772-8873
　　　　　https://medicmedia.com/

印　刷　　倉敷印刷株式会社

Printed in Japan ⓒ 2017 MEDIC MEDIA
ISBN978-4-89632-688-8

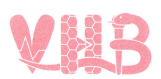